现代药剂学

主　编　王振霞　谢　程　王丽军
副主编　赵玉婷　屈　俊　连婧汝

江西科学技术出版社
江西·南昌

图书在版编目(CIP)数据

现代药剂学 / 王振霞，谢程，王丽军主编. — 南昌:江西科学技术出版社，2018.11（2021.1重印）
ISBN 978-7-5390-6565-6

Ⅰ. ①现… Ⅱ. ①王… ②谢… ③王… Ⅲ. ①药剂学 Ⅳ. ①R94

中国版本图书馆CIP数据核字(2018)第233691号

国际互联网(Internet)地址:
http://www.jxkjcbs.com
选题序号:**ZK**2018462
图书代码:**B**18199-102

现代药剂学 **王振霞 谢 程 王丽军 主编**

出版发行	江西科学技术出版社
社址	南昌市蓼洲街2号附1号 邮编:330009 电话:(0791)86623491 86639342(传真)
印刷	三河市双峰印刷装订有限公司
经销	全国各地新华书店
开本	787mm×1092mm 1/16
字数	311千字
印张	12.75
版次	2018年11月第1版 第1次印刷 2021年1月第1版 第2次印刷
书号	ISBN 978-7-5390-6565-6
定价	90.00元

赣版权登字-03-2018-360

前　　言

随着现代医药科技的迅猛发展，新药品种不断涌现。药品数量急剧增加，用药的复杂性也越来越高，因用药引起的社会问题也越来越多。近年来，药害事件和药源性疾病接连发生，对药师的要求而言，不再满足于仅仅为患者提供安全有效的药物，而是要求提供安全有效的药物治疗。现代药学已经发展成以患者为中心，强调以改善患者生命质量的药学服务阶段。药学服务要求药师不仅要提供合格药物，更重要的是关注疾病的合理治疗，要对疾病治疗过程进行决策，包括药品的选择、计量的确定、给药方法的优化、治疗效果的评估等。这就要求药学工作者除了具备有很好的药学药理知识外，还必须具有一定医学知识、临床医学知识和药学交叉学科的知识。为了进一步提高药学工作者的水平，本编委会人员在多年经验基础上，参考诸多书籍资料，认真编写了此书，望谨以此书为广大药学工作者提供微薄帮助。

本书共八章，介绍了药学基础及临床应用，内容包括：药理学、药物的相互作用和配伍禁忌、特殊人群用药、药剂学、中药药剂学、神经及精神疾病药物、心血管系统药物、呼吸系统药物。

本书在编写过程中，借鉴了诸多药学相关书籍与资料文献，在此表示衷心的感谢。由于本编委会人员均身负一线工作，故编写时间仓促，难免有错误及不足之处，恳请广大读者见谅，并给予批评指正，以便更好地总结经验，起到共同进步、提高药学工作水平的目的。

《现代药剂学》编委会

2018 年 11 月

目录
CONTENTS

第一章　药理学

第一节　药物效应动力学

一、药物作用的基本规律

（一）药物作用与药理效应

药物作用（drug action）是指药物对机体的初始作用。药理效应（pharmacological effect）是指受药物作用后机体产生的表现。前者是动因，后者是结果，例如肾上腺素激动 α 受体，引起血管收缩、血压上升，初始作用是激动 α 受体，药理效应是血管收缩、血压上升，两者之间有因果关系。由于药物作用与药理效应的涵义接近，通常互为通用，但二者同时使用时，应体现出其先后顺序。

药物的基本作用是指药物对机体原有功能活动的影响。功能提高为兴奋（excitation），如肌肉或血管收缩、心率加快、血压升高、尿量增加、酶活性升高等。过度兴奋称为“亢进”。功能降低则为抑制（inhibition），如中枢神经系统兴奋性降低、血压下降、肌肉松弛等。过度抑制使功能活动接近停止称为“麻痹”。药理效应在整体表现有时比较复杂，同一药物对不同器官、组织的作用会有所不同。如强心苷类药物加强心肌收缩力，但减慢心率、抑制房室间的传导；吗啡抑制痛觉和呼吸中枢，但兴奋胃肠道、胆道和泌尿道平滑肌。

（二）局部作用和吸收作用

根据药物的作用范围，可将药物作用分为局部作用和吸收作用两类。①局部作用：药物吸收进入血液循环之前，在用药部位产生的直接作用称为局部作用。如局部麻醉药普鲁卡因对感觉神经的麻醉作用。有些药物口服给药不吸收，只在肠道产生局部作用，如口服硫酸镁导泻。②吸收作用：药物被吸收进入血液后，随着血液循环分布到全身各器官、组织后所呈现的作用称为吸收作用，也称全身作用。如阿司匹林口服后可产生解热、镇痛及抗炎等作用。

（三）药物作用的选择性

药物进入机体后并不是对所有的组织或器官都产生作用，而是具有选择性（selectivity），有些药物对机体可产生多种作用，而有些药物只影响机体的一种功能。前者选择性低，后者选择性高。例如洋地黄吸收后可分布到全身，但只对心脏有增强心肌收缩力的作用，表现出较强的选择性。

药物作用的选择性是药物的分类依据和临床选用药物的基础。选择性高的药物作用专一，不良反应较少，但临床应用范围较窄；选择性低的药物作用针对性不强，不良反应较多，但应用范围较广。

多数药物的药理效应是通过专一性的化学反应来实现的，称为特异性（specificity）。如阿托品特异性地阻断M受体，但对其他受体影响很小。选择性与特异性不一定始终是平行关系，如吗啡特异性地激动阿片受体，但可产生镇痛、抑制呼吸、催吐、缩小瞳孔、兴奋胃肠平滑肌等作用。

（四）药物作用的两重性

药物在使用过程中，会出现两种结果，对人体既有防治疾病的作用，也会产生不良反应，即药物作用的两重性。

1. 防治作用　防治作用可分为预防作用和治疗作用两类。预防作用是指提前用药防止疾病发生的药物作用，如小儿注射麻疹减毒活疫苗预防麻疹。治疗作用是指对疾病进行治疗的药物作用，如注射哌替啶缓解手术后患者的疼痛。根据治疗作用的效果，即疗效，可将治疗作用分为对因治疗（etiological treatment）、对症治疗（symptomatic treatment）和补充治疗（supplementary treatment）三种。①对因治疗可以消除原发致病因子，达到根治目的，如使用抗生素杀灭病原体。②对症治疗的目的是缓解症状，减轻患者痛苦，如使用阿司匹林使发热患者体温降至正常。③补充治疗又称替代治疗（replacement therapy），是将药物作为代用品补充体内营养物质或代谢物质的不足。

通常情况下，对因治疗较为重要，但对因治疗与对症治疗的重要性是相对的，如当出现病因未明、目前尚无有效的对因治疗药物或对因治疗药物尚未发挥作用时，特别是某些危重急症，如休克、惊厥、急性心力衰竭、高热、剧痛、呼吸困难等，如不及时加以治疗，可能危及患者生命，必须立即采取有效的对症治疗，此时对症治疗便显得更为迫切和重要。因此，在治疗疾病时，对因治疗和对症治疗是相辅相成的，二者不可偏废。祖国医学在这方面总结了宝贵的经验，提倡“急则治其标，缓则治其本”，达到“标本兼治”，这是临床实践过程中应遵循的原则。

2. 不良反应　不良反应（adverse reaction）是指与用药目的无关，并给患者带来不适、痛苦，甚至危害的反应。多数不良反应是药物固有的效应，即与药理作用及药物剂量有关，如副作用、毒性反应、后遗效应、继发反应等；有些不良反应与患者的机体状况有关，如过敏反应、特异质反应等；有些不良反应与连续用药有关，如耐受性和依赖性等。少数药物可引起不可逆的较严重不良反应，称为药源性疾病（drug－induced disease），如庆大霉素引起的耳聋，博来霉素引起的肺纤维化等。

（1）副作用：药物在治疗剂量时出现的与用药目的无关的作用称为副作用（side effect），又称副反应（side reaction）。副作用是药物固有的作用，它可给患者带来不适，但多不严重，危害不大，停药后即可恢复。副作用产生的原因与药物的选择性不多有关。当把某一药理作用作为治疗作用时，其他作用就成了副作用。如阿托品用于解除胃肠平滑肌痉挛时，可出现口干、心悸等副作用。副作用一般是可以预知的，并可采取措施予以减轻，如红霉素有胃肠刺激作用，饭后服或服用肠溶片便可减轻。

（2）毒性反应：毒性反应（toxic reaction）是指用药剂量过大、药物在体内蓄积过多时产生的危害性反应。急性毒性反应多是损害循环、呼吸、神经等系统的功能；慢性毒性反应多是损害肝脏、肾脏、内分泌及造血系统的功能。致畸胎(teratogenesis)、致癌(carcinogenesis)和致突变(mutagenesis)合称“三致”反应，是药物损伤细胞遗传物质所致的特殊毒性作用，也属于慢性毒性范畴。

药物与毒物之间无绝对的界限。较小剂量即可对机体产生毒害作用的化学物质称为毒物，而任何药物剂量过大均可产生毒性反应。药物毒性反应多数是可以预知的，因此，在用药过程中应注意控制用药剂量和用药时间，必要时应停药或改用其他药物。

(3)变态反应：变态反应(allergic reaction)又称过敏反应(hypersensitive reaction)，是指用药后机体发生的病理性免疫反应。引起变态反应的致敏原可能是药物本身或其代谢产物，也可能是药物制剂中的辅料或杂质。致敏原多以半抗原的形式与体内蛋白质结合而形成全抗原，当初次进入机体后，刺激机体产生抗体；当药物再次进入机体后，抗原与抗体结合，引起异常的免疫反应。已致敏的个体会终生过敏。

过敏反应的发生与药物的用量无关，治疗量或极小剂量即可发生。过敏反应的严重程度差异很大，与剂量无关。不同药物产生的过敏反应症状类似，轻者表现为发热、皮疹、血管神经性水肿、支气管及胃肠平滑肌痉挛、血清病样反应，最严重的表现是过敏性休克，若抢救不及时可危及生命。结构相似的药物可发生交叉过敏反应。药物的过敏反应不易预知，常见于过敏体质的患者。对于易致敏的药物或过敏体质患者，用药前须详细询问过敏史，确认无过敏史者须做皮肤过敏试验，阳性反应者禁用。但应注意因存在假阳性或假阴性反应，皮试结果只作参考。使用药物过程中应严密观察患者的反应，一旦发生过敏性休克，应立即进行抢救。

(4)后遗效应：后遗效应(residual effect)是指停用药物后，血浆药物浓度降至阈浓度以下时残存的药理效应。后遗效应持续的时间有长有短，如服用催眠药苯巴比妥后，次晨仍有困倦、头晕、乏力等宿醉现象，持续时间较短；长期应用肾上腺皮质激素类药物，停药后出现的肾上腺皮质功能低下则数月内难以恢复。

(5)特异质反应：特异质反应(idiosyncratic reaction)是少数特异体质的患者对某些药物特别敏感，发生反应的性质与常人不同，但与药理效应基本一致的有害反应。其严重程度与药物剂量相关。特异质反应是一种由先天遗传异常引起的反应，如先天性葡萄糖－6－磷酸脱氢酶缺乏患者，应用伯氨喹等氧化剂后可出现溶血反应。

(6)耐受性和耐药性：用药后机体对药物的反应性降低，须增加剂量方可产生应有的药物效应，称为耐受性(tolerance)。在短时间内多次用药后，快速发生者称为快速耐受性(tachyphylaxis)，其产生原因与遗传或疾病有关。临床上更多见的是后天获得的耐受性，是因连续多次用药所致，停药后对药物的反应性可逐渐恢复，如长期应用巴比妥类催眠药可引起药效降低。耐药性(drug resistance)是指病原体或肿瘤细胞对化疗药物的反应性降低，亦称抗药性。滥用抗菌药物是病原体产生耐药性的重要原因之一。

(7)药物依赖性：药物依赖性(dependence)是指长期使用或周期性使用某种麻醉药品或精神药品后，机体对该药物产生强迫性的连续或定期用药的行为或其他反应。药物依赖性分为两种类型：①精神依赖性(psychic dependence)，又称心理依赖性(psychological dependence)，患者用药后产生愉快、满足的感觉，有连续用药的欲望，以获得满足感或避免不适感。停药会造成患者的精神负担，有主观的不适感觉，渴望再次用药，无客观体征，不会出现戒断症状(abstinent symptom)。②躯体依赖性(physical dependence)，又称生理依赖性(physiological dependence)，是长期反复应用依赖性药物造成的一种躯体适应状态，必须有足量药物维持才能使机体处于正常功能状态。若中断用药将产生很强的身体损害，即戒断症状，表现为精神和躯体方面一系列特有的症状，患者非常痛苦和难以忍受。产生药物依赖性的患者为求得继续用药，会带来严重的社会危害，因此对麻醉药品和精神药品要合理使用，严格管理。

药物的防治作用与不良反应是药物固有的两重性，临床用药时既要考虑其有效性，也要重视其安全性，依据"最大治疗效果、最小不良反应"的原则权衡利弊、合理应用。

二、药物的量效关系

药物剂量与效应之间的关系称为剂量一效应关系(dose－effect relationship，简称量效关系)。研究量效关系可定量分析和阐明药物剂量与效应之间的规律，了解药物作用的特点，为临床安全用药提供重要的依据。

(一)药物剂量

剂量(dose)就是用药的分量。在一定范围内，血药浓度的高低取决于用药剂量的大小，剂量越大，血药浓度越高，作用越强(见图 1－1)，但超过一定范围，则患者可能发生中毒，甚至死亡。故临床用药时应严格掌握用药的剂量，充分发挥药物的疗效，减少不良反应的发生。

1. 无效量　药物剂量过小，在体内达不到有效浓度，不出现任何药理效应的剂量。

2. 最小有效量　即开始出现药理效应的药物剂量。

3. 极量　指能够引起最大效应，但尚未出现毒性反应的剂量，又称最大治疗量，即治疗疾病时允许使用的最大剂量。《中华人民共和国药典》对药物的极量有明确规定，除非特殊情况需要，用药剂量不得超过极量。

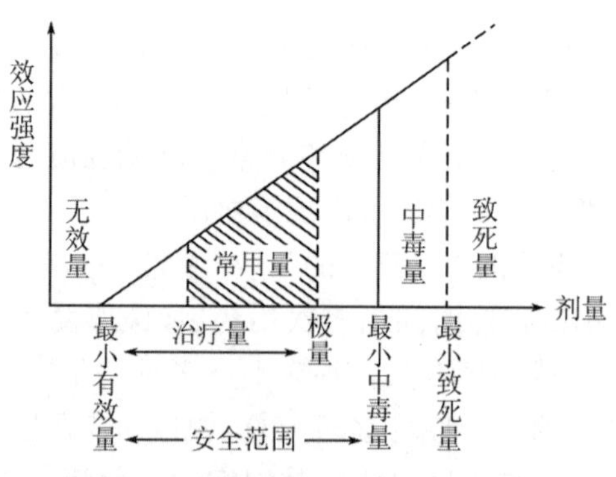

图 1－1　药物剂量与效应关系示意图

4. 治疗量及常用量　治疗量是指最小有效量和极量之间的剂量范围。临床上为了保障用药的安全及有效，在用药时，常采用比最小有效量大些，比极量小些的剂量范围作为常用量。

5. 中毒量、致死量和安全范围 能引起药物毒性反应的最小剂量称为最小中毒量。能引起人或动物死亡的最小药物剂量称为最小致死量。介于最小中毒量与最小致死量之间的剂量范围为中毒量。临床上常将最小有效量与最小中毒量之间的剂量范围称为安全范围，该范围愈大，则药物的安全性愈好。

（二）量效关系曲线

通常将量效关系以坐标图表示，横坐标表示药物剂量或浓度，纵坐标表示药物效应，绘制出的曲线，称为量效关系曲线（dose－effect curve）。药物效应按性质可分为量反应和质反应两种。

1. 量反应量效曲线 药物效应的强度随着剂量（或浓度）的增减而连续变化，称为量反应，可用具体的数量或最大效应的百分率来表示（见图 1－2），例如心率、血压、尿量、血糖等。其研究对象为单一的生物个体。

当横坐标以实际给药剂量（或浓度）表示，纵坐标以药物效应表示时，呈现为直方双曲线（见图 1－2a）。当横坐标以对数剂量（或浓度）表示时，量效关系曲线呈对称的“S”形，这就是常用的量效关系曲线（见图 1－2b）。

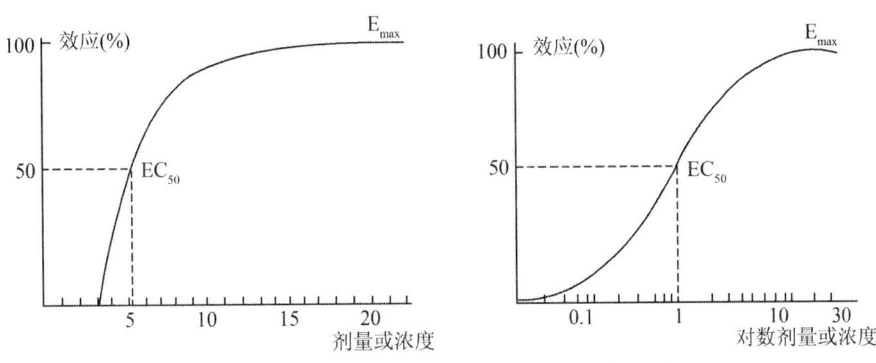

图 1－2 药物的量反应量效关系曲线示意图

E_{max}：最大效应；EC_{50}：半数有效浓度

在量反应中，随着药物剂量（或浓度）的增加，效应强度也相应增强，但达到一定极限时，即使剂量（或浓度）继续增加，效应也不再增加，此时即药物所能产生的最大效应（maximal effect，E_{max}），也就是效能（efficacy）。

效价（potency）是指引起等效反应时的相对剂量或浓度，也称效价强度。产生同等效应所需的药物剂量越小，该药物的效价越强，如吗啡的一般镇痛剂量是 10mg，而哌替啶是 100mg，即吗啡的效价是哌替啶的 10 倍。

效能和效价均为评价药物药效的重要指标，分别反映药物性质的两个不同方面，临床用药时须根据病情需要，综合考虑效能与效价，选择适宜的药物。例如，以每日排钠量作为衡量利尿药效应强度的指标，呋塞米的效能明显大于氢氯噻嗪，而氢氯噻嗪的效价则明显高于呋塞米（见图 1－3）。

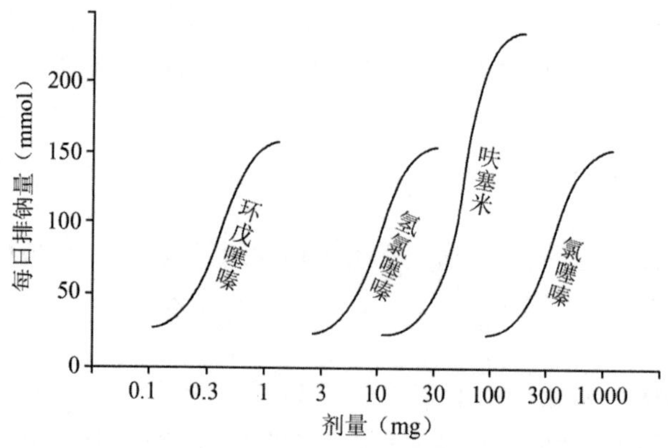

图 1—3　几种利尿药的效能与效价比较

2. 质反应量效曲线　药理效应强度不是随着药物剂量或浓度的增减呈现出连续性量的变化，而表现为反应性质的变化，称为质反应，常表现为全或无、阳性或阴性，如存活与死亡、清醒与睡眠等。药理效应以反应的阳性百分率或阴性百分率来表示，其研究对象为生物群体。

若以阳性反应发生频数为纵坐标，对数剂量（或浓度）为横坐标，做出的质反应量效曲线呈现对称的“倒钟”形曲线，即正态分布曲线。若以累加阳性反应率为纵坐标，其曲线则呈现出对称的“S”形（见图 1—4）。

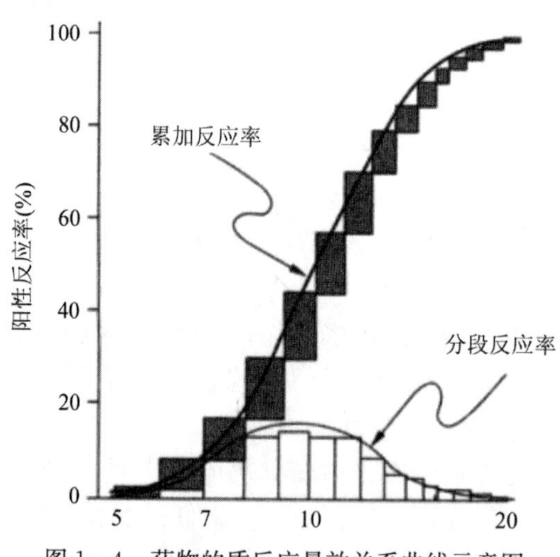

图 1—4　药物的质反应量效关系曲线示意图

在动物实验中，将引起 50%实验动物出现阳性反应时的给药剂量称为半数有效量（50% effective dose，ED_{50}）。若效应为死亡，则称为半数致死量（50% lethal dose，LD_{50}）。ED_{50} 是反映药物治疗效应的重要参数，LD_{50} 是反映药物毒性大小的重要参数。将药物的 LD_{50} 与 ED_{50} 的比值（LD_{50}/ED_{50}）称为治疗指数（therapeutic index，TI），用以表示药物的安全性。一般而言，此值越大表示该药物越安全。有时也用1%致死量（LD_1）与99%有效量（ED_{99}）的比值，或者5%致死量（LD_5）与95%有效量（ED_{95}）之间的差值来衡量药物的安全性（见图1—5）。

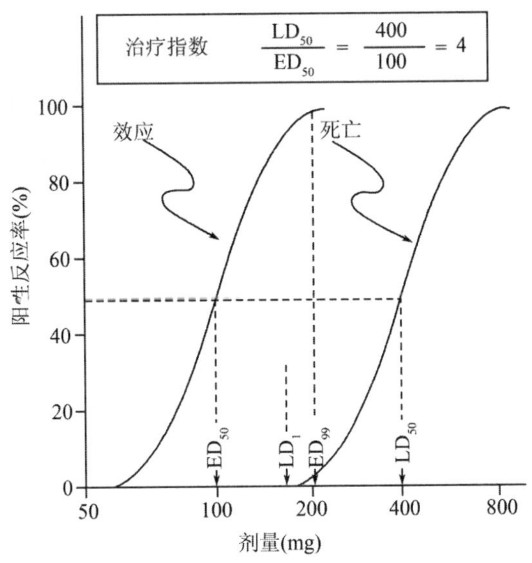

图1—5　药物的效应与毒性量效曲线

三、药物的作用机制

由于药物种类繁多，药物的作用机制也是多种多样的，主要可归纳为两大类，即非特异性机制和特异性机制。

（一）非特异性药物作用机制

非特异性药物作用机制主要与药物的理化性质有关，是通过药物分子与机体靶细胞成分间的初始理化反应，诸如改变渗透性、吸附作用、酸碱中和、氧化、还原、水解、结合及络合反应等，引起细胞内外环境的改变而产生药理效应。例如，静脉注射甘露醇高渗溶液，利用渗透压作用使组织中的水分进入血管，以消除脑水肿；口服氢氧化铝中和胃酸，缓解消化性溃疡的症状。

（二）特异性药物作用机制

特异性药物作用机制与药物的化学结构关系密切，是通过药物自身结构的特异性与机体生物大分子功能基团结合，引起的一系列生物效应，可概括为以下几个方面。

1.参与或干扰代谢过程　细胞代谢是细胞生命的基本过程，也是药物作用的主要环节。有些药物通过补充生命代谢物质，参与机体正常代谢过程，治疗机体相应物质缺乏引起的疾病，如维生素B_1治疗脚气病，铁剂治疗缺铁性贫血等。

2.影响酶的活性　机体的许多功能和代谢过程都是在酶的催化下进行的，酶参与所有细胞的生命活动，而且极易受各种因素的影响。有些药物以酶为作用靶点，对酶可产生激活、诱导、抑制或复活作用。例如，新斯的明抑制胆碱酯酶。有些药物本身就是酶，如胃蛋白酶。

3.影响体内活性物质的合成和释放　激素、神经递质及前列腺素等体内活性物质在体内有着极其广泛的生物活性，对调节机体功能起着重要的作用。有些药物可通过影响这些活性物质的合成或释放而发挥作用。例如，阿司匹林能抑制体内前列腺素的合成，产生解热、镇痛和抗炎等作用。

4.影响物质转运过程　体内许多物质(离子、递质、激素等)通过跨膜转运完成其交换、合成、释放和排泄等过程来维持机体正常生理和生化功能。一些药物可通过干扰这一过程而发挥作用。例如，普鲁卡因阻断神经细胞膜上的钠通道而产生局部麻醉作用。

5.影响免疫功能　有些药物可通过调节免疫功能发挥药理作用。如糖皮质激素可干扰免疫过程的多个环节而抑制免疫功能。

第二节　药物代谢动力学

药物代谢动力学研究药物的体内过程，并运用数学原理和方法阐释药物在体内的动态量变规律。

一、药物的跨膜转运

药物的吸收、分布、代谢及排泄的每一过程均须经过生物膜进行跨膜转运。药物跨膜转运的方式主要有被动转运和主动转运，两种类型。

(一)被动转运

被动转运(passive transport)是药物依赖膜两侧的浓度差，从生物膜高浓度一侧向低浓度一侧进行的跨膜转运方式。被动转运包括简单扩散、滤过和易化扩散。

1.简单扩散　非极性药物分子以其所具有的脂溶性溶解于细胞膜的脂质层，顺浓度差通过细胞膜的过程称为简单扩散(simple diffusion)，又称为脂溶性扩散。简单扩散是大多数药物的体内转运方式，其特点为：顺浓度差、不需要载体、不消耗能量，无饱和现象和竞争抑制现象。简单扩散的转运速率与膜两侧的浓度差成正比，当膜两侧浓度相同时转运即保持在动态平衡状态。分子量小的药物较易被转运。由于生物膜主要是液态脂质构成的，药物的脂溶性越大，越易溶于生物膜基质而通过生物膜；因药物须溶解于体液后才能到达生物膜，水溶性过低的药物也不易通过生物膜。因此，药物透过生物膜的难易程度取决于该药物的脂溶性和水溶性比例。

大多数药物呈弱酸性或弱碱性，在体液中均有一定程度的解离，解离少的药物极性小，脂溶性高，易通过生物膜；解离多的药物极性大，脂溶性低，不易通过生物膜。药物的解离度受体液 pH 的影响，弱酸性药物在碱性体液中易于解离，弱碱性药物在酸性体液中易于解离。所以，当生物膜两侧的 pH 不同时，弱酸性药物易由较酸侧进入偏碱侧，而弱碱性药物则易由较碱侧进入偏酸侧。例如巴比妥类镇静催眠药为弱酸性药物，当其过量时，可采取碱化尿液的方法促进排泄。

2.滤过　滤过(filtration)是指小分子水溶性药物通过生物膜上的膜孔进行扩散的转运方式，又称水溶性扩散。其扩散速率受药物分子大小、静水压的影响。如肾小球对药物的滤过等。

3. 易化扩散　易化扩散(facilitated diffusion)是一种特殊的被动转运,包括载体转运和离子通道转运。易化扩散的特点是:顺浓度差、需要载体、不消耗能量,有饱和现象,可出现竞争性抑制现象。只有少部分药物通过此方式转运,如维生素 B_{12} 经胃肠道吸收,葡萄糖进入红细胞内等。

(二)主动转运

主动转运(active transport)是一种药物依赖生物膜中特异性载体的转运方式,可从低浓度一侧向高浓度一侧跨膜转运。其特点是可逆浓度差、需要载体、消耗能量,有饱和现象,可产生竞争性抑制现象。

二、药物的体内过程

药物由给药部位进入机体产生药理效应,随后排出体外,期间经过吸收、分布、代谢及排泄四个基本过程,这一过程称为药物的体内过程(见图 1—6)。

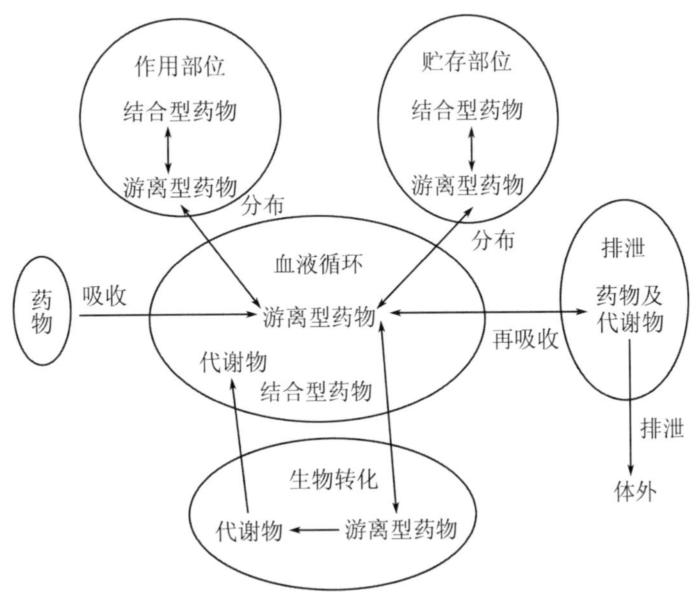

图 1—6　药物的体内过程示意图

(一)药物的吸收

药物的吸收(absorption)是指药物自给药部位进入血液循环的过程。非血管给药途径均存在吸收过程。不同的给药途径形成了药物不同的吸收过程及特点。药物吸收的快慢和吸收量的多少,直接影响药物的起效快慢和作用强弱。

1. 口服给药　口服是最常用的给药途径,给药方便。大多数药物口服后以简单扩散的形式自胃肠道吸收。其吸收过程为:药物首先通过胃肠黏膜进入毛细血管,然后汇集到肝门静脉,再进入肝脏而进入循环系统。胃黏膜较厚,表面有较厚的黏液层,pH 低且吸收面积小(约

0.1m²),因此吸收的药量较少。小肠黏膜薄,有许多绒毛,吸收面积大(约 100m²),pH 偏中性,血流丰富且蠕动快,因此,小肠是口服给药吸收的主要场所。

药物自胃肠道的吸收受诸多因素的影响,主要有以下五个方面。

(1)胃排空速率:胃排空速率决定了药物进入小肠的快慢。胃排空速率快,药物进入小肠快,药物吸收得快;胃排空速率慢,药物吸收得慢。

(2)胃肠液的 pH:在胃液酸性环境下,弱酸性药物不易解离,易被胃黏膜吸收;弱碱性药物易解离,则不易吸收。小肠内的 pH 为 4.8~8.2,弱酸性药物和弱碱性药物均易被吸收,而高度解离的药物则难吸收。

(3)食物及药物:食物的成分可影响胃肠 pH,药物相互间可引起化学性质的改变,均可影响药物的吸收。

(4)药物的崩解速率:固体药物只有崩解后释出有效成分,才能在胃肠吸收。崩解的越快,释出药物越快,胃肠道吸收越快。

(5)首关消除:有些在胃肠道吸收的药物进入体循环之前,经胃肠和肝细胞的代谢酶灭活一部分,使进入体循环的药量减少,这种现象称为首关消除(first pass elimination)或首关效应,也可称为首过消除或首过效应。首关消除高的药物吸收少,需考虑改变给药途径,如硝酸甘油口服后,受首关效应的影响可灭活约 90%,因此,常采用舌下给药。

口服给药具有简便、安全、经济的优点,适用于大多数药物和患者,但存在一定的缺点:①吸收较慢而不规则,显效时间长,不适宜急救。②昏迷、抽搐、呕吐、吞咽困难以及严重腹泻患者不能口服给药。③易被消化液破坏的药物不宜口服给药。④胃肠不吸收的药物无法通过口服给药产生吸收作用。

2.注射给药　注射给药可避免胃肠液中酸碱物质及消化酶对药物的影响,可避开首关消除。大部分药物可注射给药,但注射给药操作复杂,与口服相比,其缺点是不够方便、经济和安全。临床上常用的注射方法有如下六种。

(1)肌内注射:其特点为吸收速率一般较口服快、无首关消除、给药剂量较准确。临床上常将药液注入臀大肌上部。影响肌内注射的因素有:①药物的水溶性,水溶性高的药物易于在注射部位扩散,有利于吸收。但是混悬剂吸收慢而持久。②注射部位的血流量,组织血流越丰富,药物吸收速率越快。水溶液、油剂、混悬液均可用于肌内注射,但刺激性很强的药物不宜应用,以免引起局部组织坏死。肌内注射的用药容积一般为 1~5ml。

(2)静脉注射或静脉滴注:是将药液避开了吸收屏障而直接注入或滴入静脉,无吸收过程,故作用发生快。全部药物直接进入血液而迅速生效,适用于药物容积大、不易吸收或刺激性强的药物给药,特别适用于急症、重症患者。但静脉注射危险性较大,尤其是药液浓度高或注射速率过快时,可引起严重的不良反应。静脉给药的药物制剂必须澄明、无沉淀、无异物、无热原、无过敏原、不引起溶血、无凝血反应或蛋白质凝固等。油剂、混悬液及含有气泡的药液均不可用于静脉给药,以免发生栓塞;某些浓度高、刺激性强的药物可静脉给药,但给药时不能将药液漏出血管外。静脉注射的部位常用肘正中静脉,静脉滴注的部位常用手背,小儿可采用头皮静脉。

(3)皮下注射:是将药液注射于皮下组织,此法吸收速率缓慢均匀,较口服吸收快,较肌内注射吸收慢，药效维持时间较长。一般将药液注入上臂外侧皮下组织。皮下感觉神经末梢较多，刺激性强的药物、油剂不宜作皮下注射。皮下注射药量较小，一般为1～2ml。

（4）皮内注射：皮内注射药物较难吸收，所用药量很小，主要用于皮内试验（如药物过敏试验）以及预防接种等。

（5）椎管注射：是将药液直接注入脊髓蛛网膜下腔。此法可使药物在局部达到较高的浓度，多用于椎管麻醉或治疗脑脊髓膜疾患等。

（6）动脉注射：将药物直接注入动脉。如用于肿瘤化疗的局部给药，可减轻全身不良反应。动脉注射操作复杂，不常用。

3.吸入给药　药物经口、鼻吸入，自肺泡吸收进入血液循环。肺泡血流丰富且表面积较大（约 $200m^2$），肺泡和毛细血管的细胞壁较薄，有利于药物快速、大量吸收。气体、挥发性液体或气雾剂均可穿过肺泡壁被迅速吸收。吸入给药的缺点是药物对呼吸道有刺激性。

4.舌下给药　舌下给药可通过舌下静脉及毛细血管迅速吸收。药物不经过门静脉而进入血液循环，可避开首关消除。但舌下给药吸收面积小、药物不易溶出，只有少数用量小、无异味且脂溶性高的药物可采取舌下给药，如硝酸甘油片等。

5.直肠和结肠给药　采用栓剂或灌肠的方法给药，吸收面积不大，吸收慢而不规则。直肠和结肠给药不能完全避开首关消除，只适用于少数刺激性强的药物（如水合氯醛）或不能口服给药的患者（如小儿、严重呕吐或昏迷者）。

6.皮肤或黏膜给药　皮肤的吸收能力很差，只有少数脂溶性高的药物才能通过皮肤吸收，如硝酸甘油贴剂贴于胸前区或前臂内侧可预防心绞痛发作。在制剂中加入透皮吸收剂如氮酮，可加快皮肤吸收速率。黏膜吸收药物的能力较皮肤强，如鼻腔黏膜的血管丰富，吸收面积较大，吸收迅速。

（二）药物的分布

药物吸收后从血液循环到达机体各组织、器官的过程，称为药物的分布（distribution）。药物吸收入血后，可能分布到机体的各个部位，药物的分布是药物发挥作用的关键。药物分布的特点是：①药物在体内分布是小均匀的，其作用的强度取决于药物作用部位的浓度，因此，药物的分布直接关系到药物的疗效和毒性。②药物的分布部位和作用部位之间并没有绝对的对应关系，例如强心苷选择性地作用于心脏，却广泛分布在骨骼肌和肝脏。

影响药物分布的因素主要有以下五个方面。

1.药物与血浆蛋白结合　多数药物吸收入血后可与血浆蛋白产生不同程度的可逆性结合，因此，血浆中的药物存在结合型和游离型两种形式。只有游离型药物才能透过毛细血管壁进入组织细胞中发挥作用。由于结合型药物分子量大，不易跨膜转运，不被代谢，也不通过肾排泄，以储存型存在于血液循环中，暂时失去药理活性。结合型与游离型的药物之间可以相互转换，并始终处于动态平衡状态，当血中游离型药物减少时，结合型药物可随时释放出游离型药物。药物与血浆蛋白结合的越多，形成的结合型越多，则游离型越少，发挥作用越慢，由于分布的时间长，故维持时间越长。反之发挥作用快，但维持时间短。

药物与血浆蛋白结合的特异性低，且血浆蛋白与药物的结合位点数量有限，如果同时应用两种或两种以上与血浆蛋白结合率高的药物，则可能发生竞争置换现象。被置换出来的药物游离型增多,其作用和毒性均增强。如抗凝血药华法林与解热镇痛药保泰松的血浆蛋白结合率分别是99%和98%,如两药合用,后者可使前者的蛋白结合率降为98%,而游离型则由1%增至2%,导致华法林的作用明显增强,甚至引起出血。

2.体液的pH和药物的解离度　弱酸性药物或弱碱性药物在体内的分布受体液pH影响,细胞内液pH为7.0,细胞外液pH为7.4,弱碱性药物在细胞外液解离少,容易扩散到细胞内液,弱酸性药物则相反。改变体液的pH,则可改变药物的分布方向,如弱酸性药巴比妥类中毒时,静脉滴注碳酸氢钠碱化血液,可促进巴比妥类药从脑组织向血液转运,同时碱化尿液可使肾小管对巴比妥类药物的重吸收减少,加速药物随尿排出。

3.药物与组织的亲和力　有些机体组织对某些药物有特殊的亲和力,使这些组织中的药物浓度高于血浆游离药物浓度,使药物的分布具有一定的选择性。如甲状腺组织对碘有较高的亲和力,碘在甲状腺中的浓度比血浆中高25倍;氯喹在肝内浓度比血浆中的浓度高200～700倍。某些药物可以分布至脂肪等组织形成贮存库,或分布到皮肤、毛发及指(趾)甲中。应注意,有些药物可与组织产生不可逆的结合而引起毒性反应,如四环素类抗生素可与骨骼及牙齿中新沉积的钙质形成络合物,影响未成年人的骨骼及牙齿正常生长发育。

4.组织器官的血流量　药物必须通过血液循环才能分布到各组织器官。人体各组织器官的血流量是不均一的,药物首先到达心、脑、肝、肾等血流量大的器官,随后再向血流量小的器官及组织分布。例如麻醉药硫喷妥钠静脉注射后,首先到达脑组织发挥作用,由于其脂溶性大,随后可迅速转运至脂肪组织中贮存起来,以致麻醉作用持续时间较短,此现象称为药物在体内的再分布(redistribution)。

5.体内的特殊屏障

(1)血脑屏障:脑组织的毛细血管内皮细胞紧密相连,内皮间无间隙,其外表面由星形胶质细胞包绕,包括血液与脑组织间、血液与脑脊液间及脑脊液与脑组织间的三种隔膜。这些特殊结构形成了天然的生理屏障,对大脑起到保护作用。只有分子量小,解离度低、脂溶性高的药物才能通过此屏障,即血脑屏障具有选择通透性。治疗脑部疾患时,应选择能够通过血脑屏障的药物。但血脑屏障的通透性可发生改变,当脑组织发炎时,其通透性增加,药物可在脑脊液中达到有效治疗浓度。小儿血脑屏障发育不完善,药物容易透过,应予注意。

(2)胎盘屏障:胎盘屏障是指胎盘绒毛与子宫血窦间的屏障,由数层生物膜组成,其通透性和一般生物膜没有明显的区别。实质上胎盘对药物的转运并无屏障作用,几乎所有药物都能穿透胎盘进入胎儿体内,只是药物进入胎儿循环相对较慢。应注意脂溶性较高的药物,如全身麻醉药、镇痛药、巴比妥类等药物可通过胎盘屏障而抑制胎儿的中枢神经系统。有些药物有潜在性的致畸作用或对胎儿有毒性,如甲氨蝶呤在妊娠早期可致畸胎,故孕妇用药时应十分谨慎。

(三)药物的代谢

药物的代谢(metabolism)是指进入机体内的药物经酶或其他物质作用后化学结构发生改变的过程,也称生物转化(biotransformation)。药物代谢的主要器官是肝脏,小肠、肺、皮肤及肾脏也参与代谢。

1. 药物代谢的意义　物质进入机体后，机体将会动员各种途径将其消除。药物也不例外，代谢便是机体消除药物的重要方式之一。经过药物的代谢，将脂溶性较大的药物转化为水溶性较大的代谢产物，有利于药物排出，如硝酸甘油、普萘洛尔等脂溶性大的药物必须经肝脏代谢后，才能以代谢产物的形式排出体外。并不是所有的药物均需通过肝脏代谢才能消除，如庆大霉素等极性大、脂溶性低的药物无需经过代谢便可直接溶于尿液排出体外。

2. 药物代谢的方式　药物在体内代谢的方式有氧化、还原、水解和结合。大多数药物经代谢后其药理活性减弱或消失，称为灭活。但也有一些药物经代谢后其代谢产物仍有药理活性或毒性，如地西泮的代谢产物仍有药理活性。还有少数药物本身无活性，须经代谢后才具有活性或产生毒性，这一过程称为活化。如可的松转化为氢化可的松后才能发挥作用，环磷酰胺必须在体内羟基化后才能发挥抗肿瘤作用等。

3. 药物代谢的酶系　药物代谢过程需要各种酶的参与并进行催化，其中与药物代谢有关的酶系主要有微粒体酶和非微粒体酶两大类。

(1)微粒体酶：主要存在于肝细胞滑面内质网上的细胞色素 P_{450}（cytochrome P_{450}，简称 CYP_{450}）酶系，大约有 100 余种同工酶，是催化药物代谢的主要酶系统，故称为“肝微粒体药物代谢酶”，简称“肝药酶”，其中有氧化酶、还原酶、水解酶和结合酶等。

CYP_{450} 参与许多内源性物质和包括药物在内的多数外源性物质的代谢。其特点为：①选择性低。为非专一性酶系，能催化多种物质代谢。经同一种酶代谢的不同药物可发生竞争抑制现象。②变异性大。受种族、遗传、年龄、营养状况与疾病等因素的影响，个体间存在明显的差异。③活性可变。受某些化学物质(包括药物)的影响其活性可增强或减弱。

(2)非微粒体酶：主要存在于肝、肠、肾及神经组织细胞的细胞质、线粒体和血浆中，是针对特定化学结构基团进行代谢的特异性酶，具有专一性，如单胺氧化酶、胆碱酯酶等。

4. 药酶的诱导与抑制　某些药物可以改变药酶的活性，影响药物的代谢速率，从而改变药物的作用强度和维持时间。

(1)药酶诱导：是指使药酶活性增强。能使药酶活性增强或加速其合成的药物称为药酶诱导剂。苯巴比妥、苯妥英钠、利福平等具有肝药酶诱导作用的药物可使其本身和另一些药物代谢速率加快，从而使血药浓度降低、药效减弱。如苯巴比妥连续应用后，因加速了自身的代谢而产生耐受性，与抗凝血药双香豆素合用，可加速双香豆素在肝脏的代谢，使其血药浓度降低、药效减弱。

(2)药酶抑制：是指使药酶活性减弱。能使药酶活性减弱或减少其合成的药物称为药酶抑制剂。西咪替丁、氯霉素、异烟肼等具有药酶抑制作用的药物可使其本身及另一些药物代谢速率减慢，从而使血药浓度增高、药效增强。如氯霉素与苯妥英钠合用，可减慢苯妥英钠在肝脏的代谢，使其血药浓度增高、作用增强，但同时也增加了毒性反应的发生率。

肝脏是参与药物代谢最重要的器官。临床用药时应根据患者的肝功能状况选择药物，当肝功能不全时，尽量不选择以肝脏代谢为主要消除途径的药物，不得已必须选用时，应相应减小给药剂量和(或)延长给药间隔时间。

（四）药物的排泄

药物的排泄（excretion）是指药物原形及其代谢产物通过排泄器官或分泌器官排出体外的过程。机体排泄药物的主要器官是肾脏，胆道、肠道、汗腺、唾液腺、乳腺及肺脏等也有一定的排泄功能。

1. 肾排泄　大多数药物的原形及其代谢产物通过肾小球滤过排泄，少数药物在近曲小管经载体主动分泌到肾小管腔中排泄。

（1）肾小球滤过：肾小球毛细血管膜孔较大，血液中未与血浆蛋白结合的游离型药物及其代谢产物均可经肾小球滤过，其滤过速率取决于药物分子量、血浆药物浓度以及肾小球滤过率。

（2）肾小管分泌：近曲小管细胞能以主动转运方式将部分药物自血浆分泌入肾小管内。近曲小管细胞存在两种非特异性转运机制，分别是阴离子通道和阳离子通道。阴离子通道分泌弱酸性药物，阳离子通道分泌弱碱性药物。这两种通道各有其转运载体，但载体的选择性不高，转运两种以上药物时存在竞争抑制现象，如青霉素和丙磺舒同为酸性药物，均由阴离子通道分泌，两药合用时，青霉素的排出时间延长。

（3）肾小管重吸收：经滤过或分泌进入肾小管的药物，因水分的重吸收，尿中药物浓度升高，当超过血浆浓度时，一些脂溶性大的药物可被重吸收回血浆中；水溶性大的代谢物则不能被重吸收而随尿排泄。通过调节肾小管腔内的 pH，可改变弱酸性或弱碱性药物的解离度，进而增加或减少药物的排泄，如碱化尿液可促进巴比妥类镇静催眠药的排泄。

另外，原尿中 99％的水分被肾小管重吸收，使尿中药物浓度远远高于血药浓度，一方面有利于治疗泌尿系统的某些疾病，另一方面也可能损害肾脏。如磺胺类药物在肾小管腔内可析出结晶，服用时应嘱咐患者多饮水，同服碳酸氢钠以增加药物的溶解度，减轻其对肾脏的损伤。

药物经肾脏的排泄受肾脏功能的影响，当肾功能不全时，以肾脏为主要排泄途径的药物消除速率减慢，此时应尽量不选择此类药物，不得已必须选用时，应相应减小给药剂量和（或）延长给药间隔时间。

2. 胆汁排泄　某些药物及其代谢产物可随胆汁进入肠道，然后被肠道重吸收，由肝门静脉重新进入血液循环，称为肝肠循环（hepato－enteric circulation），也称肠肝循环。有肝肠循环的药物排泄缓慢，较易引起蓄积中毒，应予注意。例如，洋地黄毒苷口服吸收后约有 26％形成肝肠循环，作用持续时间明显延长。另一方面，经胆汁排泄的药物在胆道内的浓度较高，可用于治疗胆道疾病，如红霉素、头孢哌酮、司帕沙星等适合用于治疗胆道感染。

3. 其他途径排泄　乳汁较血液偏酸性，因而吗啡、奎宁、阿托品等碱性药物在乳汁中的浓度较血浆内浓度略高，故哺乳期妇女用药时应加以注意。吸入性麻醉药氧化亚氮、异氟烷等具有挥发性，其主要排泄途径为肺脏。有些药物可自唾液排出，且排出量与血药浓度呈正相关，如氨茶碱可通过测定唾液药物浓度来代替血药浓度的检测。

三、药动学的基本概念及血药浓度的动态变化规律

在药物的吸收、分布、代谢和排泄的过程中，血浆药物浓度始终处在随时间而变化的动态

过程中。这一过程与药物起效的快慢、维持时间的长短等密切相关。熟悉药动学的基本概念及血药浓度随时间变化的动态规律，对临床合理用药具有重要的参考意义。

（一）药物消除动力学

药物在机体内经代谢、贮存或排泄，使药理活性消失的过程称为药物消除。按药物消除速率与血药浓度之间的关系特征，药物消除动力学过程可分为两种方式。

1. 一级消除动力学　一级消除动力学（first－order elimination kinetics）是指体内药物单位时间内按恒定的比例消除，又称为恒比消除。此种消除过程的消除速率与血药浓度高低相关，血药浓度越高，单位时间内消除药物的量越多，当血药浓度降低后，药物消除量也按比例下降（见图 1－7）。当机体消除功能正常、体内药物未超过机体的最大消除能力时，绝大多数药物以恒比消除方式消除。由于一级动力学过程在半对数坐标系的药一时曲线为一斜线，故又称为线性消除。

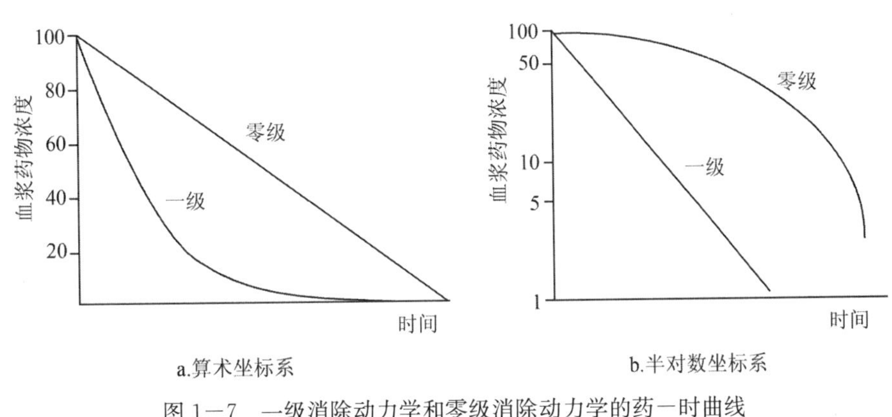

图 1－7　一级消除动力学和零级消除动力学的药一时曲线

2. 零级消除动力学　零级消除动力学（zero－order elimination kinetics）是指体内药物单位时间内按恒定的量消除，又称为恒量消除。此种消除过程的消除速率与血药浓度的高低无关，单位时间内消除的药量相等（见图 1－7）。当机体消除功能低下或用药量超过机体最大消除能力时，机体按恒量方式消除药物。依据零级动力学过程在半对数坐标系的药一时曲线特点，又将其称为非线性消除。

3. 混合消除动力学　有些药物在低浓度时以一级动力学消除，超过一定浓度时，因机体消除能力达到饱和，则按零级动力学消除，如苯妥英钠、乙醇等。

（二）半衰期

消除半衰期（half－life time，$t_{1/2}$）是指血浆药物浓度下降一半所需要的时间，故又称为血浆半衰期。半衰期反映了药物的消除速率，按恒比消除的药物其半衰期是一恒定值，不受血药浓度和给药途径的影响。但当肝功能不全时，经肝代谢的药物半衰期延长；当肾功能不全时，经肾排泄的药物半衰期延长。

半衰期的意义：①药物分类的依据。根据半衰期长短可将药物分为短效类、中效类和长效类等。②确定给药间隔时间。半衰期短，给药间隔时间短；半衰期长，给药间隔时间长。③预测药物基本消除的时间。停药达 4～5 个半衰期，即可以认为药物基本消除。④预测药物达到稳态血药浓度的时间。恒比消除的药物，任何途径定时恒量反复多次给药，经 4～5 个半衰期，药物在体内均可达到稳态血药浓度（见表 1－1）。

表 1－1　一级动力学过程消除药物的消除与蓄积

半衰期数	单次给药		连续恒量给药	
	消除药量(%)	体内残余药量(%)	消除药量(%)	体内累积药量(%)
1	50.00	50.00	50.00	50.00
2	75.00	25.00	75.00	75.00
3	87.50	12.50	87.50	87.50
4	93.75	6.25	93.75	93.75
5	96.87	3.13	96.87	96.87
6	98.44	1.56	98.44	98.44
7	99.22	0.78	99.22	99.22

（三）药－时曲线

血药浓度－时间曲线（药－时曲线）是指给药后，在不同时间采取血样测定血药浓度，并以时间为横坐标，以血药浓度为纵坐标，绘制出的血药浓度随时间变化而升降的曲线。由坐标轴与药－时曲线围成的面积称为曲线下面积（area under the curve，AUC），AUC 反映药物进入体循环的相对量。

1. 单次给药的药－时曲线　单次非血管给药后的药－时曲线一般可分为潜伏期、持续期、残留期，共三个时期（见图 1－8a）。潜伏期是指从给药开始至药物到达最低有效血药浓度的时期，主要反映药物的吸收和分布情况；持续期是药物维持最低有效血药浓度或基本疗效的时间，其长短与药物的吸收及消除速率有关；残留期指体内药物降至最低有效血药浓度以下，但尚未完全从体内消除的时期，其长短与药物的消除速率有关。血药峰浓度（peak concentration，C_{max}）是指用药后所能达到的最高浓度。达峰时间（peak time，T_{max}）是指用药后达到最高浓度的时间。C_{max} 和 T_{max} 等指标可反映药物起效快慢及药效的强弱。若将药－时曲线坐标系中纵坐标的血药浓度改为药物效应，则该曲线可表示药物效应随时间变化的过程，即为时－效曲线，曲线的形态和分期不变。单次静脉注射给药时的药－时曲线上升阶段很短暂，虽然没有吸收过程，但存在药物的分布与蓄积过程（见图 1－8b）。

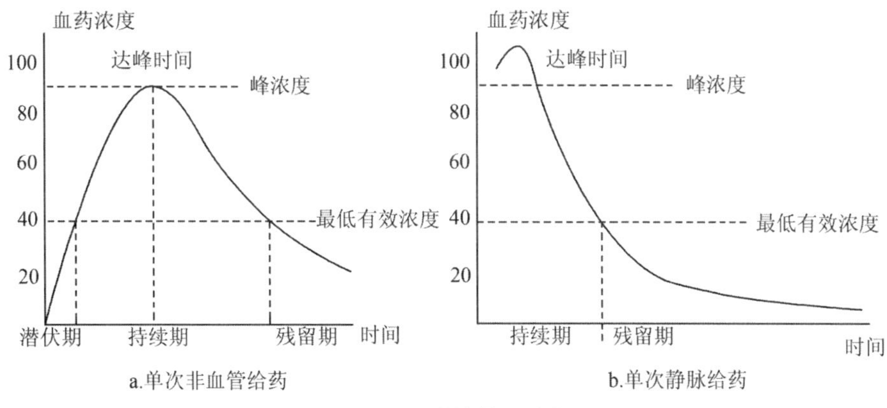

图 1—8　单次给药后的药—时曲线示意图

2.连续多次给药的药—时曲线　在临床治疗过程中，为了达到和维持有效血药浓度，大多数药物的治疗需连续多次给药，尤以口服多次给药常见。按恒比消除的药物，当以恒速恒量给药时，开始阶段药物的吸收速率快于消除速率，体内药量逐渐蓄积，通常经 4～5 个 $t_{1/2}$，血浆中药物浓度基本达到稳定状态，这时的血浆药物浓度称为稳态浓度(steady—state concentration，C_{ss})，又称为坪值(plateau concentration)，此时药物的吸收速率与消除速率基本达到平衡，在此后的继续给药过程中，体内药量不再继续蓄积，血药浓度不再升高(见图 1—9)。

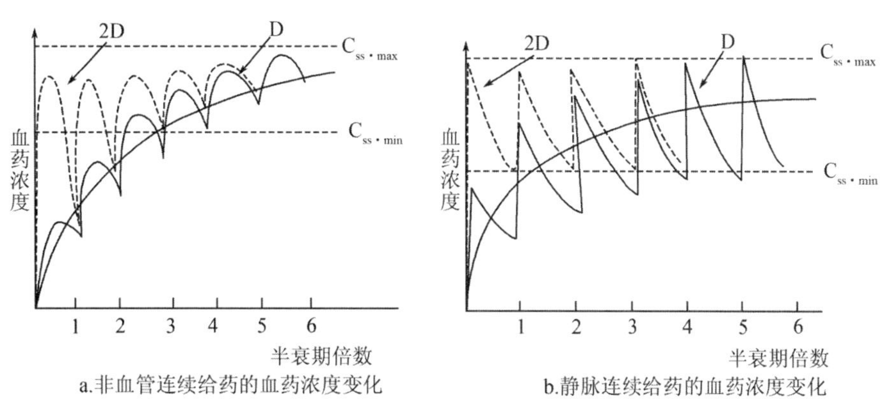

图 1—9　按半衰期给药的血药浓度变化

D：每个半衰期的给药量；2D：首剂加倍量；$C_{ss \cdot max}$：稳态时的峰浓度；$C_{ss \cdot min}$：稳态时的谷浓度

稳态血药浓度的意义：①当单位时间内给药量不变时，延长或缩短给药间隔，并不影响达到稳态浓度的时间，如每日用药总量确定后，可分多次给药。②稳态血药浓度的高低取决于连续恒量给药时的给药剂量，剂量大则稳态浓度高，剂量小则稳态浓度低。静脉恒速滴注时，血药浓度可以平稳地到达稳态血药浓度，无血药浓度的上下波动。③若因病情需要，希望迅速达到稳态浓度时，可于开始给药时采用负荷剂量。以一个半衰期为间隔分次给药时(如口服、肌内注射)，采用首次剂量加倍(首剂加倍)的方法给药，可迅速达到稳态血药浓度；静脉滴注时，可将第一个半衰期内静脉滴注剂量的 1.44 倍在静脉滴注开始时静脉注射，即可立即达到稳态血药浓度。

(四)生物利用度

生物利用度(bioavailability)是指血管外给药后药物被机体吸收进入体循环的速率和相对量，常用 F 来表示。

$$F=\frac{\mathrm{A}}{\mathrm{D}}\times 100\%$$

A 为体内总药量，D 为给药剂量。

吸收进入机体内的速率可用药一时曲线表示。生物利用度分为绝对生物利用度和相对生物利用度。测定生物利用度，通常以非血管给药(如口服、肌内注射、舌下给药等)后所得的 AUC 与血管内(如静脉注射)给药所得的 AUC 相比较，其比值称为绝对生物利用度，以此评价同一种药物不同给药途径的吸收程度。当两种药物给药途径相同时，可用被测制剂的 AUC 与相同剂量的标准制剂的 AUC 相比较，得到的比值称为相对生物利用度。

$$\text{绝对生物利用度}=\frac{\text{非血管给药的}\,AUC}{\text{血管内给药的}\,AUC}\times 100\%$$

$$\text{相对生物利用度}=\frac{\text{被测制剂的}\,AUC}{\text{标准制剂的}\,AUC}\times 100\%$$

不同厂家生产的同一种制剂或同一厂家不同批号的药品之间的生物利用度可能存在差异，从而影响药物疗效。如地高辛，不同药物制品的生物利用度存在较大差异，临床用药时应给予重视。为了保证用药的有效性和安全性，生物利用度被列为药物制剂质量控制标准的重要指标。

(五)表观分布容积

表观分布容积(apparent volume of distribution，V_d)是指理论上药物均匀分布应占有的体液容积。计算公式为：

$$V_d=D/C,$$

D 为给药量，C 为药物在体内分布达到平衡时的血药浓度。

因药物在体内的分布是不均匀的，因此 V_d 值并不是真正意义的容积空间，而是一假定值。

其临床意义在于：①推测药物的分布范围，如一位 70kg 体重的正常成人，V_d 为 5L 左右时表示药物大部分分布于血浆；V_d 为 10～20L 时则表示药物分布于全身体液中；V_d 为 40L 左右时则表示药物分布到组织器官中；V_d 为 100～200L 时则表明药物在体内某些组织中有蓄积。②推测给药剂量，根据药物的 V_d 值，可以计算达到预期血浆药物浓度所需要的给药剂量；也可根据测得的血药浓度来推算体内的药量。③推测药物的消除速率，一般而言，药物的 V_d 值越大，消除越慢，V_d 值较小的药物自体内的消除较快。

第三节　影响药物作用的因素

药物治疗疾病，既要充分发挥药物的疗效，又要尽可能避免药物的不良反应。事实上，有诸多因素会直接或间接影响药物疗效和不良反应，甚至发生质的改变。一般影响药物作用的因素可归结为两个方面，即药物因素和机体因素。前者除了药物的性质、质量、特性以外，给药剂量、给药途径、时间、疗程，甚至合并用药与药物相互作用等，都对药物作用产生影响；后者主要涉及到患者年龄、性别、种族、患者病理、精神状况及遗传因素等，同样影响药物作用。因此，临床用药时，应对各种可能影响药物作用因素加以考虑，根据患者具体情况，选择合适药物，采用合适治疗，努力做到安全有效。

一、药物方面的因素

（一）药物剂量和疗程

1. 给药剂量　剂量指给药量。剂量不同，机体对药物的反应程度不同。在一定范围内，随着给药剂量的增加，药物作用逐渐增强；超过者，随着给药剂量的增加，可产生药物的不良反应或中毒，临床一般采用常用剂量。

同一药物在不同剂量时，作用强度不同，用途也不同。例如镇静催眠药，在小剂量时，为镇静作用，用于抗焦虑；随着剂量的增大，出现催眠作用；剂量再增加，则有抗惊厥和抗癫痫作用。

同一药物剂量大小和药物不良反应密切相关，例如临床用于阴茎勃起功能障碍的西地那非。用药剂量为25mg，服药者发生“蓝视”发生率为3%；剂量为50mg至100mg时，“蓝视”发生率上升到10%左右；服药超过100mg的患者，竟有50%“蓝视”；甚至有报道西地那非可致缺血性视神经病变，甚至失明；西地那非大剂量时，可致卧位血压下降，服药1～2小时作用更明显。甚至在其血药浓度峰值时，性活动可诱发心脏事件。长期大剂量应用糖皮质激素，能使毛细血管变性出血，皮肤、黏膜出现斑、瘀点等，肾上腺皮质功能亢进症状。

不同个体对同一剂量的药物的反应性存在差异，如普萘洛尔对不同人群的需要量从40mg到600mg不等；胍乙啶则从10mg到500mg不等。对这些药物，注意用药剂量，应做到个体化给药。

β—内酰胺类和大环内酯类抗生素应按规定给药次数给药或者适当增加给药次数，甚至恒速静脉滴注使血药浓度平稳维持在有效治疗浓度上的时间长，疗效好；但对于半衰期较长的药物，血药浓度达到稳态水平时间过长，有时可能延误治疗；对安全性较大的药物，临床上可采取首次给予负荷剂量的方法，使血药浓度迅速达到有效治疗浓度。口服负荷剂量为常用剂量的2倍，称为首次剂量加倍，如某些磺胺类药物。

2. 给药时间　根据不同药物选择合理的用药时间，对增强药效和减少不良反应非常重要。一般情况下，饭前用药吸收好，作用发挥快；饭后用药吸收较差，作用慢。胰岛素宜饭前注射，催眠药宜在睡前服用。

需餐前服用的药物：①消化系统药：促胃肠动力学药如多潘立酮、西沙必利；胃肠道解痉药如溴丙胺太林；助消化药如多酶片、乳酸菌片；胃黏膜保护药如胶体铋、枸橼酸铋钾、硫糖铝。②降血糖药如格列吡嗪、格列齐特、阿卡波糖。③抗生素类药：青霉素类如阿莫西林，头孢菌素类如头孢氨苄、头孢克洛，氟喹诺酮类如诺氟沙星、环丙沙星、氧氟沙星、大环内酯类如罗红霉素、阿奇霉素、克拉霉素等。

需要餐后服用的药物:①利于药物吸收如维生素 B_2、普萘洛尔、氢氯噻嗪、安体舒通、苯妥英钠。②刺激性的药物如阿司匹林、吲哚美辛、硫酸亚铁,H_1 受体阻断剂如异丙嗪、息斯敏,化痰平喘药如氨溴素、氯化铵、氨茶碱,中和胃酸药如铝碳酸镁。③如抗酸药、肠道抗感染药等。

正确的服药方法也是临床值得注意的。服药宜取站位,温开水送下,稍活动后,再卧床休息,以防引起药物性食管溃疡。尤其对治疗骨质疏松的双磷酸盐、口服抗生素、抗肿瘤药物、抗胆碱药等应注意。对肠溶、缓释、控释制剂口服时应整片吞服。缓释、控释胶囊剂咬碎或倒出服用,会使其药效丧失,甚至导致不良反应发生。

3.疗程　给药次数应根据药物的消除速率、病情需要而定。对 $t_{1/2}$ 短的药物,给药次数相应增加,对于消除慢的或毒性大的药物应规定每日的用量和疗程。肝、肾功能减低时,应适当减少给药次数或减少剂量以防止蓄积中毒。

(1)药物耐受性:多数情况下,患者需要在一定时间内连续用药才能治愈疾病。机体连续多次用药后,其反应性逐渐降低,需要加大药物剂量才能维持原有疗效,称之为耐受性(tolerance)。如中枢神经系统抑制药和抗心绞痛药物硝酸盐类等。耐受性在停药后可消失,再次连续用药又可发生。机体形成耐受性的机制有多种:药物诱导肝药酶,加速了自身灭活;连续用药使受体数量下调,对药物的反应性降低;机体调节机制产生适应性变化等。多数药物的耐受性是逐渐产生的,但也有少数药物在短时间内,应用几次后很快产生耐受,称之为快速耐受性(tachyphylaxis),如麻黄碱静脉注射 3～4 次后,其升压作用即消失,服药 2～3 天后平喘作用即可消失。此外,化学结构类似或作用机制相同的药物之间,机体对某药产生耐受性后,又对另一药物的敏感性也降低,如乙醇和巴比妥,产生交叉耐受性(cross tolerance)。

(2)病原体的耐药性:各种抗菌药物的广泛应用,病原微生物为了生存,势必加强自身防御能力,抵御、甚至适应抗菌药物,从而对抗抗菌药物,这是微生物的一种天然抗生现象。病原微生物对抗菌药物的敏感性降低、甚至消失,称耐药性或抗药性(resistance)。由一种药物诱发,而同时对其他多种结构和作用机制完全不同的药物产生交叉耐药,致使化疗失败,亦为多药耐药(multidrug resistance)。耐药性的产生可能是病原体接触药物后未被杀死,导致基因突变或在胞质体内产生抗药因子(R 因子),由此成为耐药菌株并能传给子代。目前,耐药微生物越来越多,耐药程度越来越严重。

对耐甲氧西林的金黄色葡萄球菌(MRSA)引起的感染,可选用万古霉素或万古霉素与利福平联合治疗。但随着万古霉素广泛使用,其敏感性逐渐降低,又出现了万古霉素的耐药菌。耐药菌已成为临床抗菌药物治疗一个非常棘手的问题。1993 年,纽约首次爆发多药耐药鲍曼不动杆菌感染(MDR－Ab,革兰阴性杆菌,是一种条件致病菌,生命力极强,表现为多药耐药),该菌对一线碳青霉烯类耐药程度已由 2%上升至 46%～56%。MRSA 及其变体,MDR－Ab 的出现,将成为一个严重的公共卫生事件。

(3)药物依赖性:某些药物,连续用药后,可使机体对药物产生生理的或心理的或兼而有之的一种依赖和需求,称为药物依赖性(drug dependence)。典型的是阿片类、可卡因、大麻及某些精神药物。依赖性可分为身体依赖性(physical dependence)(又称生理依赖性 physiological dependence)和精神依赖性(psychic dependence)(又称心理依赖性 psychological dependence)。身体依赖性是药物的生理反应，是由于反复用药所造成的一种适应状态，中断用药后可产生一种强烈的躯体方面的损害即为戒断综合征（abstinence syndrome），患者表现为流涕、流泪、哈欠、腹痛、腹泻、周身疼痛等。其原因是由于长期服药，内源性阿片类物质内啡肽、脑啡肽、强啡肽等分泌下降，突然停药，体内平衡失调，出现戒断症状。若采用逐渐减量停药，使内源性阿片肽逐渐恢复正常水平，可避免或减轻戒断症状出现，并不影响其继续使用。精神依赖性是使患者产生一种要周期性连续性地用药欲望，产生强迫性用药行为，以满足或避免不适感，也称成瘾（addiction），患者用药目的是追求精神效应，追求欣快感，有强烈的渴求感，出现觅药行为，是一种精神依赖性。药物依赖性是药物滥用的重要原因，为避免之，必须控制和慎用可能产生依赖性的药物。但对于慢性疼痛或癌症患者而言，阿片类控释制剂、缓释制剂及透皮给药、可避免出现峰浓度，减少或避免了成瘾、滥用的危险。大量事实证明，对慢性疼痛和癌症患者，合理而正确使用具有依赖性的镇痛药，出现么理渴求、觅药行为者少，不易成瘾。习惯性是指连续用药后，患者产生愉快的满足感、舒适感，在精神上渴望周期性或连续用药，如镇静催眠药。

（二）给药途径

不同的给药途径，可影响药物吸收速率和吸收程度；血药浓度不同，药物的分布、消除也可能不同，甚至改变作用的性质。

一般而言，注射剂比口服制剂的起效快，疗效更为显著。但口服制剂安全、方便、经济，临床应优先选择。注射剂中，水溶性注射剂吸收比油溶性注射剂和混悬剂吸收快，但作用维持时间较短。近年来开发了许多新剂型在临床使用。缓释制剂是以无活性的基质包衣，控制药物的溶出速率，以达到稳定而持久的血药浓度。如口服缓释片可每天或数日给药一次，就可维持有效血药浓度。肠外给药的控释制剂可调控药物呈零级动力学释放，以维持稳定的血药浓度，减少给药次数，方便患者。各种给药途径产生效应由快到慢的顺序一般为：静脉注射＞吸入给药＞肌内注射＞皮下注射＞口服给药＞直肠给药＞贴皮给药。

给药途径不同，药物的作用不同。如硫酸镁，肌内注射时，可以产生镇静、解痉和降低颅内压的作用；而口服则产生导泻作用。又如有较强的首过效应利多卡因口服时生物利用度低，达不到有效血药浓度难以产生抗心律失常作用；若为静脉注射，能迅速达到有效血药浓度，立即产生抗心律失常作用；若硬脊膜外注射，很少吸收，只能在用药部位产生阻滞麻醉作用。

给药途径不同，药物的安全性不同。输液作为一种持续的静脉注射或将药物加入其中静脉滴注，与口服给药或皮下、肌内注射相比，前者确实有疗效快、疗效好的优势，但不能只见疗效，而不知道风险。输液是临床用于急救、重症患者或昏迷不醒不能进食的患者而采用的“最后给药途径”。口服给药，药物进入胃肠道后，有一个吸收接纳的过程；同样的，皮下和肌内注射，药物也有一个被机体吸收的过程；输液是将药物直接输入到血液，没有吸收过程，是一种不安全的给药方式，输液过程容易引起交叉感染。再好的输液都达不到“零微粒”的标准。因此，各国药典对输液中的不溶性微粒大小和数量都作了严格限制和规定。人体最小毛细血管的直径只有 4～7μm，所以输液中的较大微粒可造成血管栓塞，导致水肿和炎症，致循环障碍，形成血栓和静脉炎，从而引起心、脑、肺、肾等器官功能衰竭。这些不溶性微粒进入体内，对人体产生长期的、潜在的危害，甚至危及生命。婴幼儿的血管比成人要细，自身免疫功能比成人低，不溶性微粒对婴幼儿的危害更严重。一旦患者出现不良反应，输液后果往往比口服给药或肌内注射更严重。口服给药，出现的不良反应，可以采用洗胃、催吐或导泻；肌内注射药物吸收需要一定时间，这为抢救创造了一定的条件；而输液，药物直接进入血液，会迅速出现症状，给急救造成了困难。医者应遵循"可以口服不注射，可以注射不输液"的给药原则。

（三）药物相互作用

同时使用两种或两种以上的药物时，其中一个药物作用受到另一个药物的影响而发生明显的改变，称之为药物相互作用(drug interaction)。包括药效学和药动学相互作用。

1. 药动学相互作用　药动学相互作用是指一种药物的机体内过程被另一种药物改变，使前者的药动学行为发生明显变化。B药使A药在机体内的吸收、分布、代谢和排泄环节中的任何一个环节受到影响，就会发生两者之间的药动学相互作用。

(1)影响吸收：改变胃肠道pH值可影响弱酸性或弱碱性药物的解离度；服用抗酸药可减少弱酸性药物吸收，如阿司匹林、氨苄西林、磺胺类等药物；抗胃酸分泌的H_2受体阻断药及奥美拉唑等可减少胃酸的分泌，会影响到酸性药物的吸收；药物在吸收过程中，有些可发生吸附或络合作用，如地高辛与吸附性抗酸药或考来烯胺同时服用，地高辛部分可被抗酸药或考来烯胺络合，而妨碍地高辛的吸收，钙、镁、铝等离子能与四环素形成可溶性络合物，影响吸收；加速或延缓胃排空，如西沙必利等药物可以增强胃肠蠕动，促使胃中的药物迅速进入肠道，导致同时服用的其他药物在肠道吸收提前；而抗胆碱药抑制胃肠蠕动，使同时服用的其他药物在胃内滞留，延缓药物的吸收。

(2)影响分布与转运：药物与血浆蛋白结合，而这种结合率高低影响药物分布和转运。因为只有游离型的药物可分布和转运，具有药理活性；而结合型的药物不但无法进行分布和转运，也无药理活性。药物与血浆蛋白结合具有可逆性和饱和性，联合用药时，药物与血浆蛋白的结合可出现竞争性抑制现象。临床上许多药物与血浆蛋白有较高的结合率，如水合氯醛、吲哚美辛、阿司匹林、保泰松等。当与其他高血浆蛋白结合率的药物合用时，可能将与之结合的药物游离出来。如口服降糖药和抗凝药与上述药物合用时，有可能使前者游离血药浓度大幅升高，出现低血糖反应或出血。如给早产儿或新生儿服用磺胺类药物或水杨酸，由于药物与血浆蛋白结合，可将胆红素从血浆蛋白中置换出来引起脑核性黄疸症。

(3)影响生物转化：体内参与药物代谢的酶主要是肝脏的P_{450}酶，其一个重要特征是可以被诱导或抑制，必然会对药物的生物转化产生影响，使药物的效应产生相应的变化，临床不少常用的药物本身就是肝药酶的诱导剂或抑制剂。苯巴比妥与口服抗凝药合用，使抗凝药的代谢加快而失效；利福平与口服避孕药合用，使避孕药的代谢加速而导致意外怀孕；氯霉素与双香豆素合用，可使双香豆素的代谢受阻而引起出血；酮康唑可以抑制特非拉定的代谢，使其血药浓度升高而引起致命的室性心律失常。因此，两药合用时的代谢相互作用应引起临床联合用药的重视。

(4)影响排泄：许多药物在机体内主要由肾脏排泄，药物经肾小管分泌进入机体内的过程是一主动转运，需要特殊的载体，其具有饱和性。当两种或两种以上通过肾小管主动排泌的药物联用时，就会发生竞争性抑制，使药效时间延长。如丙磺舒与青霉素和头孢菌素类药物合用时，就会减少后者的分泌，排泄减少，从而起到增效作用。某些药物由肾小球滤过或肾小管分泌而进入肾小管内，可随尿液的浓缩而被重吸收，这主要取决于药物在尿液中的解离度，因此改变尿液的 pH，可影响药物的再吸收。如弱酸性药物苯巴比妥、保泰松、水杨酸盐、双香豆素等；如弱碱性药物抗组胺药、氨茶碱、哌替啶、丙咪嗪等，它们的排泄常常受到尿液 pH 值变化的影响。在临床，利用上述原理进行一些药物中毒的解救，如碱化尿液加速弱酸性药物的排泄，用于弱酸性药物的中毒治疗，碱化尿液的常用药物为碳酸氢钠、乙酰唑胺、枸橼酸钠等；酸化尿液加速碱性药物排泄，用于碱性药物中毒治疗，酸化尿液的药物有氯化铵、水杨酸等。

2.药效学相互作用　药效学相互作用是指联合用药后，发生药物效应变化。有两种情况：一是联合用药后出现药效增强，或毒副作用减轻，这是联合用药的目的；二是联合用药后出现药效减弱或毒副作用增强，对治疗不利，应该尽量避免之。药效学相互作用有：协同作用、拮抗作用。

(1)协同作用(synergism)：两药同时或先后使用，可使原有的药效增强，称为协同作用，其包括相加作用(addition)、增强作用(potention)和增敏作用(sensitization)。

若两药合用的效应是两药分别作用的代数和，称其为相加作用。如阿司匹林与对乙酰氨基酚合用可使解热镇痛作用相加；在高血压的治疗中，常采用两种作用环节不同的药物合用，可使降压作用相加，而各药剂量减少，不良反应降低，如 β 受体阻断药阿替洛尔与利尿药氢氯噻嗪合用后，降压作用相加。将具有一定依赖性的阿片类镇痛药与非甾体镇痛药配伍，制成复方制剂，一方面发挥了中枢和外周双重镇痛作用，提高了药效；另一方面，因非甾体解热镇痛药的添加，限制其超常规剂量使用，使此类药物避免胃肠道难以耐受的不良反应。如阿司匹林可待因片。应提醒的是氨基糖苷类(庆大霉素、链霉素、卡那霉素或新霉素)间相互合用或先后应用对听神经和肾脏的毒性增加，应避免之。

若两药合用的效应大于其个别效应的代数和，称之为增强作用。如磺胺甲噁唑与甲氧苄啶合用(SMZ+TMP)，其抗菌作用增加 10 倍，由抑菌变成杀菌；普鲁卡因注射液中加入少量肾上腺素，肾上腺素使用药局部的血管收缩，减少普鲁卡因的吸收，使其局麻作用延长，毒性降低；在治疗幽门螺杆菌引起的消化溃疡的二联、三联疗法中，由于后者加了克拉霉素，抑制了奥美拉唑的代谢，使其血药浓度显著增加，提高了胃内 pH 值，增加了克拉霉素和阿莫西林的生物利用度及克拉霉素穿透胃黏膜，使幽门螺杆菌清除率高于二联疗法，三联疗法提高了治愈率。

增敏作用(sensitisation)指某药可使组织或受体对另一药的敏感性增强。例如近年研究的钙增敏药如左西孟旦、匹莫苯哒，作用于收缩蛋白，能增高向宁蛋白 C 对 Ca^{2+} 的敏感性，使心肌细胞在不增加胞内钙的条件下而提高收缩性，又避免细胞内钙过高的不良后果。

协同作用也可能导致毒副作用，如链霉素与肌松药合用时，则加强和延长肌松药的肌松作用，甚至会引起呼吸麻痹，这是由于链霉素具有神经肌肉接头阻断作用。在利用药物协同作用时应注意趋利避害，若使用不当，也可导致毒副作用协同，如抗震颤麻痹药苯海索与三环类抗抑郁药合用，就可导致严重的不良反应。

(2)拮抗作用(antagonism)：联合用药后使原有的效应减弱，小于他们分别作用的总和，称为拮抗作用。

拮抗作用常见于药物受体的拮抗药与激动药之间的相互作用。这种相互作用常用于药物中毒的解救。如有机磷农药中毒时,用阿托品拮抗其中毒的M样症状。

生理性拮抗(physiological antagonism)是指两个激动药分别作用于生理作用相反的两个特异性受体。如自体活性物质组胺可作用于 H_1 组胺受体,引起支气管平滑肌收缩,使小动脉、小静脉和毛细血管扩张,毛细血管通透性增加,引起血压下降,甚至休克;肾上腺素作用于β肾上腺素受体使支气管平滑肌松弛,小动脉、小静脉和毛细血管前括约肌收缩,可迅速缓解休克,用于治疗过敏性休克。

药理性拮抗(pharmacological antagonism)是指当一药物与特异性受体结合后,阻止激动剂与其结合,如 H_1 组胺受体拮抗药苯海拉明可拮抗 H_1 组胺受体激动药的作用;β受体拮抗药可拮抗异丙肾上腺素的β受体激动作用,上述两药合用时的作用完全消失又称抵消作用,而两药合用时其作用小于单用时的作用则称为相减作用。如克林霉素与红霉素联用,红霉素可置换靶位上的克林霉素,或阻碍克林霉素与细菌核糖体50s亚基结合,从而产生拮抗作用。肝素过量可引起出血,用静注鱼精蛋白注射液解救,因后者带有强大阳电荷的蛋白,能与带有强大阴电荷的肝素形成稳定的复合物,使肝素的抗凝血作用迅速消失,这种类型拮抗称为化学性拮抗(chemical antagonison)。苯巴比妥诱导肝微粒体酶,使避孕药代谢加速,效应降低,使避孕的妇女怀孕,此为生化性拮抗(biochemical antagonism)。

脱敏作用(desensitisation)指某药可使组织或受体对另一药物的敏感性减弱。如长期应用受体激动剂使受体数目下调,敏感性降低,只有增加剂量才能维持疗效。

二、机体方面的因素

影响药物治疗作用的因素除了前述的药物因素外,另一重要因素是机体自身,即为机体自身方面的直接因素,又为机体适应环境变化而表现的间接因素。

(一)年龄

1.儿童　儿童生长发育期,组织器官尚未发育成熟,代谢功能尚未完善。因此,若药物使用不当,易发生不良反应,甚至引起机体发育障碍,造成后遗症。

新生儿体液占体重比例大,水盐转换率快,水盐调节能力差。若解热药使用不当,会致出汗过多,引起脱水虚脱。若使用利尿药,会致水电解质代谢紊乱;出生一周内的新生儿禁用磺胺类、阿司匹林等药物,否则药物与胆红素竞争血浆蛋白,使游离胆红素浓度增高,引起黄疸。儿童要慎用阿司匹林,尤其3岁以下的婴幼儿不宜使用。患病毒感染的小儿,服用阿司匹林,可并发瑞夷综合征。

儿童血脑屏障及脑组织尚未发育完全,对阿片类药物特别敏感,易致呼吸抑制;而对尼可刹米,氨茶碱易引起中枢兴奋而致惊厥。

儿童肝功能发育尚未完全,肝药酶活性低,药物在体内代谢消除减慢,易出现毒副作用。如新生儿肝脏缺乏葡萄糖醛酸转移酶,服用氯霉素可致灰婴综合征。

儿童肾功能发育不全,一些经肾排泄的药物如巴比妥类、氨苄西林、地高辛等排泄缓慢,应用时必须减量。如氨基糖苷类抗生素,经肾排泄,儿童排泄速率减慢,而致血药浓度过高,产生耳毒性，造成听觉损害，引起药源性耳聋。

儿童骨骼、牙齿等正处于生长发育期，一些药物可使儿童生长出现异常和障碍。四环素可与钙离子结合，沉积于骨骼和牙齿，可使牙齿变成黄褐色，临床称为“四环素牙”，现已禁用。氟喹诺酮类药物可影响骨骼和牙齿生长，故禁用于 12 岁以下儿童。

2 岁以下婴幼儿，服用感冒药、咳嗽类非处方药物，包括减充血剂、祛痰剂、抗组胺药及止咳药，可能发生少见、致命性的毒副作用，如痉挛、心率加快、意识下降，甚至死亡。美国 FDA 已全面禁止 2 岁以下婴幼儿服用感冒药，另外，美国 FDA 建议 6～11 岁的儿童不要服用成人感冒药。

2. 老年人　老年人的生理功能和代偿适应能力逐渐减退；对药物的代偿和排泄功能降低，对药物耐受性较差，故用药量一般低于成年人。

老年人神经系统结构、功能发生改变，如大脑重量减轻、大脑皮质和脑回萎缩、神经元减少、递质合成减少等。因此，对有些中枢神经系统抑制药的反应增强，服用催眠药的次日，出现昏睡后遗效应明显；苯二氮䓬和氯丙嗪对老年人的中枢抑制作用增强，有时对某些药物还会引起特殊的不良反应，服用苯巴比妥类时出现兴奋、烦躁；应用三环类抗抑郁药出现精神错乱；应用吗啡出现敌对情绪；应用阿托品出现兴奋，甚至精神失常。

老年人心血管系统发生改变，如心肌收缩减弱、心脏充盈受限、心脏收缩期延长、心脏耗氧和能量需要增加、对应激适应性降低，心血管药易致老年人血压下降和心律失常，β 受体阻断和钙阻滞剂可加重充血性心力衰竭；老年人舌下服用硝酸甘油应坐着或躺下，以防止血流灌注不足而昏倒；地高辛能改善伴有窦性心律和房颤的老年心衰患者症状，但因老年人肾功能减退，应减少维持剂量。利尿药是治疗老年患者水肿和肺充血的主要办法，但由于老年人自稳机制差，应调整剂量，防止血容量减少和电解质紊乱。用噻吗洛尔眼药水治疗心衰患者的青光眼，可致全身严重不良反应，甚至引发充血性心力衰竭。

老年人消化功能减弱，肠平滑肌张力下降，服用非甾体抗炎药易致胃肠出血，抗胆碱药易致尿潴留、大便秘结及青光眼等。

（二）性别

药物反应的性别差异没有年龄那么明显，但性别的不同也会影响药物的作用。口服相同剂量的普萘洛尔，女性的血药浓度明显高于男性，其 AUC 值与 C_{max} 约是男性的 2 倍，女性的 V_d 和 C_l 约为男性的二分之一。但男性对普萘洛尔侧链的氧化代谢及其与葡萄糖醛酸结合代谢物的清除率比女性高。男女之间对苯二氮䓬类、维拉帕米、阿司匹林、对乙酰氨基酚、氨茶碱、利多卡因和利福平等药动学参数也存在性别差异，一般普萘洛尔、氯氮䓬和地西泮在女性体内的清除率低。

根据女性的生理特点，成年女性有月经、妊娠、分娩、哺乳等不同时期，女性在月经期和妊娠期，泻药或强烈刺激子宫的药物，会引起月经过多、流产、早产的危险。

妊娠妇女，尤其受孕后 3～8 周，禁止使用四环素类药物、抗代谢药物、烷化剂、氨基糖苷类抗生素、抗凝药物、抗癫痫药、抗甲状腺药物和一些激素，因为上述药物具有致畸作用。即使一些毒副作用较小的药物，又非用不可者也应在医师指导下用药。

临产前，孕妇不可使用吗啡。因为吗啡可透过胎盘，有可能致胎儿娩出时，呼吸受抑制。

哺乳期妇女不宜使用的抗菌药物有:红霉素、四环素、庆大霉素、氯霉素、磺胺类、甲硝唑、替硝唑、氟喹诺酮类等;需慎重使用的抗菌药物有克林霉素、青霉素、链霉素等;禁用的有卡那霉素和异烟肼等。

(三)病理因素

疾病本身能导致药物代谢动力学和药物效应动力学改变,可使机体对药物的敏感性或药物的体内过程发生变化,从而影响药物的疗效。

利尿药对正常人的尿量无明显的影响,但可显著增加水肿患者的尿量;解热镇痛药对正常体温无影响,但对发热患者有退热作用;强心苷对正常心脏和慢性心功能不全患者的心脏都有加强心肌收缩力的作用,但对正常人心脏不增加心输出量,而因心肌收缩力加强而增加心肌耗氧量;而对心功能不全患者,增加心肌收缩力,而不增加甚至降低心肌耗氧量。

抑郁症、溃疡病、偏头痛、帕金森病、创伤或手术等疾病,使胃排空时间延长,延缓口服药物吸收;胃酸分泌过多有利于弱酸性药物吸收,反之亦然;心功能不全及休克等疾病因血液循环不畅也影响药物吸收,如心力衰竭时普鲁卡因胺的生物利用度减少50%;低蛋白血症者,药物血浆蛋白结合率降低,使游离药物浓度增高,药效增强,例如某些慢性疾病(如慢性肝功能不全、慢性肾功能衰竭、肾病综合征、心力衰竭、营养不良)可引起低蛋白血症,使双香豆素、苯妥英钠和地高辛等的作用加强,甚至出现毒副作用;中枢炎症时,血脑屏障功能减弱,药物进入中枢量增加,既有可能提高某些药物疗效,也可能增加某些药物的中枢毒性;结核病患者使用糖皮质激素,有导致结核感染扩散的危险;溃疡病患者口服刺激性药物或应用拮抗儿茶酚胺类药物扩张血管药或非甾体抗炎药等,可能加重溃疡病变,有些药物已列入慎用或禁用范围。

患者的肝功能严重不足时,经肝脏代谢活化的药物,如可的松、强的松等作用减弱,因为可的松和泼尼松均要先经肝代谢,将3—酮基还原为羟基,成为氢化可的松和氢化泼尼松,才能发挥作用。肝功能不足时,应选用3位为羟基的糖皮质激素;在慢性肝病患者,对利多卡因、哌替啶及普萘洛尔的清除率减少15%;肝硬化患者应用肝灭活的药物必须减量慎用,甚至禁用,如氯霉素、甲苯磺丁脲、奎尼丁等。血管紧张素转换酶抑制剂,若肝脏疾病患者服用,应首选无需活化的卡托普利等。

患者的肾功能不全时,往往内源性有机酸类物质蓄积,也能干扰弱酸类药物经肾排泄。对主要经肾脏消除的药物如氨基糖苷类、头孢唑啉等药物的 $t_{1/2}$ 延长,应用时需减量,有严重肾病的患者应禁用此类药物。

他汀类药物需在肝脏生物转化,从肾脏排泄。当患者肝、肾功能障碍时,可使他汀类药物转化、排泄减慢,血药浓度升高,发生横纹肌溶解的危险增加。

有些疾病影响受体的数目或密度,改变亲和力,影响药物作用。如哮喘病患者支气管平滑肌上的β受体数目减少,与腺苷酸环化酶偶联有缺陷,但α受体功能相对明显,从而导致支气管收缩。应用β受体激动药不佳,此时可加用α受体拮抗药。败血症休克患者的糖皮质激素受体也较正常情况时下调,需用大剂量糖皮质激素才能见效。

(四)精神因素

精神因素也是影响药物疗效的因素之一。患者对医护人员的信任、患者的情绪乐观,对药物疗效产生良好的正面影响；反之医患关系紧张，患者的悲观情绪会对药效产生负面影响。研究表明，即使给予患者不具药理活性的安慰剂(placebo)，也可对头痛、失眠、心绞痛、术后疼痛、感冒咳嗽、神经官能症等症状获得30%～50%的改善。安慰剂对心理因素控制的自主神经系统影响尤为明显，如血压、心率、内分泌、性功能等均可受安慰剂的影响。

临床用药时，应鼓励患者以乐观的态度，正确对待疾病、积极治疗，不仅能减轻疾病痛苦的主观感受，还能提高机体应对疾病的抵御能力，有利于患者的疾病治疗。对精神状态不佳、情绪低落的患者，在应用氯丙嗪、利血平、肾上腺皮质激素及中枢抑制药时应慎重，防止患者精神抑郁，甚至自杀。

(五)时辰因素

时辰药理学(chronopharmacologyyogy)是研究药物的体内过程和药物效应与机体生物周期相互关系的一门学科，研究机体生物节律对药物作用和体内过程的影响及药物对机体生物节律的影响，机体内各种不同的生理活动按一定的时间顺序呈现有规律的周期性变化，这种变化的节律称为生物节律。其中最重要的是昼夜节律，如胃酸的分泌、胆固醇的合成、糖皮质激素的分泌、血糖含量、哮喘发作、癌细胞分裂、增殖及心血管疾病等。根据疾病的昼夜节律性波动现象，选择最佳用药时间，使药物给药时间与人体生理节律同步化，可达到最佳疗效，避免某些药物因持续高浓度产生不良反应、耐受性，使临床治疗科学化。

1. 宜清晨服用的药物

(1)抗高血压药：人的血压在一日内发生波动，一般在上午6:00～10:00、下午4:00～8:00较高，午夜最低，呈"两高一低"的现象。若在两个高峰之前30分钟给药，可使药物吸收后在血中浓度高峰与血压高峰相遇，控制血压，提高降压药物疗效。故1日服用1次的药物，服药时间宜选择清晨7时左右。常用药物有硝苯地平缓释片、复方降压0号、氨氯地平、缬沙坦、福辛普利、吲哒帕胺片等；若1日2次用药，宜在清晨7时和下午4时。

(2)糖皮质激素：肾上腺分泌糖皮质激素高峰在上午8时左右，中午开始下降，午夜零点降至最低。如果把糖皮质激素给药时间与人体的生理节律同步化，即可获及最佳疗效，又减轻对下丘脑－垂体－肾上腺轴的抑制，而且对长期用药者突然停药也很少发生停药危象。宜每日上午7～8时一次服用的药物有：可的松、强的松；对作用时间长的糖皮质激素如地塞米松、倍他米松、曲安西龙等，还可采用隔日疗法，将两天的剂量于一天上午7～8时一次给予，对长期服药的患者这种给药方法的好处尤为显著。

(3)硝酸盐和二硝酸盐类药：心绞痛发作的昼夜节律高峰为上午6～12时，而各种抗心绞痛药物的治疗作用都有昼夜差异。如早晨服用同样剂量的硝苯地平可明显扩张冠脉，改善心肌缺血；硝酸酯类药物在上午服，可明显扩张冠脉，午后则弱；β受体阻断剂普萘洛尔上午8时和12时服用，可减少患者心搏数，抑制心脏病发作。这类药在上午6时至12时血药浓度高，对患者心电图ST段具有有利的影响，而午后使用剂量却无法扩张冠脉。硝酸盐类药物宜在早晨醒来时或起床后立即服用。

(4)强心苷类药：强心苷是一类选择性作用心脏的药物，其安全范围小，一般治疗量接近60%的中毒剂量，而且强心苷的个体敏感差异较大。近年发现心力衰竭患者对洋地黄、地高辛和西地兰等强心药物敏感性以凌晨4时最高，比其他时间高40倍，故宜上午8时至10时服用。

(5)抗组胺药:早上7时服赛庚啶,疗效维持可长达15小时以上,而下午9时给药,仅维持6~8小时,其他抗组胺药氯苯那敏、苯海拉明、特非那根等,睡前30min,疗效最佳,副作用小。

2.宜晚上服用的药物

(1)他汀类调血脂药及其他:人体内胆固醇的合成有昼夜节律性。在午夜至清晨之间合成最旺盛,洛伐他汀、普伐他汀等他汀类药物,采用每日睡前顿服,代替每日三次服药,效果更佳。

心肌梗死、心律失常、脑梗死等都有明显的昼夜节律。如脑梗死最易发作时间在凌晨3时,心肌梗死好发时间在8时至13时。宜使治疗药物血药处于高峰,则可显著降低发病率和死亡率。

(2)平喘药物:与正常人相比,哮喘患者呼吸道阻力增加,通气功能下降,呈现昼夜节律性变化,故当夜间或清晨,易诱发哮喘。与其治疗药物也有昼夜节律的差异。一日一次的抗哮喘药多在睡前半小时服用为宜,如氨茶碱缓释片、长效β受体激动剂、福莫特罗、班布特罗、白三烯受体拮抗剂。若需服2~3次可采用晨高夜低给药方法。

(3)H_2受体拮抗药、质子泵抑制剂等抗酸药:胃酸分泌有昼少夜多的规律。从中午开始胃酸升高,夜间20时急剧升高,22时可达峰值。雷尼替丁、法莫替丁、奥美拉唑、兰索拉唑、泮托拉唑等都有较强的抑制胃酸分泌作用。宜在疾病的急性期,早、晚各服一次药;其缓解后,宜改为每晚服药一次。

(4)阿片类镇痛药:人的痛觉以上午最迟钝,而午夜至凌晨最为敏感,故阿片类镇痛药,以临睡前服用为宜。

第二章　药物的相互作用和配伍禁忌

第一节　药物的相互作用

药物相互作用(DDI):是指两种或两种以上药物在机体外所产生的物理化学变化(配伍禁忌),以及在体内造成的药理作用与效应的改变。

药物相互作用的临床表现为作用加强或减弱。作用加强包括疗效提高和毒性增加;作用减弱包括毒性减小和疗效降低。毒性增加和疗效降低称为不良的药物相互作用,疗效提高和毒性减小称为有效的药物相互作用。药物在体内的相互作用按照其作用机制的不同可分为药动学相互作用和药效学相互作用。

一、药动学相互作用

药动学相互作用是指同时或先后使用一种药物致使另一种药物在机体内吸收、分布、代谢或排泄等过程发生变化,由此改变了药物在机体内作用部位的浓度,从而改变药物的作用强度,但药理效应的类型不改变。这种改变可根据每种药物的药动学特点或血浆药物浓度的监测或通过对患者的临床体征加以预测。

(一)影响药物的吸收

药物通过不同的给药途径被吸收进入患者的血液循环。最主要的吸收器官是胃肠道,改变胃肠道的 pH 值,药物与其他物质的吸附或络合作用,改变胃肠蠕动,均可以影响药物的吸收。

1. 改变胃肠道 pH 值　药物在胃肠道的吸收主要通过被动扩散的方式,药物的脂溶性是决定这一被动扩散过程的重要因素。药物的不解离部分脂溶性较高,易扩散通过细胞膜;解离部分脂溶性低,扩散能力亦差。pH 对药物的解离程度有重要影响:酸性药物在酸性环境以及碱性药物在碱性环境的解离程度低,药物的不解离部分占多数,因脂溶性较高,较易扩散通过细胞膜被吸收;反之,酸性药物在碱性环境或碱性药物在酸性环境的解离程度高,因脂溶性较低,扩散通过膜的能力差,吸收减少。如阿司匹林与碳酸氢钠同服,阿司匹林解离度增加,吸收减少(但溶解增加,有助吸收)。制酸剂、抗胆碱药、H_2 受体阻滞剂、质子泵抑制剂等均可减少酸性药物的吸收。

2. 吸附或联合作用　含二价或三价金属离子(钙、镁、铁、铋、铝)的化合物在胃肠道内可与某些药物发生相互作用,形成难溶的络合物,影响药物的吸收。如四环素类抗生素能与钙、镁、铝等金属离子形成难溶的络合物,使其肠道的吸收受阻,在体内达不到有效抗菌浓度。因此,服用某些食物(牛奶)或药物(铝碳酸镁咀嚼片、含钙和铁的制剂)能显著减少四环素的吸收。抗酸药也能显著减少氟喹诺酮类药物(如环丙沙星)的吸收,可能是由于金属离子与该药物形成复合物的结果。

离子交换树脂,临床用于降低血中胆固醇,如考来烯胺和考来替泊除了能与胆酸结合,阻止胆酸再吸收外,还能与胃肠道中其他药物特别是酸性药物(如华法林、阿司匹林、洋地黄毒苷)结合。考来烯胺与洋地黄毒苷并用,可减少洋地黄毒苷的吸收,降低其血药浓度与作用。而洋地黄毒苷中毒时可以利用考来烯胺的这一作用促进其排泄而解毒。某些止泻药物(如白陶土、蒙脱石散等)可以吸附其他药物,使药物吸收减少,服用这些制剂时与其他药物之间间隔时间应尽可能延长。

3.改变胃肠蠕动　胃肠蠕动会影响药物吸收。由于大多数药物在小肠上部吸收,所以,改变胃排空、肠蠕动速率的因素能明显地影响药物到达小肠吸收部位和药物在小肠滞留的时间。胃肠的蠕动加快,药物很快通过胃到达小肠,药物起效快,但在小肠滞留时间短,经粪便排出药物也快,因此可能吸收不完全。相反,胃肠蠕动减慢,药物起效慢,但可能吸收更完全。

如胃肠动力药(如甲氧氯普胺、多潘立酮、西沙比利等)或泻药可增加胃肠道蠕动而加速其他药物通过胃肠道,由此引起其他药物吸收减少,特别是那些需要与吸收表面长期接触的药物以及在胃肠道特殊部位被吸收的药物影响更大。而止泻药、抗胆碱药,如地芬诺酯、氯苯哌酰胺、颠茄、阿托品等能使肠蠕动减弱,使一些口服药物在消化道内停留的时间延长,吸收增加,血浓度升高,引起不良反应的增加,如丙胺太林(普鲁本辛)与地高辛合用,后者的血浓度可提高30%左右。

4.改变胃肠吸收　一些药物如新霉素、对氨基水杨酸和环磷酰胺等能损害肠黏膜的吸收功能,引起吸收不良。新霉素与地高辛合用时,后者吸收减少,血浆浓度降低;对氨基水杨酸可使与之合用的利福平血药浓度降低一半;环磷酰胺使合用的β乙酰地高辛吸收减少,血药浓度降低。

口服地高辛以后,部分药物可在肠道细菌的作用下转换为无强心作用的双氢地高辛和双氢地高辛苷元,但口服红霉素等药物后可抑制肠道里这些细菌的转换作用,使地高辛的转换减少,在肠道里的吸收增加,血浓度升高,可引起中毒。

(二)影响药物分布

药物被吸收入血后,有一部分与血浆清蛋白发生可逆性结合,称结合型,另一部分为游离型。结合型药物有以下特性:无药理活性;不能通过血－脑脊液屏障;不被肝脏代谢灭活;不被肾脏排泄。只有游离型药物才起药物作用。

当同时给予两种能在蛋白结合部位发生竞争的药物时,与蛋白结合能力较强的药物将使与蛋白结合能力较弱的药物被置换出来变成游离型,加大了该药物游离型的比例,有更多的游离型药物作用于靶位受体,这样在剂量不变的情况下,可能会加大该药的毒性。在与血浆蛋白结合率高的药物合用时更应予以关注。

阿司匹林、吲哚美辛、保泰松、氯贝丁酯、水合氯醛及磺胺药等都有蛋白置换作用,增加一些药物的游离型比例,加大其作用(见表2－1)。

表 2－1　因血浆蛋白置换引起的药物相互作用

相互作用	目标药（被置换药物）	临床后果
水杨酸类、呋塞米	甲苯磺丁脲等磺酰脲类口服降糖药	低血糖
水合氯醛	华法林	出血倾向
水杨酸类、呋塞米、磺胺类	甲氨蝶呤	白细胞减少症
乙氨嘧啶	奎宁	金鸡纳反应、粒细胞减少
呋塞米	水合氯醛	出汗、脸颊潮红、血压升高
维拉帕米	卡马西平、苯妥英钠	两药毒性增强

（三）影响药物代谢

药物被吸收入血后，在肝脏、肾脏等器官被代谢为有活性或者无活性的代谢产物，其中肝脏是最主要的代谢器官，当肝脏的血流量及肝药酶变化时，药物的代谢必定会受到一定的影响。

1. 细胞色素 P_{450} 酶与药物代谢　肝脏进行生物转换依赖于肝微粒体中的多种酶系，其中最主要的是细胞色素 P_{450} 混合功能氧化酶系（CYP_{450} s）。目前已经发现了数百种细胞色素同工酶，其中有 7 种同工酶特别重要，分别是 CYP1A2、CYP2B6、CYP2C9、CYP2C19、CYP2D6、CYP2E1 和 CYP3A4。体内以 CYP3A4 含量最多，约占人体肝脏 CYP 总量的 30％，底物最广泛（约 50％的药物经其催化代谢），因此在药物代谢中具有相当重要的地位。CYP_{450} s 可受患者的遗传因素、年龄、机体状态、吸烟等各种因素的影响，药物能显著影响药酶的活性。诱导酶活性增强的药物称为药酶诱导剂，可使肝药酶代谢的药物代谢加速，药效减弱。抑制或减弱药酶活性的药物称为药酶抑制剂，可使肝药酶代谢的药物代谢减慢，药效增强（见表 2－2）。

表 2－2　主要细胞色素 P_{450} 酶的常见底物、诱导剂、抑制剂

CYP 酶	底物	诱导剂	抑制剂
1A2	咖啡因	利福平	环丙沙星
	茶碱	苯巴比妥	诺氟沙星
	丙咪嗪	烟熏食物	依诺沙星
2C9	S－华法林	利福平	氯霉素
	苯妥英		
	甲苯磺丁脲		
2C19	地西泮	利福平	甲苯磺丁脲
	奥美拉唑		
	美芬妥英		

（续表）

CYP 酶	底物	诱导剂	抑制剂
2D6	氟西汀	不受一般诱导剂影响	奎尼丁
	普萘洛尔		
	普罗帕酮		
2E1	对乙酰氨基酚	乙醇(长期)	双硫仑
	氯唑沙宗	异烟肼	
	氟烷		
3A4	环孢素	糖皮质激素	酮康唑
	特非那丁	卡马西平	红霉素
	硝苯地平	利福平	西咪替丁
	胺碘酮	苯妥英	西柚汁

2.肝药酶诱导　酶诱导作用是指增强肝药酶活性的作用。酶诱导的结果是使受影响药物的作用减弱或时间缩短，这可解释连续应用这些药物产生耐受性、交叉耐受性或停药敏化现象。例如，苯巴比妥可增加肝微粒体酶的合成，有酶诱导作用，它可使华法林的代谢增快，导致华法林的抗凝作用减弱，表现为凝血酶原时间缩短。因此，这两种药物同时使用时必须增加华法林的剂量才能维持其治疗作用。具有酶诱导作用的药物有利福平、苯巴比妥、水合氯醛、格鲁米特、苯妥英钠、扑米酮、卡马西平、保泰松、尼可刹米、螺内酯、灰黄霉素、乙醇等200多种化合物(见表2—3)。

表2—3　由酶诱导引起的药物相互作用实例

目标药	酶诱导剂	临床后果
卡马西平	拉莫三嗪	增加环氧化代谢物浓度导致毒性
口服避孕药	利福平、利福布丁、曲格列酮	突破性出血、避孕失败
环孢素	苯妥英、卡马西平	环孢素浓度降低，可导致移植物排斥
对乙酰氨基酚	长期嗜酒	低剂量时也产生肝毒性
糖皮质激素	苯妥英、利福平	代谢增强可能导致治疗失败

3.肝药酶抑制　酶抑制作用是指引起肝药酶活性减弱的作用。一种药物可以通过抑制肝药酶活性而降低另一种药物的代谢，从而使其活性延长或加强。临床上由于肝药酶的抑制而引起的药物相互作用远比由于酶诱导引起的常见，后果也较为严重。具有酶抑制作用的药物有：氯霉素、西咪替丁、异烟肼、三环类抗抑郁药、吩噻嗪类药物、保泰松、胺碘酮、红霉素、甲硝唑、诺氟沙星、环丙沙星、依诺沙星、酮康唑、氟西汀、氟伏沙明、奎尼丁、美沙酮、氯喹、普罗帕酮等。

氨茶碱主要经肝脏代谢，仅10%以原型从尿中排出，异烟肼、依诺沙星、环丙沙星、红霉素等可抑制肝微粒体酶的活性，从而使茶碱在体内代谢减慢，长期合用使茶碱血药浓度升高，甚至出现中毒症状。因此，这些药物与氨茶碱联合使用时应注意观察患者有无氨茶碱中毒症状，并建议监测氨茶碱血药浓度(见表2—4)。

表2—4　酶抑作用引起的药物相互作用

酶抑药	使代谢降低，作用增强的药物
氯霉素	苯妥英钠、甲苯磺丁脲等降血糖药，香豆素类抗凝血药
西咪替丁	华法林、苯二氮䓬类(氯硝基安定、去甲羟基安定除外)、茶碱
吩噻嗪衍生物	三环类抗抑郁药
红霉素	茶碱
利他林	双香豆素类、苯妥英钠、巴比妥类
异烟肼	苯妥英钠(慢乙酰化型者)
对氨基水杨酸	异烟肼、苯妥英钠
香豆素类	苯妥英钠、甲苯磺丁脲

4.改变肝血流量　一些药物作用于心血管系统可改变组织的血流量，从而改变肝血流量，影响经肝脏代谢的药物的药动学。如去甲肾上腺素减少肝血流量，减少利多卡因在肝脏的分布及代谢，增高了利多卡因在血中的浓度。相反，注射异丙肾上腺素，再注射利多卡因，因肝脏的血流量增加，因而增加了利多卡因在肝脏的分布及代谢，降低其在血中的浓度。

(四)影响药物的排泄

除吸入麻醉药外，大多数药物由肾脏排出体外。药物在肾脏的转运可归纳为：①肾小球滤过：游离型及低分子量药物可通过肾小球滤过作用进入肾小管管腔，结合型药物不能通过。②肾小管分泌(排泌)：肾小管通过两种特殊转运系统，分别将酸性药(酸性通道)与碱性药(碱性通道)分泌到肾小管管腔。③肾小管主动重吸收：通过上述两种特殊转运系统分别将酸性药与碱性药主动再吸收。④肾小管被动重吸收(主要形式)：在肾小管管腔内的药物可通过被动扩散方式(取决于脂溶性)再吸收。⑤不被肾小管再吸收的药物由尿中排出体外。

如果一种药物影响另一种药物在肾脏的转运，即可能影响其排泄。主要有以下3种：

1.干扰肾小管分泌　肾小管分泌是一主动转运过程，需要特殊的转运载体，即酸性药物载体和碱性药物载体。当两种酸性药物(或碱性药物)合用时，可相互竞争酸性(或碱性)载体，竞争力弱的由肾小管分泌途径排出的就少，可引起一些不良反应。例如痛风患者合用丙磺舒和消炎痛，后者的不良反应发生率可明显增加。双香豆素也能减少氯磺丙脲由肾小管分泌排出，引起低血糖反应(见表2—5)。

表2—5　对肾小管分泌有相互作用的药物

抑制肾小管分泌药	使分泌减少的药物
丙磺舒	青霉素类、吲哚美辛(消炎痛)
水杨酸类	丙磺舒、保泰松、吲哚美辛
双香豆素类	氯磺丙脲
保泰松	乙酰苯磺酰环乙脲
羟基保泰松	青霉素

2.影响尿液 pH 值　肾小管的重吸收率可随尿液 pH 值的改变而改变，例如奎尼丁与氢氯噻嗪合用，后者可使尿液碱化，前者大部分不解离，脂溶性强，易被肾小管重吸收，使血浓度升高，引起心脏毒性反应。如必须用利尿药，可改用不使尿液碱化的速尿等利尿药（见表 2－6）。

表 2－6　尿液酸碱性对药物排泄的影响

尿液性质	使排泄增多的药物
碱性	巴比妥类、呋喃妥因、保泰松、磺胺类、香豆素类、对氨水杨酸、水杨酸类、萘啶酸、链霉素
酸性	吗啡、哌替啶、抗组胺药、美加明、氨茶碱、氯喹奎尼丁、阿米替林

3.改变肾脏血流量　减少肾脏血流量的药物会妨碍药物的经肾排泄，但这种情况在临床上并不多见。肾脏的血流量部分受到肾组织中扩血管的前列腺素生成量的调控。有报道指出，如果这些前列腺素的合成被吲哚美辛等药物抑制，则锂的肾排泄量会降低并伴有血清锂水平的升高。这提示，服用锂盐的患者需要合用非甾体抗炎药时，应密切监测血清锂水平。

二、药效学相互作用

两种药物合用时，一种药物对另一种药物的血浓度可能没有明显影响，但却会改变后者的药理效应。①改变组织或受体的敏感性：一种药物可使组织或受体对另一种药物的敏感性增强。例如，排钾利尿药可降低血钾浓度，使心脏对强心苷药物的敏感性增加，容易发生心律失常。长期服用胍乙啶后使肾上腺素受体的敏感性增强，可使去甲肾上腺素或肾上腺素的升压作用增强。锂制剂与甲基多巴和氟哌啶醇合用，可引起严重的帕金森综合征和精神失常。②对受体以外部位的影响：这一类相互作用可能与受体无关，如麻醉性镇痛药、乙醇、抗组胺药、抗抑郁药、抗惊厥药可加强催眠药的作用；利尿药、麻醉药、中枢神经系统抑制剂和心得安能加强抗高血压药物的降血压作用，引起不良反应；优降宁和多巴胺类药物或胍乙啶合用可引起血压升高等。③改变体液和电解质的平衡：这种相互作用多作用于心肌、神经肌肉突触传递及肾脏的药物。例如，甘珀酸钠（生胃酮钠）、两性霉素 B 和排钾利尿药可增加强心苷的毒性；注射琥珀胆碱突然释出的钾可使合用强心苷的患者产生窦性心律失常；保泰松、吲哚美辛可加重皮质激素类的水钠潴留等。

（一）相加或协同作用

如果两种具有相似药理作用的药物联合用药，则可出现相加或协同作用。相加作用：药物合用后药理作用等于个药单独应用时所产生的作用的总和。协同作用：药物合用后药理作用大于个药单独应用时所产生的作用的总和。

临床上这种相互作用可增加药物不良反应的风险。例如，合用具有中枢抑制作用的药物，如抗抑郁药、催眠药、抗癫痫药和抗组胺药，可导致极度嗜睡。某些抗心律失常药、精神安定剂、三环类抗抑郁药和能引起电解质平衡紊乱的药物（如利尿剂）均有诱发心律失常的倾向，若合并用药，则可导致严重的室性心律失常（见表 2－7）。

表 2—7　某些相加或协同相互作用

相互作用药物	药理效应
非甾体类抗炎药和华法林	增加出血的风险
血管紧张素转换酶抑制剂和保钾利尿剂	增加高血钾的风险
维拉帕米和 β 受体阻滞药	心动过缓和停搏
呋塞米和氨基糖苷类	增加耳、肾毒性
神经肌肉阻断剂和氨基糖苷类	增强神经肌肉阻断作用
乙醇与苯二氮䓬类	增强镇静作用
硫利哒嗪与卤泛群	增加 QT 间期延长的风险
氯氮平与复方新诺明	增加骨髓抑制的风险

(二)拮抗作用

拮抗作用指两药联合所产生的效应小于单独应用其中一种药物的效应。同一受体的拮抗剂与激动剂合用将产生竞争性拮抗作用。例如，选择性 β_2 肾上腺素受体激动剂沙丁胺醇的扩张支气管作用可被 β 肾上腺素受体阻滞药普萘洛尔拮抗。临床可利用这种拮抗作用来纠正另一些药物的有害作用。例如，用阿片受体阻滞药纳洛酮抢救吗啡过量中毒。

作用于不同受体但效应相反的药物合用则可出现功能性拮抗。例如，较大剂量的氯丙嗪用于治疗精神分裂症时，因阻断黑质、纹状体通路的多巴胺受体，可引起锥体外系反应；苯海索具有中枢抗胆碱作用，可减轻锥体外系反应(见表 2—8)。

表 2—8　药物效应的拮抗作用

受影响药物	影响药物	相互作用结果
抗凝药	维生素 K	抗凝作用下降
甘珀酸(生胃酮)	螺内酯	妨碍溃疡愈合
降糖药	糖皮质激素	降糖作用下降
催眠药	咖啡因	阻碍催眠
左旋多巴	抗精神病药	抗震颤麻痹作用减弱

第二节　常用药物配伍禁忌

所谓药物的配伍禁忌，是指药物因配合不当而对患者产生不利的种种变化。临床实践中使用的药物种类很多，每一种药物都有其物理、化学特性，不同的药物的药理作用也不尽相同，有时其药效截然相反。因此，合理配伍用药是治疗过程中的重要环节。

一、药物配伍禁忌的分类

(一)物理性配伍禁忌

某些药物相互配合在一起时，由于药物物理性质的改变而产生分离、沉淀、液化或潮解等变化，从而影响疗效。

（二）化学性配伍禁忌

某些药物配伍在一起时，能发生分解、中和、沉淀或生成毒物等化学变化。

（三）药理性配伍禁忌

亦称疗效性配伍禁忌，是指处方中某些成分的药理作用之间存在着拮抗，从而降低治疗效果或产生严重的不良反应及毒性。青霉素与四环素类、磺胺类合并用药是药理性配伍禁忌的典型。

二、配伍禁忌的一般规律

1. 静注的非解离性药物（如葡萄糖等）较少与其他药物产生配伍禁忌，但应注意其溶液的pH值。

2. 无机离子中的Ca^{2+}和Mg^{2+}常易形成难溶性沉淀，所以不能与生物碱配伍。

3. 阴离子型的有机化合物（如生物碱类、拟肾上腺素类、盐基抗组胺药类、盐基抗生素类），其游离基溶解度较小，若与pH值高的溶液或具有大缓冲容量的弱碱性溶液配伍时可能产生沉淀。阴离子型有机化合物与阴离子型有机化合物的溶液配伍时，也可能出现沉淀。

4. 两种高分子化合物配伍可能形成不溶性化合物，如两种电荷相反的高分子化合物溶液相遇会产生沉淀。如抗生素类、水解蛋白、胰岛素、肝素等。

5. 使用某些抗生素（如青霉素类、红霉素类等），要注意溶媒的pH值。溶媒的pH值应与抗生素的稳定pH值相近，差距越大，分解失效越快。

三、抗菌药物的配伍禁忌

（一）青霉素类

常用的有氨苄西林钠、阿莫西林、青霉素G等。

1. 四环素、两性霉素B不宜与青霉素钾盐联用。

2. 庆大霉素不宜与青霉素配伍静脉滴注，两药联用时应分别给药。

3. 维生素C不宜与青霉素或红霉素在同一个容器中静脉滴注。但也有报道认为，加入一定量的维生素C，在一定的时间内能使青霉素在10%葡萄糖液中的稳定性增加。红霉素、两性霉素B、苯妥英钠、间羟胺或维生素C，不能与青霉素或头孢菌素类加入同一容器中，易出现浑浊。

4. 口服避孕药与广谱青霉素联用能使避孕失败。

5. 复方新诺明为慢效抑菌剂，而青霉素类为繁殖期杀菌剂，两药联用影响青霉素的杀菌作用，普鲁卡因青霉素也可致复方新诺明降效。

6. 氨基酸营养液不可与青霉素G混合给药，因为两者混合可增强青霉素的抗原性。

7. 日本国禁止抗癫痫药和碳青霉烯类抗生素联用。

8. 利巴韦林（三氮唑核苷）与青霉素溶液混合后抗微生物作用有所减弱，稳定性稍有降低，因而不宜联用。

9. 复方氨基比林与青霉素混合可引起过敏性休克及大脑弥漫性损害。

10. 清开灵注射液与青霉素联合静滴可致不良反应(高热、不安、抽搐、血压下降等)。

11. 青霉素静滴后与培氟沙星联用可致过敏性休克,应慎用。

12. 甲硝唑与氨苄西林混合配伍达到30分钟颜色开始变黄,配伍4小时pH值由8.89降至8.59。氨苄西林浓度由100%降至79.46%,故两药不宜配伍使用。甲硝唑与青霉素钠配伍后应间歇快速、高浓度输入为好。甲硝唑与哌拉西林(氧哌嗪青霉素)、头孢哌酮、小诺霉素、柱晶白霉素或头孢拉定在室温下配伍稳定。甲硝唑与苯唑西林配伍2小时,外观颜色变为淡黄色,应于2小时内用完。

13. 青霉素可使MTX从肾脏排泄减少,引起MTX中毒。

14. 头孢噻肟钠与美洛西林一起滴注,头孢噻肟的清除率降低40%。

15. 口服华法林的患者,应用氨苄西林时延长凝血酶原时间,静脉滴注青霉素G 2400万U,发生低凝血酶原血症。其作用机制可能是抗凝血酶原Ⅲ活性改变,血小板和纤维蛋白原向纤维蛋白转换的改变等。

16. 氯喹可减少口服青霉素类的吸收。

(二)头孢菌素类

常用的有头孢噻吩、头孢氨苄、头孢唑啉、头孢呋辛、头孢噻肟、头孢哌酮、头孢曲松等。

1. 头孢菌素与含钙和镁的药物在高浓度下配伍时易产生沉淀,应稀释后再配伍可得到澄清溶液。

2. 头孢菌素与氨基糖苷类抗生素可形成相互灭活,与该两类药物同时应用时应在不同部位给药,两类药物不能混入同一容器中。

3. 头孢菌素的最适宜酸碱度为4～6,过低时可使药液出现结晶,过高又使药物的分解速度加快,均不利于发挥最大的药效。

4. 头孢噻啶和庆大霉素联用,对肾脏的毒性增加。

5. 头孢噻吩与多黏菌素联用,可引起肾衰竭。

6. 头孢菌素类与乙醇不能同时使用,因头孢菌素可抑制乙醇氧化。

7. 头孢菌素类与强利尿剂(如呋噻米、甘露醇)同用时,有增加肾脏中毒的可能性,如合用时,抗生素应降低剂量。

8. 头孢噻吩与氨基苷类抗生素、髓袢利尿药、多黏霉素类、万古霉素、曲霉素和杆霉肽等多肽类抗生素以及卡氮芥等抗肿瘤药合用可增加肾毒性。

9. 头孢唑林与硫酸阿米卡星、硫酸卡那霉素、盐酸金霉素、盐酸土霉素、盐酸四环素、硫酸多黏霉素B、戊巴比妥、葡萄糖酸钙等药物有配伍禁忌。

10. 注射用头孢拉定中含碳酸钠,因此与含钙溶液有配伍禁忌,且不宜与其他抗生素混合给药。

11. 同时应用考来烯胺(消胆胺)可使头孢氨苄的平均血药浓度降低。

12. 丙磺舒可使头孢氨苄的肾排泄延迟。

13. 头孢呋辛与强利尿剂联合应用可致肾毒性。

14. 头孢哌酮与非甾体镇痛药,特别是阿司匹林或其他水杨酸制剂、血小板凝聚抑制剂、硫氧唑酮等合用时可由于对血小板的累加抑制作用而增加出血的危险。

15. 亚胺培南与乳酸盐溶液存在配伍禁忌。

16. 有报道更昔洛韦与头孢菌素类合用易导致癫痫发作。

(三)氨基糖苷类

主要有庆大霉素、卡那霉素、新霉素、妥布霉素、阿米卡星等。

1. 氨基糖苷类遇碱性药物可使氨基糖苷类药物作用增强,故碱性药物又可引发氨基糖苷类药物中毒反应。必须联用时,氨基糖苷类药物应减量。

2. 氨基糖苷类抗生素互相之间都可能增加毒性,引起积累性中毒,所以氨基糖苷类抗生素之间不宜合用。

3. 双氢链霉素本身有较强的耳神经毒副作用,与卡那霉素或强利尿药物合用更加重对耳内听神经等的毒性。

4. 庆大霉素和克林霉素联用,可导致肾衰竭。

5. 链霉素、卡那霉素与肌松药(如琥珀胆碱)合用能加重神经肌肉的麻痹和抑制呼吸的毒性作用。

6. 硫酸庆大霉素不可与两性霉素 B、肝素钠、邻氯青霉素等配伍合用,均可引起本品溶液沉淀。

7. 阿米卡星与环丙沙星配伍后,会有沉淀和变色。

8. 氨基糖苷类抗生素与头孢菌素类联用时,均可导致患者的肾损害。

9. 氨基糖苷类抗生素不宜与万古霉素联用,因两药的肾毒性和耳毒性均明显增加,其中庆大霉素和氯霉素合用,不但毒性大增,而且可导致呼吸衰竭。

10. 氨基糖苷类药物与强利尿药物不能合用,即使间隔用药也不安全,因为这两类药物均可引起听力损害和耳毒性,两药合用,毒性更大。

11. 链霉素、卡那霉素、庆大霉素、妥布霉素、阿米卡星、奈替米星与其他氨基糖苷类不可同用或先后连续局部或全身应用,以免增加耳毒性、肾毒性以及神经肌肉阻滞作用。

12. 链霉素与神经肌肉阻滞剂合用,可加重神经肌肉阻滞作用,导致肌肉软弱、呼吸抑制或呼吸暂停。

13. 链霉素与卷曲霉素、顺铂、利尿酸、万古霉素等合用,或先后连续局部或全身应用,可能增加耳毒性与肾毒性,听力损害可能发生。

14. 链霉素与头孢噻吩或头孢唑啉同时应用或全身应用,可能增加肾毒性。

15. 链霉素与多黏霉素类合用,或先后连续局部或全身应用,可能增加肾毒性和神经肌肉阻滞作用。

(四)四环素类

主要有四环素、盐酸米诺环素等。

1. 四环素类抗生素忌与红霉素和利福平配伍应用,若配伍后应用时,药物对患者的肝脏毒性大大增加。

2. 四环素类抗生素与含二价、三价阳离子口服药,如含铝、钙、镁、铋、铁等制剂合用时,由于螯合作用在肠道内可形成难溶解的或难以吸收的络合物,可影响四环素类吸收。

3. 四环素类能抑制肠道细菌合成维生素 K,与口服抗凝药合用可增加抗凝作用导致出血。

4.多西霉素、米诺环素与苯妥英钠、卡马西平、苯巴比妥合用时，会增加患者的肝脏诱导酶作用，缩短药物的消除半衰期。

5.与苯巴比妥合用可引起中枢神经系统抑制。

6.与全麻药甲氧氟烷同用时，增加其毒性。

7.与强利尿剂，如呋喃苯胺酸等合用可加重肾损害。

8.与抗酸药如碳酸氢钠同用时，因胃内 pH 值增高，可使四环素类药物的吸收减少，抗菌作用减弱，故服药后 1～3 小时内不宜服抗酸药。

（五）大环内酯类

此类药物有红霉素、罗红霉素、阿奇霉素、克拉霉素、琥乙红霉素等。

1.红霉素与青霉素、氨苄青霉素、四环素等配伍后，溶液可出现沉淀及变色。

2.注射用红霉素也不可与生理盐水或复方氯化钠注射液配伍，否则发生凝固现象。

3.红霉素与麦迪霉素呈拮抗作用。

4.红霉素与西咪替丁合用时因西咪替丁可抑制人体内的微粒体 P_{450} 酶，引起红霉素瞬间增高，造成一过性耳聋。

5.红霉素应避免与β一内酰胺类等繁殖期杀菌剂合用，不宜与作用部位相近的氯霉素或林可霉素合用。

6.静脉应用时，与下列药物有配伍禁忌：复方维生素 B、维生素 C、多黏菌素及苯妥英钠。

（六）氯霉素类

包括氯霉素、甲砜霉素等。

1.氯霉素和氢化可的松混合使用时因溶解度的改变会产生浑浊或沉淀，出现物理性配伍禁忌。氯霉素具有拮抗诺氟沙星（氟哌酸）和林可霉素的作用。

2.氯霉素可抑制肝微粒体代谢酶，使苯妥英钠、甲苯磺丁脲、氯磺丙脲和双香豆素等药物在肝内的代谢延缓，血浓度增高、半衰期延长而出现毒性反应。

3.利福平、苯巴比妥、苯妥英钠则有促酶作用，可加速氯霉素在肝脏内的代谢，使氯霉素血浓度下降而影响疗效。

4.与抗肿瘤药、秋水仙碱、保泰松及青霉胺等合用，可增加其对造血系统的毒性。

（七）林可霉素类

包括林可霉素、克林霉素等。

1.与甲硝唑、庆大霉素、新霉素合用可以使疗效增强。但克林霉素不宜加入组份复杂的输液中，以免发生配伍禁忌。与红霉素有拮抗作用。

2.林可霉素有神经肌肉接头阻滞作用，与其他神经肌肉阻滞剂合用时，可增加其应用，引起呼吸抑制。

（八）多肽类抗生素

常用的有万古霉素、去甲万古霉素、替考拉宁等。

1.万古霉素与髓袢利尿药和其他肾毒性或耳毒性药物合用可加重耳毒性和肾毒性。

2.与抗组胺药、吩噻嗪类合用时，可能掩盖耳鸣、头昏、眩晕等耳毒性症状。

3. 与碱性溶液有配伍禁忌，遇重金属离子可发生沉淀。

4. 多黏菌素类不宜与肌肉松弛剂、麻醉药合用，以免引起神经肌肉接头阻滞。

5. 不宜与肾毒性药物合用，以免加重肾毒性。

（九）喹诺酮类抗菌药

常用的有氧氟沙星、诺氟沙星、洛美沙星等。

1. 此类药物若与碱性药物（如碳酸氢钠）或与磺胺类药物同用，可增加对肾脏的损害。

2. 不能与含镁（如硫酸镁）、钙（如碳酸钙）、铁（如硫酸亚铁）、锌（如硫酸锌）等多价阳离子成分的药物联用，因此类药物可与多价阳离子发生螯合反应，影响喹诺酮类药物的吸收并降低其药效。

（十）抗真菌药

常用的有两性霉素 B、伊曲康唑、酮康唑和氟康唑类抗真菌药。

1. 禁止特非那定与酮康唑或伊曲康唑合用，因有出现节律位点改变的危险，尽管有大量的警告和产品标签的修订，但还是不断有两者合用的情况出现。

2. 当西沙必利与酮康唑或伊曲康唑合用时，可出现严重的心律失常，包括室性心动过速、室颤、节律位点改变和 Q－T 间期延长。

3. 两性霉素 B 与肾上腺皮质激素合用可加重低血钾症。

4. 与洋地黄类药合用时低血钾症可增加洋地黄类对心脏的毒性反应。

5. 与具有潜在肾毒性的药物，如氨基糖苷类、万古霉素、多黏菌素等合用时，可加重其肾毒性。

第三章　特殊人群用药

妊娠和哺乳期妇女、小儿及老年人等特殊患者人群，由于在生理、生化功能及代谢方面有一定的特殊性，在药动学和药效学上与一般人群有差异，若按常规方案给药，难以达到理想的治疗效果，甚至会出现毒性反应。高度重视特殊人群的特点，做到有针对性地合理用药，对保护特殊人群的健康尤为重要。

第一节　妊娠期和哺乳期妇女用药

妊娠期与哺乳期作为妇女的特殊生理期，对母体和胎儿、新生儿健康有着非常重要的意义，应用药物时不但要充分考虑妊娠期及哺乳期母体发生的一系列生理变化对药物作用的影响，更要注意药物对胎儿或新生儿的作用。

一、妊娠期药动学特点

妊娠期由于母体生理变化，特别是由激素的影响，药物在孕妇体内的吸收、分布、消除过程，均与非妊娠时有很大不同。

（一）药物的吸收

妊娠期间，受孕、雌激素的影响，胃酸分泌减少，使弱酸性药物吸收减少，弱碱性药物吸收增多；肠蠕动减弱，使口服药物的吸收延缓，达峰时间延长，药峰浓度降低。妊娠妇女由于肺潮气量和每分钟通气量明显增加，使吸入性药物吸收增加。早孕反应如呕吐可致药物吸收减少。

（二）药物的分布

妊娠期血浆容积、脂肪、体液含量均有不同程度的增加，药物的分布容积增大，药物被稀释，血药浓度低于非妊娠期。因妊娠期血浆容积增大，血浆蛋白的浓度相对较低，药物与蛋白结合减少，游离型药物增多，进入胎盘的药物增多，药效增强，且易发生不良反应。

（三）药物的消除

妊娠期间，孕激素浓度增高可增强肝药酶活性，提高肝对某些药物的代谢能力；妊娠期心排血量增加，肾血流量及肾小球滤过率均增加，肾排泄药物或其代谢产物加快，使某些药物血药浓度降低。妊娠高血压时，孕妇肾功能受影响，药物可因排泄减少而在体内蓄积。妊娠晚期，仰卧位时肾血流量减少，可使肾排泄药物速度减慢。

二、药物在胎盘的转运

妊娠过程中，大多数药物都可通过胎盘屏障进入胎儿体内。药物经胎盘转运的方式有简单扩散、易化扩散和主动转运等方式。影响胎盘药物转运的因素包括药物和胎盘两方面：一般脂溶性高、解离度低、分子量小、血浆蛋白结合率低的药物，容易进入胎儿体内。胎盘的有效膜面积、厚度及血流量影响药物的转运，妊娠早期胎盘较厚，药物较难扩散，妊娠晚期胎盘变薄，药物易于扩散；大多数药物的胎盘转运是通过子宫一胎盘循环和胎盘一胎儿循环完成的，影响两种循环血流量的因素可改变药物的胎盘转运，如合并先兆子痫、糖尿病等全身性疾患的孕妇，胎盘可能发生病理组织变化，胎盘屏障被破坏，可使正常不能通过胎盘屏障的药物得以通过，影响胎儿的发育。胎盘中有多种酶，可代谢某些药物而影响其转运，如氢化可的松、泼尼松通过胎盘代谢活性降低而适用于孕妇，而地塞米松通过胎盘不经代谢即可进入胎儿体内，可用于胎儿治疗，有些药物通过胎盘代谢活性增强，应注意药物对胎儿的毒性。

三、胎儿药动学特点

胎儿各器官及功能处于发育阶段，胎盘不能有效保护胎儿免受药物的影响，大多数药物可经胎盘进入胎儿体内，且有相当多的药物经过代谢而形成有害物质，从而致胚胎死亡或致畸形。

（一）药物的吸收

大部分药物经胎盘屏障直接转运到胎儿体内，也有少量药物经羊膜转运到羊水，胎儿通过吞饮羊水，使羊水中少量药物经胃肠道吸收，而经胎儿尿排入羊水的药物或其代谢产物，又可随胎儿吞饮羊水重吸收，形成羊水肠道循环。大部分经由胎盘一脐静脉血转运的药物，在未进入胎儿全身循环前须经过肝脏，因此在胎儿体内也存在首关消除。

（二）药物的分布

血液循环量对胎儿体内的药物分布有较大影响，由于胎儿的肝、脑等器官相对较大，血流量多，药物经脐静脉约有60%～80%进入肝，故肝内药物分布较多。脐静脉血还可经门脉或静脉导管进入下腔静脉而到达右心房，减少了药物在肝内的代谢，增高了药物直接到达心脏和中枢神经系统的浓度，这一点在对母体快速静脉给药时应予足够重视。胎儿血脑屏障发育尚未完善，药物易进入中枢神经系统。胎儿血浆蛋白含量较母体低，因此进入组织中的游离型药物浓度较高，但与胎儿血浆蛋白结合的药物不能通过胎盘向母体转运，可延长药物在胎儿体内停留时间。此外，胎儿体内脂肪组织较少，可影响某些脂溶性药物的分布。

（三）药物的消除

胎儿的肝脏是药物代谢的主要器官，胎盘和肾上腺也参与某些药物的代谢。由于胎儿肝、肾功能发育尚未完善，对药物的消除能力较成人低。胎儿的肝脏活性一般为成人的30%～60%，如因缺乏葡萄糖醛酸转移酶而对水杨酸盐解毒差。胎儿的肾小球滤过率甚低，肾排泄药物功能极差，胎儿进行药物消除的主要方式是将药物或其代谢产物经胎盘返运回母体，由母体消除。药物经代谢脂溶性降低后，则返回母体血中的速度减慢，易引起药物在胎儿体内蓄积。如地西泮的代谢产物易蓄积于肝脏，沙利度胺的代谢物大量蓄积于胎儿体内而引起中毒。

四、妊娠期用药的基本原则

根据药物可能对胎儿有不良影响，美国食品药品管理局（FDA）根据动物实验和临床实践经验，将妊娠用药分为 A、B、C、D、X 五类(见表 3－1)。

表 3－1　妊娠期用药的分类

A 类	动物实验和临床观察未见对胎儿有损害，是最安全的一类
B 类	动物实验显示对胎畜有危害，但临床研究未能证实，或动物实验未发现有致畸作用，但无临床验证资料
C 类	动物实验对胎畜有致畸或杀胚胎作用，但在人类缺乏资料证实，使用前要权衡利弊
D 类	临床有一定资料表明对胎儿有危害，但治疗孕妇疾病的疗效肯定，又无替代的药物，其效益明显超过其危害
X 类	证实对胎儿有危害，为妊娠期禁用的药物

妊娠期用药一般应遵循以下原则：

1. 妊娠期用药必须有明确的指征，尽量避免妊娠早期(妊娠 1～12 周)用药。

2. 在医生指导下用药，尽量单一、小剂量用药，避免联合和大剂量用药；尽量选用老药，避免使用新药；参照 FDA 的药物分类，提倡使用 A、B 类药物，避免使用 C、D 类药物。

3. 应用可能对胎儿有害的药物时，要权衡利弊后再决定是否用药，若病情急需应用肯定对胎儿有危害的药物，应先终止妊娠再用药。

妊娠期常用药物 FDA 分类见表 3－2。

表 3－2　妊娠期常用药物 FDA 分类

一、组胺受体拮抗药	克霉唑(B)	布洛芬(B/D)	4. 抗心律失常药
氯苯那敏(B)	灰黄霉素(C)	吲哚美辛(B/D)	奎尼丁(C)
西咪替丁(B)	咪康唑(B)	非诺洛芬(B/D)	普鲁卡因胺(C)
赛庚啶(B)	6. 抗病毒药	保泰松(D)	利多卡因(B)
苯海拉明(B)	阿昔洛韦(B)	3. 镇痛药	胺碘酮(D)
茶苯海明(C)	齐多夫定(C)	可待因(B/D)	维拉帕米(C)
异丙嗪(C)	利巴韦林(X)	吗啡(B/D)	七、利尿药
二、抗感染药	三、抗凝血药	阿片(B/D)	乙酰唑胺(C)
1. 抗生素	香豆素类(X)	喷他佐辛(B/D)	噻嗪类(C)
庆大霉素(C)	肝素(C)	哌替啶(B/D)	依他尼酸(D)
新霉素(D)	四、传出神经系统药	美沙酮(B/D)	呋塞米(C)
链霉素(D)	1. 拟胆碱药	芬太尼(B/D)	甘露醇(C)
妥布霉素(C)	乙酰胆碱(C)	纳洛酮(C)	螺内酯(D)
头孢菌素类(B)	新斯的明(C)	4. 镇静催眠药	八、消化系统药
青霉素类(B)	毛果芸香碱(C)	苯巴比妥(B)	复方樟脑酊(B/C)
四环素(D)	毒扁豆碱(C)	水合氯醛(C)	九、激素类
土霉素(D)	2. 抗胆碱药	乙醇(D/X)	1. 肾上腺皮质激素
金霉素(D)	阿托品(C)	地西泮(D)	可的松(D)
氯霉素(C)	颠茄(C)	氯氮平(D)	倍他米松(C)
红霉素(B)	东莨菪碱(C)	氯硝西泮(C)	地塞米松(C)
克林霉素(B)	普鲁本辛(C)	5. 抗精神失常药	泼尼松(B)

（续表）

林可霉素(B)	苯海索(C)	氯丙嗪类(C)	泼尼松龙(B)
新生霉素(C)	3. 拟肾上腺素药	锂盐(D)	2. 雌激素
多黏霉素 B(B)	肾上腺素(C)	阿米替林(D)	己烯雌酚(X)
2. 其他抗菌药	去甲肾上腺素(D)	多塞平(C)	雌二醇(D)
磺胺药(B/D)	异丙肾上腺素(C)	丙米嗪(D)	口服避孕药(D)
甲氧苄啶(C)	麻黄碱(C)	六、心血管系统药	3. 孕激素
呋喃唑酮(C)	间羟胺(D)	1. 强心苷	孕激素类(D)
呋喃妥因(B)	多巴胺(C)	洋地黄(B)	4. 降血糖药
3. 抗滴虫药	多巴酚丁胺(C)	地高辛(C)	胰岛素(B)
甲硝唑(C)	4. 抗肾上腺素药	洋地黄毒苷(B)	甲苯磺丁脲(D)
4. 抗结核病药	普萘洛尔(C)	2. 抗高血压药	5. 甲状腺激素
对氨基水杨酸(C)	五、中枢神经系统药	卡托普利(C)	降钙素(B)
乙胺丁醇(B)	1. 中枢兴奋药	硝普钠(D)	十、其他
异烟肼(C)	咖啡因(B)	哌唑嗪(C)	氨茶碱(C)
利福平(C)	2. 非甾体抗炎药	利血平(D)	乙肝免疫球蛋白(B)
5. 抗真菌药	对乙酰氨基酚(B)	3. 血管扩张药	破伤风免疫球蛋白(B)
两性霉素 B(B)	乙酰水杨酸(C/D)	硝酸甘油(C)	

五、妊娠期慎用的药物

胚胎着床前期如受到药物损害严重，可造成极早期的流产。受孕后的 3～12 周左右的胚胎、胎儿各器官处于高度分化、迅速发育阶段，此期对药物最敏感，应用药物易致某些系统和器官畸形。妊娠 4 个月以后，胎儿绝大多数器官已形成，药物致畸的敏感性降低，虽然造成严重致畸可能性极小，但对尚未分化完全的器官（如生殖系统）仍有可能受损。神经系统在整个妊娠期间持续分化、发育，故药物的影响一直存在。妊娠中晚期，药物对胎儿的致畸可能性降低。药物对胎儿的不良影响主要表现在牙、神经系统和女性生殖系统，妊娠期间要根据用药适应证权衡利弊做出选择。

（一）抗感染药物

抗感染药物是妊娠期间最常用的药物，抗感染治疗学的一般性原则同样适用于妊娠期。

1. 妊娠期间可安全使用的抗菌药物　青霉素类是最为安全的抗菌药，第三、四代头孢菌素也广泛用于妊娠期；红霉素是治疗妊娠期支原体感染的重要药物，因较难通过胎盘屏障对胎儿没有治疗作用；克林霉素可通过胎盘屏障，常用于治疗羊水内厌氧菌感染。

2. 妊娠期间慎用的抗菌药物

（1）氨基糖苷类除庆大霉素属 C 类，其余多为 D 类，可通过胎盘，使胎儿听神经损害发生率增加；氯霉素在胎儿体内代谢甚差，孕妇使用可引起新生儿严重中毒，出现灰婴综合征，故禁用。

（2）四环素属 D 类，在胎儿骨和牙齿发育期间给四环素（妊娠 4～5 个月），会使骨和牙黄染、骨骼发育不全，应禁用。

(3)氟喹诺酮类多属 C 类,妊娠期禁用。

(4)磺胺药与甲氧苄啶均为叶酸合成抑制药,复方磺胺甲噁唑在妊娠早期应用,出生缺陷发生率明显升高,应禁用。

3. 抗病毒药　阿昔洛韦(B 类)和齐多夫定(C 类)治疗孕妇获得性免疫缺陷征(AIDS)效果明显。

4. 抗真菌药　孕妇易患白色念珠菌性阴道炎,应用克霉唑(B 类)、咪康唑(C 类)和两性霉素 B(B 类)均未见致畸报道。

(二)神经系统药

1. 镇痛药及非甾体抗炎药

(1)阿片类镇痛药:以吗啡为代表的阿片类镇痛药多属 B 类,能通过胎盘屏障,孕妇长期应用吗啡成瘾者其新生儿亦可出现戒断症状;哌替啶对新生儿的影响与药量及用药至胎儿娩出时间间隔有关,应用不当可引起新生儿呼吸抑制。

(2)非甾体抗炎药:以阿司匹林为代表的非甾体抗炎药多属 B 类,妊娠后期为 D 类。妊娠晚期(妊娠 28 周后),因干扰血小板血栓素 A_2 合成,易引起产后出血,应慎用。

2. 麻醉药　分娩期间应用全麻药对新生儿可能产生呼吸抑制,应尽量缩短用药时间。

3. 抗癫痫药　妊娠期间癫痫发作对母亲和子代都是危险的,癫痫发作可致死产、小头畸形、智力迟钝等,应积极治疗,但大多数药物可致先天性畸形。目前认为,妊娠期间癫痫大发作,卡马西平和苯二氮䓬类是首选药,但应尽量使用小剂量;对于小发作,乙琥胺是妊娠早期的首选药。

4. 镇静催眠药　以地西泮为代表的苯二氮䓬类药物属 D 类,可能损害胎儿神经发育,可能增加唇裂或腭裂发生率。

(三)心血管及血液系统药

1. 抗高血压药　孕妇中 5%～10%并发高血压或子痫,应进行适当治疗。β 受体拮抗药多属 C 类,普萘洛尔疗效确切,阿替洛尔半衰期较长,对血压控制稳定;早期应用噻嗪类利尿药(C 类)有致畸作用,同时可致水电解质平衡失调,应慎用;适量应用硫酸镁治疗妊娠高血压未见对胎儿有不良影响,但须严格控制剂量。

2. 抗心律失常药和强心苷　妊娠期间发生孕妇和胎儿心律失常可能危及母亲和胎儿的生命,应进行药物治疗。地高辛、奎尼丁、普鲁卡因胺、维拉帕米属 C 类,治疗剂量未见致畸作用,但应注意观察病情、实施心脏监测,及时调整用量;利多卡因属 B 类,高血药浓度可抑制新生儿中枢神经系统;胺碘酮属 D 类,对胎儿心脏及甲状腺功能有影响,在妊娠早期应避免使用,仅用于其他治疗无效而危及生命的心律失常。

3. 抗凝血药和溶栓药　妊娠是一种高凝状态,静脉血栓栓塞是一种主要并发症,肺栓塞是孕妇死亡的最常见原因,抗凝药常用于有栓塞倾向的孕妇。①香豆素类属 X 类,易致畸,应禁用。②肝素属 C 类,因不能通过胎盘屏障,对胎儿安全,但分娩时应减少剂量,同时并监测凝血酶原时间,发现出血倾向可用鱼精蛋白对抗。

(四)影响内分泌及代谢药

1. 糖皮质激素类药　妊娠期哮喘、胶原性疾病或需免疫抑制药治疗的患者,常需用糖皮质激素。氢化可的松注射可用于某些紧急状态，泼尼松龙常用于支气管哮喘和胶原病的治疗，地塞米松广泛用于早产儿呼吸窘迫征(RDS)。

2. 性激素类药　妊娠期间使用雄性激素和雌性激素能引起女婴男性化或男婴女性化，孕早期服用己烯雌酚，增加女婴成年后阴道腺癌的发病率，应禁用。

3. 降血糖药　胰岛素属B类，围生期用于控制血糖，效果良好；孕妇使用口服磺酰脲类降血糖药有致畸作用，应禁用；双胍类对孕妇及胎儿的不良反应都较重，应禁用。

(五)其他药物

1. 止吐药　恶心、呕吐是妊娠早期常见症状，常用止吐药有异丙嗪、氯丙嗪等，多属C类药，应慎用。

2. 组胺受体拮抗药　抗组胺药多属B类和C类，此类药物有潜在致畸可能，目前认为妊娠早期应禁用。

3. 维生素类药

(1)大量服用维生素A，可引起新生儿厌食、体重减轻、骨骼异常以及脑、肾和眼畸形，还可导致颅内压升高、呕吐和昏迷。

(2)妊娠早期，孕妇大剂量服用维生素C，可能对胎儿新陈代谢产生有害影响。

(3)维生素E服用过量，可致新生儿腹泻、腹痛和乏力。

(4)妊娠早期，在医生指导下孕妇少量服用维生素B_6可止吐，服用剂量过大或时间过长，可造成胎儿对维生素B_6依赖性，胎儿出生后易出现兴奋、哭闹不安等症状。

六、哺乳期用药

哺乳是个重要的生理过程，几乎所有的药物都能进入乳汁被婴儿吸收，故哺乳期用药应慎重。影响药物经乳汁进入婴儿体内的因素有：母体的血浆药物浓度、药物从母体的乳汁中转运的能力、婴儿吸吮的乳量。

(一)哺乳期用药的基本原则

哺乳期用药时应权衡利弊，一般遵循以下原则：①尽可能减少药物对子代的影响。②由于人乳是持续地产生在体内而不贮留，因此哺乳期可服用较安全的药物，并应在药物的一个血浆半衰期后再喂奶。③对因乳母大剂量、长时间用药可能对婴儿造成不良影响的，应及时监测婴儿血药浓度。④若乳母所用药物对婴儿影响较大，则应停止喂奶，暂时实行人工喂养。

(二)哺乳期慎用的药物

1. 抗感染药

(1)青霉素类是常用的抗生素，此类药物进入乳汁少，但偶尔会造成婴儿过敏。

(2)磺胺药在母乳中含量很低，理论上可致新生儿黄疸，严重时可诱发核黄疸。

(3)氯霉素可能引起新生儿骨髓抑制，哺乳期妇女应禁用。

(4)克林霉素对婴儿有明显毒性，应禁用。

(5)四环素理论上可使婴儿牙齿黄染，但进入乳汁的药物浓度低，长期服用时乳母应停止哺乳。

(6)异烟肼可大量转运到乳汁，造成婴儿肝毒性，应禁用。

(7)甲硝唑可大量进入乳汁,对婴儿产生毒性,应禁用。

2.神经系统药

(1)镇痛药及非甾体抗炎药:阿片类镇痛药在乳汁中含量极低,对婴儿无明显影响,阿司匹林和对乙酰氨基酚可用于产后,保泰松毒性较大,应慎用。

(2)抗癫痫药及镇静催眠药:巴比妥类在乳汁中含量较低,对婴儿无明显影响,长期应用时应停止哺乳;苯二氮䓬类药在乳汁中含量也很低,对婴儿无明显影响,但对早产儿乳母应慎用。

(3)抗精神病药:锂盐可进入母乳,并经婴儿胃肠道完全吸收,引起婴儿毒性反应,应禁用;三环类抗抑郁药进入乳汁量小,对婴儿无明显影响,但连续应用对婴儿有害,应慎用。

3.心血管及血液系统药

(1)治疗量地高辛、普萘洛尔经乳汁排泄,因量少对婴儿无明显影响,阿替洛尔在乳汁中含量高,应慎用。

(2)抗凝血药:肝素因相对分子量较大,不易进入乳汁,华法林可与血浆蛋白结合,亦不会大量进入乳汁,两药均可用于哺乳期妇女。

4.其他药物

(1)抗甲状腺药:丙硫氧嘧啶、甲巯咪唑可进入乳汁,会影响婴儿的甲状腺功能,应禁用。

(2)口服避孕药:对婴儿虽无直接毒性反应,但药物会使母乳分泌减少,并影响母乳成分,不宜服用。

(3)抗肿瘤药:甲氨蝶呤、环磷酰胺可进入乳汁被婴儿吸收,应禁用。

第二节　小儿用药

小儿按年龄分为胎儿期、新生儿期、婴儿期、幼儿期、学龄前期、学龄期、少年期七个年龄阶段。小儿用药时,要重视其特有的各种生理、生化特征,特别是早产儿及新生儿、婴儿、幼儿等低年龄小儿用药有一定的独特规律,用药中必须更加重视其安全性和合理性,避免小儿用药“成人化”现象。

一、小儿的生理特点及其对药动学和药效学的影响

小儿,尤其是新生儿期,其解剖结构、生理生化功能都不断发育变化,为保证用药安全、合理,应根据小儿身体的特殊性及药物在体内的药动学和药效学特点选择用药。

(一)机体组成特点

1.小儿,尤其是婴幼儿,机体组织中水分的比例较成人高,水在体内代谢较成人快,但调节水和电解质代谢的功能较差,大量的体液及细胞外液使水溶性药物的血药浓度降低且消除减慢,较少的细胞内液使药物在细胞内浓度较成人高。

2.新生儿、婴幼儿皮肤嫩、角质层薄,皮下毛细血管丰富,体表面积与体积的比例大,使外用药很容易通过皮肤黏膜吸收,且速度较成人快,易致药物吸收过量产生不良反应甚至中毒。

3.小儿体内脂肪含量随年龄增长而变化,较低的体脂含量使脂溶性药物分布容积变小,

血中游离药物浓度高而易中毒。

4.新生儿及婴幼儿血浆蛋白浓度低，结合力较差，尤其是新生儿体内存在许多能与血浆蛋白竞争结合的内源性物质，使血中结合型药物减少，游离型药物浓度明显增加，引起药效增强或中毒。

（二）中枢神经系统发育不全

新生儿神经系统发育不健全，尤其是血脑屏障通透性高，很多药物可通过血脑屏障影响到神经系统。如吗啡易使新生儿呼吸中枢受抑制，长期应用抗癫痫药，其中枢抑制作用会影响小儿智力发育及其性格成长。

（三）消化系统发育不全

新生儿胃黏膜尚未发育成熟，胃酸分泌很少，宜口服液体制剂，有利于药物溶解；胃肠蠕动慢，会使口服药物达到有效血药浓度时间延长，但对生物利用度影响不一。如磺胺药生物利用度大于成人，而苯妥英钠生物利用度则小于成人；胆汁分泌减少，脂肪消化能力不足，脂溶性维生素吸收较差；肠蠕动不规则，药物吸收不稳定，个体差异大。

（四）肝、肾功能发育不全

1.小儿肝功能尚未完善，尤其是新生儿肝药酶活性不足，肝内药物代谢能力差，药物清除率低，易造成药物在体内蓄积引起严重不良反应。

2.新生儿肾小球滤过和肾小管分泌功能发育不全，药物消除能力较差，尿液 pH 较低，多数弱酸性药物经肾排泄慢，半衰期明显延长。

（五）其他

1.水盐代谢　小儿调节水和电解质代谢的功能较差，对泻药、利尿药等可能引起水盐代谢紊乱的药物特别敏感；小儿钙盐代谢旺盛，易受药物影响，如苯妥英钠、糖皮质激素影响钙盐吸收，四环素与钙盐形成络合物，使牙齿黄染、易致龋齿，并影响骨骼的发育，8 岁以下儿童禁用。

2.内分泌与营养利用　小儿的正常发育依赖于内分泌的协调和营养的充分供应、吸收和利用，许多激素和抗激素制剂都能干扰小儿内分泌平衡而影响生长发育；对使用影响食欲、营养物质吸收、利用和代谢的药物也应注意，较长时间使用这些药物，可使小儿的营养缺乏，影响其身体和智力发育，如抗胆碱药可引起恶心而影响食欲等。

3.小儿遗传缺陷　小儿遗传缺陷可致对某些药物反应异常，如葡萄糖－6－磷酸脱氢酶缺乏症患儿用磺胺药、氯丙嗪、维生素 C、阿司匹林、呋喃西林等药时可出现溶血反应。

二、小儿用药的基本原则

1.严格把握用药指征　只有了解小儿不同发育时期的生理生化特点、药物的特殊反应，严格掌握用药指征，才能做到合理用药，防止或降低药物不良反应。

2.选择适宜的给药剂量与间隔时间　小儿用药剂量是一个既重要又复杂的问题，由于小儿的年龄、体重逐年增加，体质强弱各有不同，因此很难用某一个统一的公式来推断准确而又具体的给药剂量，这就需要在实践中用药个体化，理想的做法是通过监测小儿体内药物浓度来调整给药剂量与间隔时间。

3. 选择适宜的给药途径　一般来说，能吃奶的或耐受经鼻饲给药的婴幼儿，经胃肠给药较安全，应尽量采用口服给药；新生儿皮下注射药物可损害周围组织且吸收不良，一般不用；静脉给药时，要严格控制滴注速度，不可过快，同时应防止药物渗出引起组织坏死；使用外用药时，时间不宜太长，因为婴幼儿皮肤角化层薄，药物很易透皮吸收，引起中毒。

三、小儿慎用的药物

（一）抗感染药

儿童使用抗感染药的基本原则与成人相同。药物变态反应的首次发生通常都在幼儿及儿童，且反应严重，应引起重视。大剂量青霉素可引起新生儿中枢神经的刺激症状，如肌肉震颤，甚至惊厥，应慎用；喹诺酮类药物可能损害幼年时期的关节软骨组织，幼儿及青少年不宜选用；氨基糖苷类、四环素及氯霉素可分别致听神经损伤、骨骼和牙齿损害及灰婴综合征，应禁用。

（二）神经系统药

1. 抗癫痫药　苯巴比妥、苯妥英钠因不良反应较多，很少应用于儿童，目前认为丙戊酸钠较安全，但 2 岁以下儿童在合用其他抗癫痫药时较易致肝毒性，用药期间注意监测肝功能。

2. 镇痛药　常与麻醉药合用缓解小儿疼痛，常与镇静催眠药、抗抑郁药及治疗相关性疾病的药物合用，用药过程中应注意小儿特点，密切观察病情，及时调整治疗方案，避免有危险的联合应用。

（三）糖皮质激素

糖皮质激素用于许多小儿疾病。小儿在确实需要使用糖皮质激素时应极为谨慎，应根据疾病需控制的程度、可接受不良反应的程度等方面考虑是否用药及用药剂量。小儿长期使用糖皮质激素最严重的不良反应是发育迟缓，其他不良反应与成人相似，因此用药剂量要尽可能小。

（四）铁剂

小儿贫血的主要原因是缺铁，口服铁剂疗效确切，但应注意铁剂能引起黑便，使牙齿轻微染色，婴幼儿口服 1g 铁剂可引起严重中毒反应，2g 以上可致死。

四、小儿用药剂量的计算方法

由于小儿的体质、体重、身高、体表面积等均随年龄而变化，不同年龄的给药剂量变化很大，小儿药物剂量应个体化，较常用的计算方法有以下几种：

（一）按年龄计算（见表 3－3）

表 3－3　儿童剂量换算表

年龄	按成人剂量折算	年龄	按成人剂量折算
新生儿	1/10～1/8	4 岁	1/3
6 个月	1/8～1/6	8 岁	1/2
1 岁	1/6～1/4	12 岁	2/3

(二)按体重计算

为最常用的计算方法,多数药物已知每千克体重每日或每次用量,可按下列公式计算:

每日(次)剂量=每日(次)所需药量/kg×体重(kg)

需要连续应用的药物计算每日量,分次应用,临时对症治疗药物计算每次量,体重以实测体重为准,年长儿用药最大剂量以成人量为限。

(三)按体表面积计算

小儿剂量=剂量/m^2×小儿体表面积(m^2)

体重<30kg 小儿体表面积(m^2)=0.035×体重(kg)+0.1

体重>30kg 小儿体表面积(m^2)=〔体重(kg)-30〕×0.02+1.05

此法计算更准确、合理,但比较复杂,尚未推广使用,体表面积值也可根据小儿身高、体重查“小儿体表面积图”求得。

(四)按成人剂量折算

小儿剂量=成人剂量×小儿体重(kg)/50 或

小儿剂量=成人剂量×小儿体表面积(m^2)/1.73

(五)根据药动学参数计算

根据药物已知的治疗血药浓度范围以及给药间隔时间,应用药动学参数计算给药剂量,包括单次给药的剂量以及重复多次给药的负荷剂量与维持剂量,并结合血药浓度监测,进行个体化给药方案设计,能使小儿患者血药浓度保持在有效、安全范围以内,科学合理用药。

第三节　老年人用药

老年人一般指 65 岁及以上者,老年人的器官功能进入衰退期,结构和功能出现较大的变化,患病和用药机会增加,不良反应的发生率也相应较高。

一、老年人的生理特点及其对药动学和药效学的影响

老年人生理生化功能通常会发生较大变化,应根据老年人的药效学、药动学特点合理选择用药。

(一)机体组成发生变化

1.老年人局部循环差及肌肉萎缩、血流减少,使肌内、皮下注射的药物吸收速率下降。

2.总体液和细胞外液与体重比例减小,体内脂肪比例增加,使脂溶性药物如地西泮等更易分布到脂肪组织中,使其分布容积增大,亲水性药物如对乙酰氨基酚等分布容积减小,血药浓度增加。

3.血浆蛋白结合率降低,白蛋白含量降低使蛋白结合率高的药物如普萘洛尔等药物血中游离型药物浓度增高。

(二)中枢神经系统功能减退

中枢神经系统抑制药如氯丙嗪、苯二氮䓬类、中枢性降压药等作用增强,或用后不良反应

较明显，因此老年人应用中枢抑制药时应酌情减量。

（三）心血管系统功能减弱

老年人心肌对 Ca^{2+} 的摄取、储存能力明显低于正常水平，心脏舒张顺应性下降，血管弹性减弱，血管壁增厚，血管阻力上升，对体内外环境变化的反应性降低。心脏的 β 受体数量减少，对 β 受体激动药、拮抗药反应性降低，但对 α 受体拮抗药敏感性提高，应用血管扩张药易产生直立性低血压。老年人对强心苷类药物反应敏感，尤其伴有肾功能减退时易中毒，用时应酌情减量。

（四）消化系统功能减弱

老年人胃肠活动减弱，主要表现在：①胃酸分泌减少，对弱酸性药物的吸收可能减少，对弱碱性药物则可能吸收增多。②消化道黏膜吸收面积减少，肠内液体量也相应减少，不易溶解的药物吸收减慢。③肠、肝血流量减少使地高辛等某些药物的吸收明显减少。

（五）肝、肾功能减退

1. 肝血流量减少，主要经肝消除的药物的首关消除减少，易致老年人不良反应，同时肝血流减少，肝药酶活性降低，可提高首关消除明显的药物的生物利用度。

2. 大多数药物及其代谢物经肾排泄，肾血流量减少、调节功能和酸碱代偿能力的降低，使老年人药物排泄能力下降，是老年人易致药物蓄积中毒的主要原因之一，使用时要注意调整剂量及间隔时间。

（六）其他

老年人的凝血功能减弱，体温调节能力、血糖调节能力降低，同化代谢小于异化代谢等特点，在用药时注意。

二、老年人用药的基本原则

（一）优先治疗原则

老年人由于生理衰老、病理变化，常患有多种慢性疾病，且病情往往复杂多变，用药时应当明确治疗目标，权衡利弊，抓住主要矛盾，避免用药不当导致病情恶化或产生严重不良反应。

（二）用药简单原则

老年人用药应少而精，一般合用药物控制在 3～4 种以内，减少合并使用类型、作用、不良反应相似的药物，适合使用长效制剂以减少用药次数，同时应从近期和远期疗效结合上综合考虑选药。

（三）用药个体化原则

由于老年人病情复杂多变，用药时应具体分析病情变化，根据用药指征合理选择药物，决定适当的用量，寻找最佳给药剂量。老年患者的用药剂量应由小逐渐加大，一般采用成人剂量的 3/4，必要时进行血药浓度监测，以合理调整剂量。对于需长期服用药物的老年人来说，应定期监测肝、肾功能及电解质、酸碱平衡状态。同时注意提高老年患者对用药的依从性，耐心细致给予老年患者指导，按医嘱用药。

（四）注意饮食调节原则

老年人大多是负氮平衡代谢，加之由于疾病，往往有消瘦、贫血、低蛋白血症等，影响药物治疗，应重视食物营养成分的选择和搭配，从而更好发挥药物的疗效。如高脂血症患者，通过调整饮食结构、改善生活方式，可取得良好效果；老年性糖尿病患者应控制饮食，以保证降血糖药物的疗效。

三、老年人慎用的药物

（一）抗感染药

1. 青霉素类　主要经肾消除，老年人肾功能减退使其血药浓度增高，易出现神经精神症状，全身应用大剂量青霉素可引起中枢神经系统反应（青霉素脑病），当控制感染需较大剂量青霉素类时，必须考虑老年人肾功能状况而减少剂量或延长给药间隔时间，并定期监测肌酐清除率。

2. 头孢菌素类　抑制肠道菌群产生维生素 K，具有潜在的致出血作用，与阿司匹林、华法林等抗凝血药合用时，尤其需密切监测凝血酶原时间的变化，以免发生出血等严重不良反应。

3. 氨基糖苷类　老年患者应尽量避免使用该类药物，已有耳蜗前庭损害和耳聋的老人禁用，注意避免与其他耳、肾毒性药物联合应用，对确需使用氨基糖苷类药物的老年患者应考虑采用每日一次的给药方案，以减轻其耳、肾毒性，当治疗时间超过一周时，需要根据血药浓度调整剂量。

4. 喹诺酮类　此类药在老年人脑脊液中浓度较高，肾清除能力降低，因此引起精神紊乱或中枢神经系统兴奋等不良反应的发生率升高。

（二）神经系统药

1. 抗胆碱药　除一般不良反应外，可引起老年人神志障碍，同时使用两种以上抗胆碱药可能会增加不良反应。

2. 非甾体抗炎药　对于老年患者更易引起胃肠道和肾脏并发症，血容量减少的患者（如脱水、服用利尿药、限盐饮食和心衰者）可出现肾功能衰竭。与利尿药或抗高血压药合用时可减弱疗效，与血管紧张素转化酶抑制药（ACEI）合用时易出现高血钾，与抗凝血药合用极易引起出血。

3. 吗啡　老年人易产生吗啡蓄积作用，可使用口服速释吗啡制剂，首次剂量要小，以后逐渐增加，治疗癌症转移患者疼痛可以加大剂量，并辅以其他的镇痛药，当达到最佳剂量时可以改用缓释吗啡制剂，每日分两次服用，使用中出现便秘者应适当服用泻药。

4. 镇静催眠药　老年人感觉较为迟钝，反应性降低，应用此类药更易发生不良反应。地西泮在老年人体内的半衰期延长，应延长给药间隔时间，同时老年人对地西泮的中枢抑制作用更敏感，应用时需谨慎；巴比妥类药物中枢抑制作用时间延长，不宜常规应用。

5. 抗精神失常药　老年人常用的此类药物有吩噻嗪类、丁酰苯类、苯甲酰胺类抗精神病药及三环类抗抑郁药，应用时应合理调整药物剂量，并积极防止不良反应的发生。

（三）心血管及凝血系统药

1. 地高辛　是治疗充血性心力衰竭的常用药物，由于老年人肾功能减退，应减小其维持剂量，一般给予成人剂量的 1/2 或 1/4，同时监测血药浓度，避免发生中毒。

2. 中枢性降压药　易产生直立性低血压甚至晕厥，应慎用，避免同时服用可能引起直立性低血压的其他药物。在开始长期治疗前应测量老年患者卧位和立位血压，并有规律地复查。

3. 口服抗凝血药　开始使用抗凝血药时剂量要小，各药物间的相互作用使老年人出血的危险性增大，用药期间注意监测是否有出血倾向。

（四）影响内分泌及代谢药

1. 放射性碘　治疗甲状腺功能亢进疗效确切，但有可能加重老年人甲亢症状的危险，放射治疗后用抗甲状腺药能迅速降低甲状腺功能，能减轻甲亢的多种并发症。

2. 胰岛素、口服降血糖药　是治疗 2 型糖尿病的重要药物，应从小剂量开始，逐渐递增，防止产生低血糖反应。

（五）其他药物

1. 氨茶碱　松弛支气管平滑肌，用于治疗慢性支气管炎和心源性哮喘，主要在肝脏代谢。老年人由于肝药酶活性下降，易出现中毒反应，应用时应从小剂量试用，并仔细询问氨茶碱的用药史，发现有胃部不适或兴奋失眠时，可用复方氢氧化铝片、地西泮等药物缓解或停药。

2. β 受体拮抗药类滴眼剂　用于眼压长期慢性升高的老年患者，窦性心动过缓、房室传导阻滞、慢性呼吸衰竭的患者应慎用；正在使用钙通道阻滞药（特别是维拉帕米）、强心苷、β 受体拮抗药或抗心律失常药（如胺碘酮、丙吡胺、奎尼丁）的患者不宜使用 β 受体拮抗药类滴眼剂。

3. 利尿药　利尿药可能的不良反应有水及电解质紊乱和急性肾功能不全，老年患者同时使用非甾体抗炎药和 ACEI 有引起少尿性急性肾功能不全的危险，在治疗前、治疗过程中要经常测量体重、血糖、肌酐和血电解质浓度，并及时调整剂量或暂时停止治疗。

第四章　药剂学

第一节　散剂

一、概述

（一）散剂的含义

散剂（Powders）系指药物与适宜的辅料经粉碎、均匀混合制成的干燥粉末状制剂。古人曰“散者散也，去急病用之”，指出了散剂容易分散和奏效快的特点。散剂是祖国古老而传统的常用固体剂型，在中药制剂中的应用比西药更为广泛。

（二）散剂的特点

1. 优点

（1）散剂中的药物粒径小，比表面积大，起效快。

（2）外用散剂的覆盖面积大，可同时发挥保护和收敛等作用。

（3）贮存、运输、携带比较方便。

（4）制备工艺简单，剂量易于控制，便于婴幼儿服用。

2. 缺点　散剂由于分散度大，故其刺激性、吸湿性、化学活性等相应增加，且挥发性成分容易散失，不能很好地掩盖某些药物的不良气味，剂量较大的散剂还会造成服用困难。

（三）散剂的分类

按应用方法与用途，散剂可分为口服散剂和局部用散剂。

1. 口服散剂　一般溶于或分散于水或其他液体中服用，也可直接用水送服。如川芎茶调散。

2. 局部用散剂　可供皮肤、口腔、咽喉、腔道等处应用；专供治疗、预防和润滑皮肤的散剂也称为撒布剂或撒粉，如冰硼散。

散剂的其他分类方法（见表4－1）。

表 4—1　散剂的其他分类方法

分类依据	种类	例子
药物组成	单味散剂	蛇床子散、川贝散
	复方散剂	乌贝散、安宫牛黄散
药物剂量	分剂量散剂	小儿惊风散、局方至宝散
	不分剂量散剂	通关散、五苓散
药物性质	普通散剂	痱积散、八味沉香散
	特殊散剂	
	含毒性药物散剂	九分散、马钱子散
	含共熔成分散剂	避温散、桂林西瓜霜
	含液体药物散剂	紫雪、蛇胆川贝散
	眼用散剂	八宝拨云散、保眼散

二、散剂的制备

散剂的制备工艺流程(见图 4—1)。

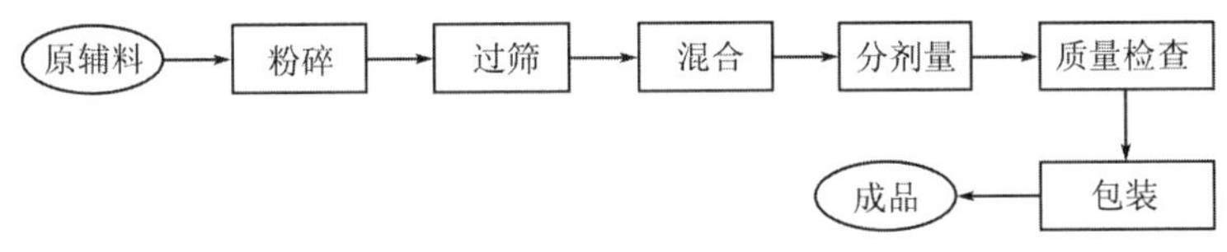

图 4—1　散剂制备工艺流程

一般情况下,粉碎固体物料前应对物料进行前处理,即把物料加工成符合粉碎所要求的粒度和干燥程度等。制备散剂的粉碎、过筛、混合等单元操作也适合其他固体制剂。

(一)物料的粉碎

1. 粉碎的含义　粉碎系指借助机械力将大块物料破碎成适宜大小的颗粒或粉末的操作。

粉碎操作对药品制备的意义主要有:①有利于提高难溶性药物的溶出速度和生物利用度。②有利于药物各成分的混合均匀。③有利于提高固体药物在液体、半固体、气体中的分散度。④有利于从药材中提取有效成分。由此看来,粉碎对药品质量的影响很大,但必须注意粉碎过程可能带来的不良影响,如晶型转变、热分解、黏附与团聚性的增大、堆密度的减小、粉末表面吸附的空气对润湿性的影响、粉尘飞扬甚至爆炸等等。

影响粉碎效果的因素主要有:①物料性质。极性晶型药物(如生石膏)脆性较大,易于从晶体结合面碎裂而被粉碎;非极性晶型药物脆性较差(如樟脑),粉碎时易变形,因此可加少量挥发性液体研磨,提高粉碎效果;非晶型药物(如乳香)弹性较大,粉碎时易变形,因此可进行低温粉碎。植物药材种类不同,粉碎效果也不同,含水分较高或韧性较大的则难以粉碎。因此,一般将药材干燥后粉碎,或脱脂或采用其他方法粉碎。②细粉量。如细粉过多,不但在粗粒中起缓冲作用且耗能大,同时产生大量过细粉,影响粉碎效率。因此粉碎时可在粉碎机内安装药筛随时分离细粉,或利用空气将细粉吹出,使粗粒能充分粉碎。此外,粉碎机的类型和粉碎方法均会影响药物粉碎的效果。

2.粉碎方法　根据药物的性质和使用要求，可采用干法粉碎、湿法粉碎、低温粉碎、超微粉碎等方法。

(1)干法粉碎系指通过干燥处理，使药物中的含水量降至一定程度后，再进行粉碎的方法。该法适用于大多数药物。

(2)湿法粉碎系指在药物中加入适量液体(如水、乙醇)进行研磨粉碎的方法。该法不产生粉尘、粉碎度高，可用于刺激性较强或有毒药物的粉碎。此外，将朱砂等矿物药粉碎成极细粉的操作亦称为“水分法”。

(3)低温粉碎系指利用药物在低温下脆性较大的特点进行粉碎的方法。对于常温下粉碎有困难(如软化点和熔点较低)的药物(如乳香、没药等)、热敏性药物或含挥发性成分的药物等，均可采用该法粉碎。

(4)超微粉碎系指采用超微技术对药物进行粉碎的方法。该法常用于贵重药如人参等的粉碎，一般可得到5～10μm的粉末，而普通粉碎方法最多只能得到75μm左右(200目)的粉末。

不管采用哪种方法粉碎物料，均应注意：①应根据使用目的和药物剂型选择适当的粉碎程度。②粉碎过程中应及时过筛，以免部分物料被过度粉碎，同时可提高效率。③物料须全部粉碎后使用，不应随意丢弃较难粉碎部分。④粉碎后的物料仍应保持性质和药理作用不变。

3.粉碎设备　根据药物的性质和使用要求，可采用不同的粉碎设备。

(1)以研磨作用为主的设备－研钵与铁研船：研钵一般用瓷、玻璃、玛瑙、铁或铜制成，但以瓷研钵和玻璃研体最为常用。研钵与铁研船主要用于小剂量药物的粉碎或实验室规模散剂的制备。

(2)以研磨作用与撞击作用为主的设备－球磨机：球磨机系指内装一定数量不同大小的钢球或瓷球制成的不锈钢圆柱筒。使用时，将药物装入圆筒内，密闭，启动电机，圆筒的转动带动了钢球(或瓷球)，由于离心力作用，球上升到一定高度，然后在重力作用下抛落下来，物料受到球的反复上下运动所产生强烈的撞击和研磨作用而被粉碎。

球磨机的结构简单，操作密闭，适用范围广，可采用干法粉碎、湿法粉碎等方法，也可进行无菌粉碎，特别适合于贵重物料的粉碎，必要时可充入惰性气体粉碎易燃、易爆或易氧化的药物。但转速对粉碎效果影响较大：转速过快，离心力作用使球附在筒壁上而不落下，球与物料不产生撞击；转速过慢，球未能达到一定高度而落下，只产生研磨作用，从而使粉碎效果不佳，因此应选择合适的转速。

(3)以撞击作用为主的设备－万能粉碎机、流能磨

①万能粉碎机：万能粉碎机应用广泛，但粉碎过程中会发热，不适用于遇热发黏或含挥发性成分的物料。主要包括冲击式、锤击式两种类型的粉碎机。

a.冲击式粉碎机：在高速旋转的转盘上固定有若干圈冲击柱，另一与转盘相对应的固定

盖上也固定有若干圈冲击柱。使用时，先开动机器空转，转速稳定后从加料斗加入物料，并由固定板中心轴向进入粉碎室，由于两盘冲击柱的高速旋转，产生的离心作用使物料从中心部位甩向外壁而受到冲击柱的冲击，而且冲击力越来越大（因转盘外圈线速大于内圈线速），最后物料达到转盘外壁环状空间，细粒由底部的筛孔出料，粗粒在机内重复粉碎。粉碎程度与盘上固定的冲击柱的排列方式有关。

b. 锤击式粉碎机：结构有高速旋转的旋转轴，轴上安装有数个锤头，机壳上装有衬板，下部装有筛板。物料从加料斗进入到粉碎室后，被高速旋转的锤头的冲击和剪切作用以及被抛向衬板的撞击等作用而被粉碎，细粒通过筛板出料，粗粒继续在机内被粉碎。粉碎粒度可由锤头的形状、大小、转速以及筛网的目数来调节。

②流能磨：流能磨亦称气流粉碎机，其粉碎机理完全不同于其他粉碎机，7～10 个气压的压缩空气通过喷嘴沿切线进入粉碎室时产生超音速气流，物料被气流带入粉碎室并被气流分散、加速，使物料之间、物料与器壁之间发生强烈的撞击、冲击、研磨而得到粉碎。压缩空气夹带的细粉由出料口进入旋风分离器或袋滤器进行分离，较大颗粒由于离心力的作用沿器壁外侧重新被带入粉碎室，再重复粉碎过程。粉碎程度与喷嘴的个数和角度、粉碎室的几何形状、气流的压缩压力以及进料量等有关。一般进料量越多，所获得粉碎物的粒度越大。

流能磨有以下特点：a. 粉碎可得到 3～20μm 的超微粉，这是因为气流速度很快。b. 适用于热敏性或低熔点物料的粉碎，这是因为高压空气从喷嘴喷出时产生焦耳一汤姆逊冷却效应。c. 可用于无菌粉末的粉碎，这时应对机器和压缩空气进行无菌处理。d. 粉碎费用较高。

不管使用哪种粉碎设备，操作时均应注意以下几点：①开动粉碎机后，应待其转速稳定后才可加料，且物料不应夹有硬物和杂质。②机器使用后应清洁内外部，避免物料交叉污染。③设备使用后应检查是否完好，能否正常运转，电动机及传动机等还应用防护罩以防尘。

（二）物料的筛分

1. 筛分的含义　物料的筛分系指利用一定孔径大小的筛网将物料进行分级的方法。

对物料进行筛分，可以获得较均匀的粒子群，如筛除粗粉取细粉，或筛除细粉取粗粉，或筛除粗、细粉取中粉等。因此筛分对药品质量以及制剂生产的顺利进行有着重要的意义：如《中国药典》对颗粒剂、散剂等均有粒度要求；物料的大小影响压片的效果，如粒子的流动性和充填性、片重差异、片剂的硬度等。

2. 筛分设备

（1）冲眼筛与编织筛：冲眼筛系在金属板上冲出圆形筛孔而制成。其筛孔坚固，耐磨损，不易变形，多用于高速旋转粉碎机的筛板及药丸等粗颗粒的筛分。

编织筛系由金属丝（如不锈钢丝、铜丝、铁丝等）或其他非金属丝（如尼龙丝、绢丝等）编织而成。非金属丝制筛具有的一定弹性，比金属丝制筛耐用，但容易移位造成筛孔变形。编织筛单位面积上的筛孔多，因此筛分效率高，可用于细粉的筛选，但容易受潮堵塞。

（2）药筛与工业筛：《中国药典》2010 年版规定的药筛，选用的是国家标准的 R40/3 系列，规格从一至九号，筛网内径从大到小（见表 4－2）。大生产中，有时会使用工业筛。工业筛用

“目”表示筛号，即 2.54cm 长度上的筛孔数目，如 2.54cm 长度上有 100 个筛孔为 100 目筛。

表 4－2 《中国药典》药筛分等表

筛号	筛孔内径（平均值/μm）	目号
一号筛	2000±70	10
二号筛	850±29	24
三号筛	355±13	50
四号筛	250±9.9	65
五号筛	180±7.6	80
六号筛	150±6.6	100
七号筛	125±5.8	120
八号筛	90±4.6	150
九号筛	75±4.1	200

（3）振动筛：振动筛是大生产中常用的筛分设备。根据运动方式，振动筛可分为摇动筛和振荡筛等。

①摇动筛：常用于粒度分布的测定或少量剧毒药物、刺激性药物的筛分。操作时，按孔径大小从上到下排列药筛，最上为筛盖，最下为接收器。把物料放入最上部的筛上，盖上盖，固定在摇台上，启动电动机进行摇动和振荡数分钟，即可完成对物料的分级。摇动筛可用马达带动，水平旋转的同时定时地在上部锤子的敲打下进行上下振荡运动。物料量少时也可用手摇动。

②振荡筛：在电机的上轴及下轴各装有不平衡重锤，上轴穿过筛网与其相连，筛框以弹簧支撑于底座上，上部重锤使筛网产生水平圆周运动，下部重锤使筛网发生垂直方向运动，故筛网的振荡方向具有三维性。振荡筛具有分离效率高、单位筛面处理能力大、维修费用低、占地面积小、重量轻等优点，故应用广泛。

（4）旋风分离器与袋滤器：粉碎、过筛、干燥等操作会产生很多细粉，因此常与离析设备串联将气体和粉末分离。

①旋风分离器：系指利用离心力来分离气体和粉末的离析设备。其结构简单，分离效率高，可用于高温含尘气体的分离。操作时，含有粉末的气体从圆筒上部长方形切线进口进入，并沿圆筒内壁作旋转流动。由于粉末的离心力较大，被甩向外层，气流在内层，从而使气－固得以分离。在圆锥部分，旋转半径缩小而切向速度增大，气流与粉末向下螺旋。在圆锥的底部附近，气流转为上升旋转运动，最后由上部出口管排出；固相沿内壁落入灰斗。

②袋滤器：操作时，含粉末气体进入袋滤器。操作时，含粉末气体进入袋滤器；气体通过滤袋，经顶部排出；而粉末被截留，当聚集到一定厚度后，通入压缩空气或手工振动滤袋，使粉末落下。该设备结构简单，截留气流中微粒的效率高，一般达 94%～97%，并能截留直径小于 1μm 的细粉，但滤布易磨损、被堵塞较快，不适用于高温潮湿的气流。

3. 粉末的等级 《中国药典》将粉末分为六个等级（见表 4－3）。

表4－3　《中国药典》粉末等级表

粉末等级	分级标准
最粗粉	指能全部通过一号筛，但混有能通过三号筛不超过20%的粉末
粗粉	指能全部通过二号筛，但混有能通过四号筛不超过40%的粉末
中粉	指能全部通过四号筛，但混有能通过五号筛不超过60%的粉末
细粉	指能全部通过五号筛，并含能通过六号筛不少于95%的粉末
最细粉	指能全部通过六号筛，并含能通过七号筛不少于95%的粉末
极细粉	指能全部通过八号筛，并含能通过九号筛不少于95%的粉末

为了提高过筛效率，应注意以下几点：①物料要充分干燥，操作环境应控制湿度，以免粉末吸潮，影响过筛。②加料量要适当，不宜过厚，以免减慢过筛速度。③过筛时要不断振动，以免粉末结团而影响通过筛孔。④过筛时应防止粉尘飞扬，注意通风，尤其是毒性药或刺激性药。

（三）物料的混合

1.混合含义　混合系指把两种或两种以上的组分均匀混合的操作。混合以含量的均匀一致为目的，是保证制剂质量的重要措施之一。不同于互溶液体的混合，固体的混合是以固体粒子为分散单元，要达到完全混合是不可能的。因此，应尽量减小各组分的粒度，以满足各组分均匀分布的要求。

2.混合原则

（1）影响混合的主要因素：多种固体物料在混合机内进行混合时往往伴随着离析现象。离析是与粒子混合相反的过程，会妨碍良好的混合，也可使已混好的物料重新分层，降低混合度。在实际的混合操作中影响混合速度及混合度的因素很多，归纳起来主要有物料因素、设备因素、操作因素等。

①物料性质：物料的粒度分布、形态及表面状态、密度，含水量，流动性（休止角、内部摩擦系数等），黏附性，团聚性等性质均会影响混合效果。一般来说，粒径的影响最大。如各组分的粒径、粒子形态、密度等存在较大差异时，混合过程中或混合后容易发生离析现象；小粒径、大密度的颗粒易于在大颗粒的缝隙中往下流动而影响均匀混合；球形颗粒容易流动而易产生离析；当混合物料中含有少量水分可有效防止离析。

②操作条件：物料的充填量、装料方式、混合比例，混合设备的转速及混合时间等，均会影响混合效果。

③设备类型：混合设备的形状及尺寸，内部插入物（挡板、强制搅拌等），材质及表面情况等，均会影响。

（2）混合原则：为了达到混合均匀的效果，应遵循以下原则。

①各组分的混合比例：各组分的比例相差很大时，如直接混合是难以混合均匀的，此时应采用等体积递加法（亦称配研法）进行混合，即取量小的药粉与等体积其他药粉混匀，然后加入与混合物等体积的其他药粉混匀，如此倍量增加直至全部混匀，再过筛即得。如方中含毒性药物，则应用配研法制成倍散。

②各组分的密度：各组分密度差异较大时，应避免密度小者浮于上面，密度大者沉于底

部，否则不易混匀。但一般粒径小于30μm时，粒子的密度大小不会导致分离。

③各组分的黏附性与带电性：有些药粉会黏附混合器械，从而影响混合并造成损失。因此，一般将量大或不易黏附的药粉或辅料垫底，量少或易黏附者后加入。同时，对混合时易摩擦起电的药粉，通常可加适量的表面活性剂或润滑剂加以克服，如硬脂酸镁、十二烷基硫酸钠等具有抗静电作用。

④含液体或易吸湿成分：如方中含有易吸湿组分，应针对吸湿原因加以解决。如(组分的)结晶水在研磨时释放而引起湿润，可用等摩尔无水物代替；如某组分的吸湿性很强(如胃蛋白酶等)，应在低于其临界相对湿度条件下迅速混合并密封防潮；如混合后吸湿性增强，则不宜混合，应分别包装。如方中含有液体组分时，应采取一定的措施进行处理。

3.混合方法与设备

(1)混合方法：常用的混合方法有搅拌混合、研磨混合和过筛混合。在生产时多采用搅拌或容器旋转的方式，以产生物料的整体和局部的移动而实现均匀混合的目的。

(2)混合设备：根据运行时容器是否转动，固体的混合设备一般分为固定型、旋转型和复合型，其中固定型混合机运行时容器是固定的，旋转型混合机运行时容器可转动，而复合型混合机兼有固定型和旋转型的特点(见表4—4)。

表4—4　混合设备的类型

操作方式	混合型式	设备种类
连续混合	固定型	螺旋桨型(水平/垂直)，重力流动无搅拌型
	旋转型	连续V型，水平圆筒型，水平圆锥型
	复合型	旋转容器吹入气流型
间歇混合	固定型	螺旋桨型(水平/垂直)，搅拌釜型，喷流型
	旋转型	V型，S型，圆筒型，立方型，双圆锥型，圆锥型(水平/倾斜)
	复合型	旋转容器内装搅拌器型

①固定型混合机：固定型混合机系指容器内的物料是靠叶片、搅拌桨或气流的搅拌作用来进行混合的设备。

a.搅拌槽型混合机：由断面为类似U型的混合槽和内装搅拌桨组成。运行前先将混合槽固定，启动后，物料在搅拌桨的作用下不停地上下、左右、内外地反复运动，直至混匀为止，绕水平轴转动混合槽即可卸料。该混合机以剪切混合为主，混合时间较长，混合度与V型混合机类似。此外，这种混合机也常用于制粒前的“制软材”操作。

b.锥形垂直螺旋混合机：由锥形容器和内装的一至两个螺旋推进器组成。螺旋推进器的轴线与容器锥体的母线平行，螺旋推进器在容器内既有自转又有公转，自转的速度约为60rpm，公转速度约为2rpm，容器的圆锥角约35%充填量约30%。混合时，物料在螺旋推进器的作用下从底部上升，又在公转的作用下在容器内产生涡旋和上下循环运动。该混合机的进料口固定便于安装，可密闭操作防止污染，可从底部卸料方便操作，能耗较小，混合度较高，混合速度快，混合效率比槽型混合机好。

c. 流动型混合机：由混合室、搅拌叶、排出阀、电机传动系统等构成。操作时，物料从顶部加入，在搅拌叶的剪切和分离作用下对流混合，混合后打开排出阀卸料。该混合机的混合时间较短，混合量较大。

②旋转型混合机：旋转型混合机系指容器内的物料靠容器的旋转作用带动而进行物料混合的设备，由于混合时不容易出现死角，因此混合效果比固定型混合机的要好，混合时间也相对短，特别适合于密度相近的物料混合。

a. 水平圆筒型混合机：物料在混合筒轴向旋转时被带动而向上运动，并在重力作用下向下滑落，如此反复运动而混合。该混合机结构简单、成本较低，但混合度较低。操作时最适宜转速为临界转速的 70%～90%，最适宜充填量或容积比（物料体积/混合机全容积）约为 30%。

b. V 型混合机：由两个不等长的圆筒成 V 型交叉结合而成。其中交叉角为 80°～81°，直径与长度之比为 0.8～0.9。物料在圆筒内旋转时被分成两部分，由于圆筒的不等长而再使这两部分物料重新汇合在一起，如此反复，在较短时间内即能混合均匀。该混合机以对流混合为主，混合速度快，在旋转型混合设备中效果最好，应用广泛，V 型筒翻滚角度大。操作时最适宜转速为临界转速的 30%～40%，最适宜充填量为 30%。

c. 双锥型混合机：系在短圆筒两端各与一个锥型圆筒结合而成，旋转轴与容器中心线垂直。混合机内的物料运动状态与混合效果类似于 V 型混合机。

d. 二维混合机：混合筒为内无搅拌装置的圆柱形料筒，在绕其对称轴作自转的同时，又绕水平轴作“可倒置”摇摆运动，从而使物料进行扩散和对流混合。该机混合量较大，混合时间较短，混和均匀，因此应用较广泛。

e. 三维混合机：结构组成与二维混合机类似但体积偏小，且装料的筒体在主动轴的带动下进行平移、转动和翻滚，使物料作环向、径向和轴向的三维复合运动，从而实现多种物料的相互流动、扩散、积聚、掺杂，以达到混合均匀的目的。

（四）分剂量

分剂量系指将混合均匀的物料，按剂量要求进行分装的过程。常用方法有目测法、重量法和容量法三种，其中目测法因误差大而少用；重量法效率较低但剂量准确，多用于贵重药、毒性药散剂；容量法效率高，因此大生产中常用于分剂量。为了保证剂量的准确性，应对药粉的流动性、吸湿性、密度差等理化性质进行必要的考查。

目前，生产上多使用散剂自动包装机进行分剂量和包装操作，即以螺旋杆转动进行定量分装药粉，并通过矢轮、凸轮、杠杆等机械传动完成各项包装工序，有的设备还能采用光电控制集成电路自动数包。

（五）举例

1. 冰硼散

(1)处方：冰片 50g 硼砂（煅）500g 朱砂 60g 玄明粉 500g。

(2)制法：以上四味，朱砂水飞成极细粉，硼砂粉碎成细粉，将冰片研细，与上述粉末及玄明粉配研，过筛，混合，即得。

(3)性状：本品为粉红色的粉末；气芳香，味辛凉。

(4)功能与主治:清热解毒,消肿止痛。用于热毒蕴结所致的咽喉疼痛、牙龈肿痛、口舌生疮。

(5)用法与用量:吹敷患处,每次少量,一日数次。

(6)贮藏:密封。

2. 牛磺酸散　本品含牛磺酸($C_2H_7NO_3S$)应为标示量的90.0%~110.0%。

(1)性状:本品为白色或类白色结晶或结晶性粉末。

(2)类别:解热镇痛药。

(3)规格:0.4g。

(4)贮藏:遮光,密闭,在干燥处保存。

(六)特殊散剂的制备

1. 含毒性药物散剂　由于毒性药物的剂量小,不易准确称取或分剂量,极易造成中毒现象。因此,含毒性药物散剂的制备,可将毒性药物单独粉碎,再以配研法与其他药粉混匀。如制备九分散时,麻黄、乳香(制)、没药(制)粉碎成细粉,再与马钱子粉(制)配研,过筛,混匀,即得九分散。

含毒性药物散剂,还可添加一定量的稀释剂制成稀释散或倍散。稀释的倍数根据毒性药物的剂量而定:如剂量在0.01~0.1g,可配成1∶10倍散(药物∶辅料=1∶9)。如剂量在0.01g以下,应配成1∶100倍散(药物∶辅料=1∶99)或1∶1000倍散(药物∶辅料=1∶999)。稀释剂应选择无明显药理作用且与主药不发生作用的惰性物质,常用的有乳糖、淀粉、糊精、蔗糖、葡萄糖、硫酸钙等,其中以乳糖为最佳。有时,为了确保倍散在制备中混合均匀,常加胭脂红、靛蓝等着色剂。

2. 含共熔成分散剂　共熔现象系指两种或更多种药物混合后,出现润湿或液化的现象。一些低分子化合物混合且比例适宜时(尤其采用研磨混合),容易发生此现象,如薄荷脑与樟脑、薄荷脑与冰片等。当共熔后药理作用增强或无变化时,可先形成共熔物,再与其他固体粉末混匀;如共熔后药理作用减弱,应先分别用其他成分(或辅料)稀释共熔组分,再混合均匀。

3. 含液体药物散剂　当散剂处方中含有挥发油、非挥发性液体药物、酊剂、流浸膏、药物煎汁等液体组分时,应根据液体组分的性质、剂量及方中其他固体粉末的多少,采用不同的处理方法:①液体组分量较少:可用方中其他固体组分吸收,然后再混匀。如制备蛇胆川贝散时,川贝母粉碎成细粉,再与蛇胆汁混匀,干燥,粉碎,过筛,即得成品。②液体组分量较大:处方中固体组分不能完全吸收液体组分时,可另加适量的辅料(如磷酸钙、淀粉、蔗糖等)吸收,然后再与其他组分混合。③液体组分量很大:如有效成分为非挥发性,可加热除去大部分水分,用其他固体粉末吸收,然后再混匀。

4. 眼用散剂　眼用散剂要求药物为极细粉,无菌。因此制备时,用具应灭菌,并在清洁、避菌环境下操作,必要时成品要灭菌,遮光密闭,置阴凉干燥处贮存。

三、散剂的质量控制

(一)散剂的质量要求

根据《中国药典》2010年版二部附录IP要求,散剂在生产与贮藏期间应符合有关规定:①供制散剂的成分均应粉碎成细粉。除另有规定外,口服散剂应为细粉,局部用散剂应为最细粉。

②散剂应干燥、疏松、混合均匀、色泽一致。制备含有毒性药物或药物剂量小的散剂时，应采用配研法混匀并过筛。

③散剂中可含有或不含辅料，根据需要可加入矫味剂、芳香剂和着色剂等。

④散剂可单剂量包装，也可多剂量包(分)装，多剂量包装者应附分剂量的用具。

⑤除另有规定外，散剂应密闭贮存，含挥发性药物或易吸潮药物的散剂应密封贮存。除另有规定外，散剂应进行以下相应检查。

1. 粒度　除另有规定外，局部用散剂照下述方法检查，粒度应符合规定。

检查法：取供试品 10g，精密称定，置七号筛。照粒度和粒度分布测定法(附录 IXE 第二法 单筛分法)检查，精密称定通过筛网的粉末重量，应不低于 95%。

2. 外观均匀度　取供试品适量，置光滑纸上，平铺约 $5cm^2$，将其表面压平，在亮处观察，应色泽均匀，无花纹与色斑。

3. 干燥失重　除另有规定外，取供试品，照干燥失重测定法(附录 VIIIL)测定，在 105℃ 干燥至恒重，减失重量不得过 2.0%。

4. 装量差异　单剂量包装的散剂照下述方法检查，应符合规定。

取散剂 10 包(瓶)，除去包装，分别精密称定每包(瓶)内容物的重量，求出内容物的装量与平均装量。每包装量与平均装量(凡无含量测定的散剂，每包装量应与标示装量比较)相比应符合规定，超出装量差异限度的散剂不得多于 2 包(瓶)，并不得有 1 包(瓶)超出装量差异限度 1 倍(见表 4—5)。

表 4—5　散剂装量差异限度

平均装量或标示装量	装量差异限度
0.1g 及 0.1g 以下	±15%
0.1g 以上至 0.5g	±10%
0.5g 以上至 1.5g	±8%
1.5g 以上至 6.0g	±7%
6.0g 以上	±5%

凡规定检查含量均匀度的散剂，一般不再进行装量差异的检查。

5. 装量　多剂量包装的散剂，照最低装量检查法(附录 XF)检查，应符合规定。

6. 无菌　用于烧伤或创伤的局部用散剂，照无菌检查法(附录 XIH)检查，应符合规定。

(二)散剂的包装与贮藏

由于散剂的比表面积大，吸湿性强，如包装或贮存不当，容易出现潮解、结块、变色、分解、霉变等不稳定现象，从而影响散剂的质量与用药安全。显然，防止吸潮是控制散剂质量的重要内容之一。

临界相对湿度(Critical Relative Humidity，CRH)系指物料吸湿量急剧增大时的相对湿度，当物料的相对湿度大于空气的临界相对湿度时则极易吸潮。CRH 是水溶性药物的特征参数，多种水溶性药物混合后的CRH约等于各组分CRH的乘积，与各组分的比例无关。而非水溶性药物无特定的CRH值，其混合后的吸湿量具有加和性。因此，必须了解散剂的CRH，以便采取相应的措施来防潮。

1. 散剂的包装　散剂一般采用透湿系数(P)较小的材料进行包装。透湿系数可评价包装材料的防湿性，P越小防湿性越好(见表4—6)。

表4—6　一些包装材料的透湿系数

名称	P值	名称	P值
聚乙烯	2	硝酸纤维素	35
蜡纸A	3	醋酸乙烯	50
聚苯乙烯	6	亚麻仁油纸	160
蜡纸B	12	桐油纸	190
蜡纸C	22	滤纸	1230
聚乙烯丁醛	30	玻璃纸	222

散剂的包装常用玻璃瓶、塑料瓶(袋)或复合膜袋。其中，玻璃瓶性质较稳定，透气透湿性较小，密闭性好，不易与药物或空气中的氧发生反应，但质重易碎，能释放碱性物质，无色玻璃的透光性较大，一般适宜包装大多数散剂，但光敏性药物应选用棕色玻璃瓶；塑料袋(瓶)不易破碎，比玻璃轻，携带方便，但透气透湿性、化学稳定性、耐热性等不如玻璃，容易泄漏物质或吸附药物，也容易老化。常见的塑料有聚丙烯、聚乙烯、聚氯乙烯等高分子聚合物，一般适宜包装易吸湿变质的散剂，不宜包装含挥发性药物或易吸湿风化、被气体分解的散剂；复合膜袋系指各种塑料与纸、金属或其他塑料通过黏合剂组合而成的膜经热合后制成的，具有塑料的优点，同时其透过性较弱，密封性好，防潮性较好，适宜包装大多数散剂，为目前散剂常用的包装形式。

2. 散剂的贮藏　除另有规定外，散剂应密闭贮存。含挥发性药物或易吸潮药物的散剂应密封贮存。

第二节　颗粒剂

一、概述

(一)颗粒剂的含义

颗粒剂(Granules)系指药物与适宜的辅料制成具有一定粒度的干燥颗粒状制剂。供口服用。

颗粒剂是在汤剂等剂型基础上发展起来的，是目前最常用的剂型之一。《中国药典》1977年版开始收载冲剂，1995年版开始改称为颗粒剂。

(二)颗粒剂的特点

1. 优点

(1)与汤剂相比,颗粒剂既保留了汤剂的特色,又克服了汤剂需临时煎煮、服用量大、携带和贮藏不方便、质量不稳定等缺点。

(2)与散剂相比,颗粒剂不易附着、团聚、飞扬,吸湿性相对小,而且通过包衣或加入矫味剂,可以掩盖某些药物的不良臭味。

(3)与片剂、胶囊剂相比,颗粒剂的载药量大,药物溶出通常较快。

(4)采用不同的包衣材料,可制成缓控释颗粒或肠溶颗粒,同时还可以提高药物的稳定性。

(5)中药颗粒剂由于方中大多数药材经过提取纯化后,体积变小,服用量相对减少。

2. 缺点　由于颗粒大小不一或密度相差较大,有时会造成颗粒剂分剂量不准确的现象。此外,与片剂、胶囊剂等剂型相比,颗粒剂吸湿性较大,特别是中药颗粒剂,因含有较多的吸湿成分而更易吸潮。

(三)颗粒剂的分类

颗粒剂可分为可溶颗粒、混悬颗粒、泡腾颗粒、肠溶颗粒、缓释颗粒和控释颗粒等六种。

1. 可溶颗粒　可溶颗粒,通称颗粒,可分为水溶颗粒和酒溶颗粒,其中大多数属于水溶颗粒,用水冲服即可;酒溶颗粒用一定量的饮用酒溶解后服用。目前最常用的是水溶性颗粒,如盐酸左旋咪唑颗粒、小柴胡颗粒。

2. 混悬颗粒　混悬颗粒系指难溶性固体药物与适宜辅料制成一定粒度的干燥颗粒剂。临用前加水或其他适宜的液体振摇即可分散成混悬液供口服,如乙红霉素颗粒、珀橘红颗粒。

3. 泡腾颗粒　泡腾颗粒系指含有碳酸氢钠和有机酸,遇水可放出大量气体而呈泡腾状的颗粒。它是利用有机酸(一般用枸橼酸、酒石酸等)和弱碱(如碳酸氢钠)遇水后产生二氧化碳,使颗粒快速崩解、药液呈泡腾状态,而且二氧化碳溶于水后呈酸性,能刺激味蕾,达到一定的矫味作用。泡腾颗粒中的药物应是易溶性的,加水产生气泡后应能溶解。泡腾颗粒应溶解或分散于水中然后服用,如维生素 C 泡腾颗粒。

4. 肠溶颗粒　肠溶颗粒系指采用肠溶材料包裹颗粒或其他适宜方法制成的颗粒剂。该颗粒耐胃酸而在肠液中释放活性成分,可防止药物在胃内分散失效,避免对胃的刺激或控制药物在肠道内定位释放。如阿司匹林颗粒。

5. 缓释颗粒　缓释颗粒系指在规定的释放介质中缓慢地非恒速释放药物的颗粒剂。该颗粒应符合缓释制剂的有关要求并应进行释放度检查。

6. 控释颗粒　控释颗粒系指在规定的释放介质中缓慢地恒速释放药物的颗粒剂。该颗粒应符合控释制剂的有关要求并应进行释放度检查。

二、制粒

(一)制粒的方法

制颗粒时,一般在原辅料粉末中加入适宜的润湿剂或黏合剂制成软材,经加工后制成具有一定形状和大小的颗粒状物。制备颗粒的方法主要有湿法制粒法和干法制粒法,应用较多的是湿法制粒法。①湿法制粒法是在原辅料粉末中加入润湿剂或液态黏合剂，靠润湿剂或液态黏合剂的架桥或粘结作用使粉末聚结在一起而制成颗粒，适用于对湿热稳定的药物。②干法制粒法是在原辅料粉末中(或)加入固态黏合剂，靠压力作用使粒子间距离接近而产生黏合力，从而制成颗粒；或将粉末压成片状物，经粉碎后成颗粒，适用于对湿热不稳定的药物。因此与干法制粒法相比，采用湿法制粒法则颗粒更容易成型，颗粒圆整度也较好，但需干燥步骤，工序相对较多。

(二)湿法制粒法

1. 制粒常用辅料　当药物剂量较小或中药浸膏黏性较大时，需适当加入填充剂以利于制粒。目前，颗粒剂最常用的填充剂为糊精。当药物本身没有黏性或黏性很小时，可加入适量的黏合剂以利于制粒，目前最常用的黏合剂为淀粉浆。当药物本身黏性较大时(如中药浸膏)，不需另加其他的黏合剂。对于中药浸膏粉末，可加入适量的水或不同浓度的乙醇溶液润湿，诱发药物自身的黏性制成颗粒。颗粒剂常加入蔗糖粉作为矫味剂，掩盖药物的不良气味，如果制备无糖型颗粒，则无需加入蔗糖。

2. 制粒方法　制粒是制备颗粒剂的关键工艺，目前生产中常用的有挤出制粒、快速搅拌制粒、流化制粒、喷雾制粒等方法。

(1)挤出制粒：挤出制粒系指将药物和辅料混合后，加入黏合剂或润湿剂制成软材，然后软材通过一定大小孔径的筛网或筛板经挤压制成颗粒。

①工艺流程：(见图4—2)。

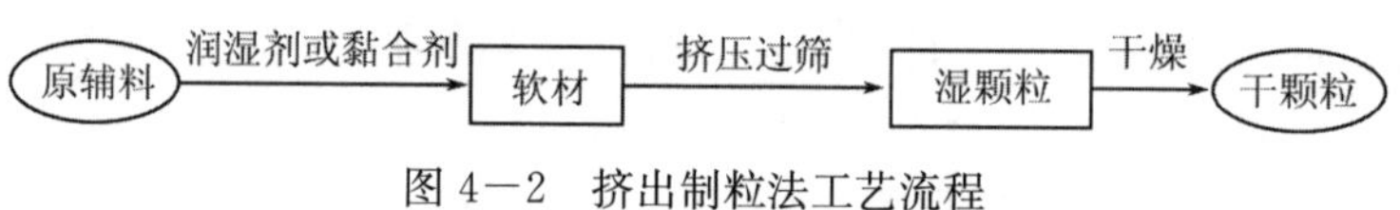

图4—2　挤出制粒法工艺流程

②常用设备：摇摆式制粒机(见图4—3)是目前最常用的制粒设备，既适用于湿法制粒，也适用于干法制粒，亦可用于整粒。该设备结构简单，操作、拆装和清理方便，但对筛网的摩擦力较大，筛网容易破损。

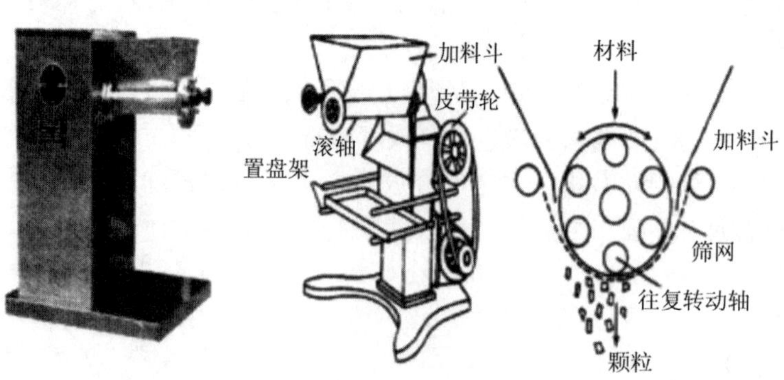

图4—3　摇摆式制粒机

摇摆式制粒机由加料斗、滚筒、刮刀、筛网管夹、动力系统等组成。制粒前，先将筛网两端插入筛网管夹中间开有一条长槽的钢管中，然后转动手轮将筛网绷紧安装在滚筒的两侧。制粒时，启动机械转动系统，软材由加料斗加入，滚筒内的刮刀沿正反方向作摇摆式转动，将软材挤过筛网制成颗粒。

(2)高速搅拌制粒：高速搅拌制粒系指将药物、辅料、润湿剂或黏合剂等置于密闭的制粒容器内，通过搅拌桨和制粒刀的高速旋转，使物料混匀、制软材、切割制粒、滚圆而制成颗粒

①工艺流程(见图 4—4)。

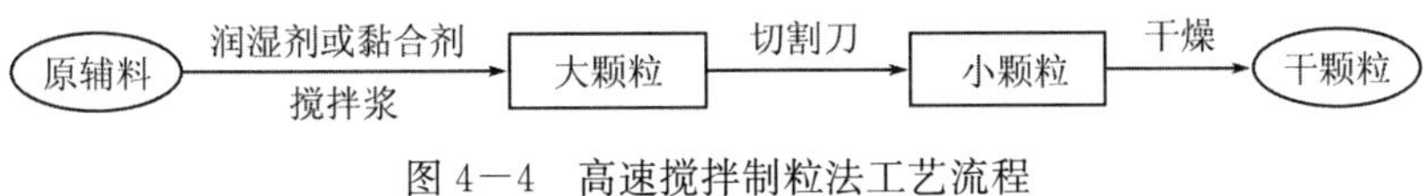

图 4—4 高速搅拌制粒法工艺流程

②常用设备：高速搅拌制粒机。该设备集混合、制粒于一体，操作处于密闭状态，可避免粉尘飞扬，与挤压制粒相比，所用黏合剂量减少，混合制粒时间缩短，且颗粒相对较结实、细粉少，但一次加工的颗粒量相对较少，且软材如果黏性过大会增加电机的负荷，甚至使电机烧毁。

高速搅拌制粒机主要由混合筒、搅拌桨、切割刀和动力系统等组成。制粒时，先将药料加入混合筒中，盖上盖子后开动搅拌桨将干粉混匀，加入润湿剂或黏合剂，使物料混合、翻动、分散甩向器壁后向上运动形成大颗粒，然后开动切割刀，将大颗粒绞碎、切割成颗粒。

(3)流化喷雾制粒：流化喷雾制粒系指将药物粉末和(或)辅料置于密闭的流化床内，通入自下而上的热空气，使药料保持悬浮沸腾状态，然后喷入液态黏合剂或中药浓缩液，将药料凝结成颗粒。

①工艺流程：(见图 4—5)。

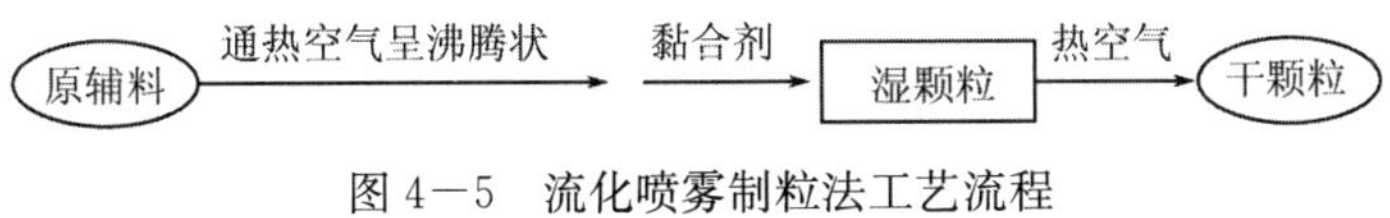

图 4—5 流化喷雾制粒法工艺流程

②常用设备：流化床制粒机(见图 4—6)，因集混合、制粒、干燥于一体，故又称一步制粒机。该设备工序简化，生产效率高；操作处于密闭状态，可避免粉尘飞扬；辅料用量少，制得颗粒均匀、疏松、流动性好。但能耗大，而且处方中如果含有密度相差较大的组分时，容易造成含量不均匀的现象。

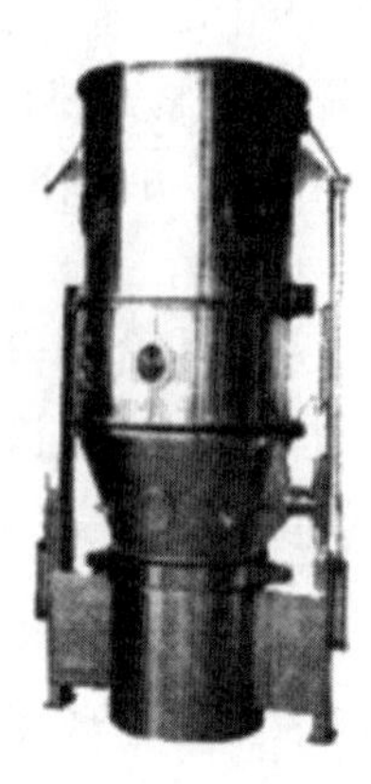

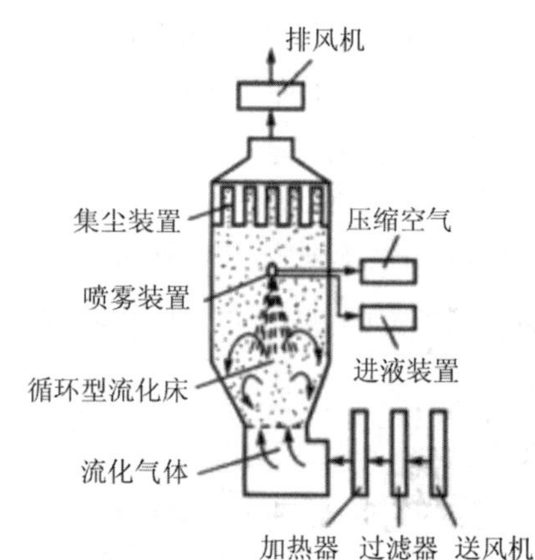

图 4—6　流化床制粒机

流化床制粒机主要由加热器、原料容器、喷雾室(流化室、流化床)、捕集室、分布板和动力系统等组成。制粒时,先将药料置于原料容器内,然后用风机将压缩空气吸入,经过空气过滤器和加热器后,通过床层下的分布板以均匀的流量进入原料容器和喷雾室中,使药料受热并在沸腾状态下混合均匀。喷雾室的喷嘴向下均匀喷洒经遇热处理的润湿剂或黏合剂或中药浓缩液,使药料被润湿或黏合而凝结成颗粒,经过反复的喷雾和干燥,当颗粒大小符合要求则停止喷雾。形成的颗粒继续留在床层内被热风干燥。同时,设备上部的捕集室装有袋滤器,能收集制粒中产生的细粉,并可将其振落到流化床内继续和药料、黏合剂接触成粒。

(三)干法制粒法

干法制粒法系指将药物和辅料混匀后,用干法制粒机压成块状或大片状,然后再将其粉碎成颗粒的方法。该法适用于对湿热不稳定、遇水易分解或容易压缩成型的药物。与湿法制粒法相比,该法没有使用液态黏合剂,省去了制软材、干燥湿颗粒的工序,缩短了工时,减少了生产设备,而且避免了药物受湿热的影响。但需要特殊重压设备将药料压成大片或块状物,粉碎成颗粒时产生较多的细粉、颗粒不够圆整等,因此不如湿法制粒法使用广泛。

干法制粒法的工艺流程(见图 4—7)。

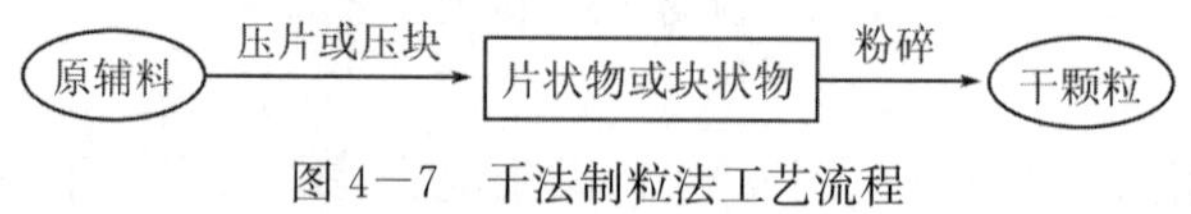

图 4—7　干法制粒法工艺流程

干法制粒法一般有滚压法和重压法两种。

1. 滚压法　滚压法系指将药物和辅料混匀后,通过转速相同但转向相反的两个滚动圆筒间的缝隙压成所需硬度的薄片,然后通过颗粒机破碎制成一定大小的颗粒的方法(见图 4—8)。

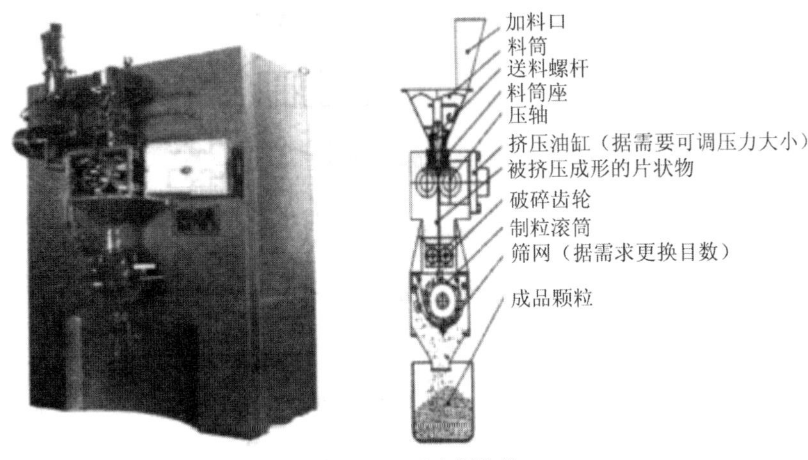

图 4—8　干法制粒机

2. 重压法　重压法系指将药物和辅料混匀后，用较大压力的压片机压成大片（直径一般在 20～25cm），然后再破碎成所需大小颗粒的方法。该法因压片机需用较大的压力压片，所以零部件容易损坏、细粉更多，故不如滚压法常用。

三、颗粒剂的制备

（一）化学药物颗粒剂

化学药物颗粒剂的制备工艺流程（见图 4—9）。

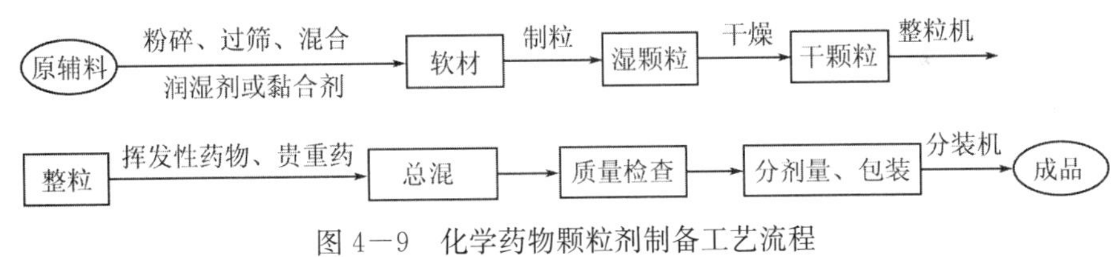

图 4—9　化学药物颗粒剂制备工艺流程

1. 粉碎、过筛和混合　一般将药料粉碎成 80～100 目粉末，备用。

2. 制软材、制湿颗粒。

3. 湿颗粒干燥　除流化床制粒法制得的湿颗粒已被干燥外，其他方法所制的湿颗粒需选用适宜的方法和设备干燥来除去水分。湿颗粒制成后应及时干燥，放置过久易结块或变形。干燥温度可根据药料的性质选择，一般以 60～80℃为宜，且逐渐升温，否则干燥过快则使颗粒表面结成硬壳而影响内部水分的蒸发，特别是含有糖粉的颗粒骤遇高温容易熔化，使颗粒变硬或结块。

4. 整粒　湿颗粒在干燥后常常会结块、粘连，因此需通过整粒机将其分散，以获得均匀的颗粒。整粒一般用一号和五号筛分别筛去粗粉和细粉，这些粉末可重新制粒或并入下次同一批号药物中制粒。

5. 总混　如果处方中含有挥发油，可用干颗粒中筛出的部分细粉吸收；如果含有挥发性固体药物，可用适量乙醇溶解喷入干颗粒中。密闭一定时间后，再和其他干颗粒置于混合筒中混合，再分装颗粒。

6. 分剂量与包装　总混后的颗粒应进行相关的质量检查，合格后及时分剂量包装。生产上一般选用质地较厚的塑料薄膜袋或铝塑复合膜作为包装材料，采用自动颗粒分装机进行分装。

（二）中药颗粒剂

中药颗粒剂系指提取物与适宜的辅料或饮片细粉制成具有一定粒度的颗粒状制剂，分为可溶颗粒、混悬颗粒和泡腾颗粒。

中药颗粒剂的制备工艺流程（见图 4－10）。

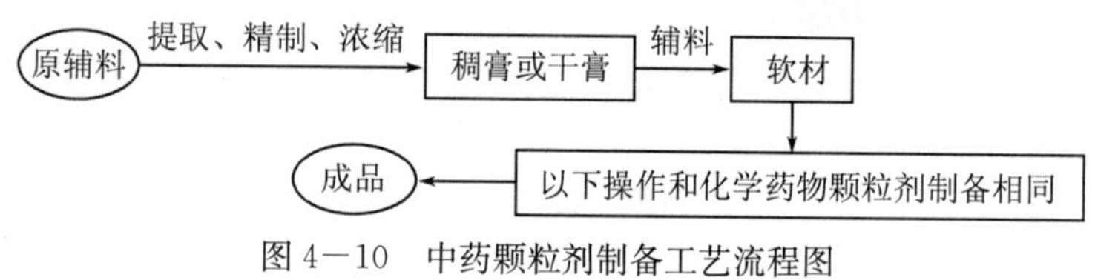

图 4－10　中药颗粒剂制备工艺流程图

与化学颗粒剂比较，中药颗粒剂的制备首先要对中药材进行提取、精制、浓缩，其他操作和化学药物颗粒剂相同。

除另有规定外，饮片应根据成分的性质，采用适宜的方法进行提取、纯化、浓缩成一定相对密度（一般为 1.3～1.35，50～60℃测定）的清膏，再采用适宜的方法干燥并制成细粉，加入适量辅料（一般不超过干膏量的 2 倍）或饮片细粉混匀并制成颗粒。也可将清膏加适量辅料（一般不超过清膏量的 5 倍）或饮片细粉，混匀并制成颗粒。

除另有规定外，挥发油应均匀喷入干燥颗粒中，密闭至规定时间或用环糊精包合后加入。制备颗粒剂时可加入矫味剂和芳香剂，也可包薄膜衣以防潮或掩盖药物的不良气味，必要时包衣颗粒剂应检查残留溶剂。

（三）泡腾颗粒剂

泡腾颗粒剂的制备工艺（见图 4－11）。

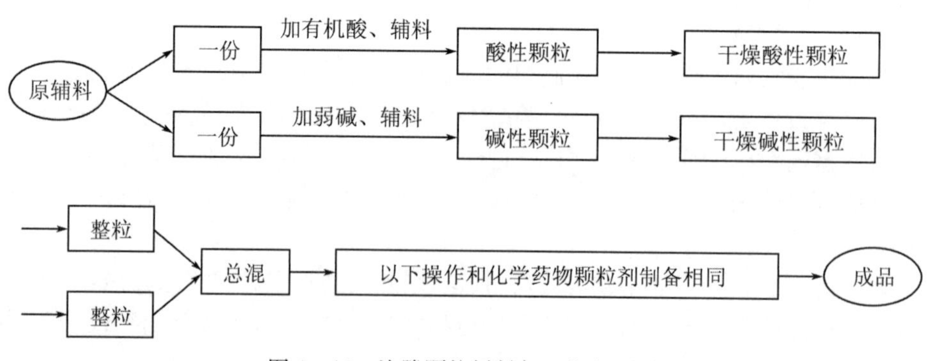

图 4－11　泡腾颗粒剂制备工艺流程图

由于泡腾颗粒剂是利用弱碱和有机酸遇水后产生的二氧化碳使颗粒崩解，因此要分别制备酸性颗粒和碱性颗粒，同时还应控制水分以及生产环境的相对湿度，以免服用前就发生了酸碱反应。

（四）举例

1. 复方磺胺甲噁唑颗粒　本品含磺胺甲噁唑（$C_{10}H_{11}N_3O_3$）与甲氧苄啶（$C_{14}H_{18}N_4O_3$）均应为标示量的90.0%～110.0%。

（1）处方

①磺胺甲噁唑 400g 甲氧苄啶 80g 辅料适量 制成 1000 袋。

②磺胺甲噁唑 800g 甲氧苄啶 160g 辅料适量 制成 1000 袋。

（2）性状：本品为白色或类白色颗粒。

（3）类别：磺胺类抗菌药。

（4）贮藏：遮光，密封保存。

2. 小柴胡颗粒

（1）处方：柴胡 150g 黄芩 56g 姜半夏 56g 党参 56g 生姜 56g 甘草 56g 大枣 56g。

（2）制法：以上七味，柴胡、黄芩、党参、甘草及大枣加水煎煮 2 次，每次 1.5h，合并煎液，滤过，滤液浓缩至适量。姜半夏、生姜用 70%乙醇作溶剂，浸渍 24h 后进行渗漉，收集渗漉液约 600mL，回收乙醇，与上述浓缩液合并，浓缩至适量，加入适量的蔗糖，制成颗粒，干燥，制成 1000g。或与适量的糊精、甘露醇等辅料制成颗粒 400g。或与适量的乳糖制成颗粒 250g，即得成品。

（3）性状：本品为黄色至棕褐色的颗粒；味甜。或为棕黄色的颗粒；味淡、微辛。

（4）功能与主治：解表散热，疏肝和胃。用于外感病，邪犯少阳证，症见寒热往来、胸胁苦满、食欲不振、心烦喜呕、口苦咽干。

（5）用法与用量：开水冲服。一次 1～2 袋，一日 3 次。

（6）规格

①每袋装 10g。

②每袋装 4g（无蔗糖）。

③每袋装 2.5g（无蔗糖）。

（7）贮藏：密封。

四、颗粒剂的质量控制

（一）颗粒剂的质量要求

根据《中国药典》2010 年版二部附录 IN 要求，颗粒剂在生产与贮藏期间应符合有关规定。

①药物与辅料应均匀混合；凡属挥发性药物或遇热不稳定的药物在制备过程应注意控制适宜的温度条件，凡遇光不稳定的药物应遮光操作。

②颗粒剂应干燥，颗粒均匀，色泽一致，无吸潮、结块、潮解等现象。

③根据需要可加入适宜的矫味剂、芳香剂、着色剂、分散剂和防腐剂等添加剂。

④颗粒剂的溶出度、释放度、含量均匀度、微生物限度等应符合要求。必要时，包衣颗粒剂应检查残留溶剂。

⑤除另有规定外，颗粒剂应密封，置干燥器贮存，防止受潮。

⑥单剂量包装的颗粒剂在标签上要标明每个袋(瓶)中活性成分的名称和含量。多剂量包装的颗粒剂除应有确切的分剂量方法外，在标签上要标明颗粒中活性成分的名称和重量。

除另有规定外，颗粒剂应进行以下相应检查。

1. 粒度　除另有规定外，照粒度和粒度分布测定法(附录Ⅸ E第二法 双筛分法)检查，不能通过一号筛与能通过五号筛的总和不得超过供试量的15%。

2. 干燥失重　除另有规定外，照干燥失重测定法(附录Ⅶ L)测定，于105℃干燥至恒重，含糖颗粒应在80℃减压干燥，减失重量不得过2.0%。

3. 溶化性　除另有规定外，可溶颗粒和泡腾颗粒照下述方法检查，溶化性应符合规定。

可溶颗粒检查法：取供试品10g，加热水200mL，搅拌5min，可溶颗粒应全部溶化或轻微浑浊，但不得有异物。

泡腾颗粒检查法：取单剂量包装的泡腾颗粒3袋，分别置盛有200mL水的烧杯中，水温为15～25℃，应迅速产生气体而成泡腾状，5min内颗粒均应完全分散或溶解在水中。

混悬颗粒或已规定检查溶出度或释放度的颗粒剂，可不进行溶化性检查。

4. 装量差异　单剂量包装的颗粒剂按下述方法检查，应符合规定。

检查法：取供试品10袋(瓶)，除去包装，分别精密称定每袋(瓶)内容物的重量，求出每袋(瓶)内容物的装量与平均装量，每袋(瓶)装量与平均装量相比较[凡无含量测定的颗粒剂，每袋(瓶)装量与标示装量比较]，超出装量差异限度的颗粒剂不得多于2袋(瓶)，并不得有1袋(瓶)超出装量差异限度1倍(见表4－7)。

表4－7　颗粒剂装量差异限度

平均装量或标示装量	装量差异限度
1.0g及1.0g以下	±10%
1.0g以上至1.5g	±8%
1.5g以上至6.0g	±7%
6.0g以上	±5%

凡规定检查含量均匀度的颗粒剂，一般不再进行装量差异限度的检查。

5. 装量　多剂量包装的颗粒剂，照最低装量检查法(附录Ⅹ F)检查，应符合规定。

(二)颗粒剂的包装与贮藏

颗粒剂关键是要防潮，尤其是中药颗粒剂极易吸潮结块甚至溶化。目前，颗粒剂常用复合铝塑袋，因为这类材料不易透气、透湿。也可用塑料袋包装。

除另有规定外，颗粒剂应密封，置干燥处贮存，防止受潮。

第三节　片剂

一、概述

（一）片剂的含义

片剂（Tablets）系指药物与适宜的辅料混匀压制而成的圆片状或异形片状的固体制剂。它是现代药物制剂中应用最广泛的剂型之一。片剂始创于19世纪40年代，随着制备理论、生产技术、机械设备、质量控制和新辅料地不断发展，片剂在各个方面都取得了很大的发展，如品种增多、质量提高、机械化和自动化程度加大。此外，许多汤剂、散剂、丸剂、浸膏剂等剂型也纷纷改制成片剂，世界各国药典收载的制剂中也以片剂最多。

（二）片剂的特点

1. 优点

（1）生产的机械化、自动化程度较高，产量大，成本较低。

（2）剂量准确，含量均匀，稳定性较好。

（3）运输、携带、服用方便，贮存期较长。

（4）可以制成不同类型的各种片剂，如普通片、泡腾片、分散片、缓控释片、肠溶衣片、咀嚼片和含片等，以满足不同临床医疗的需要。

2. 缺点

（1）因加入黏合剂等辅料，且需压制成型，故片剂中的药物溶出比散剂等差。

（2）如含挥发性成分，久贮后含量容易下降。

（3）婴幼儿及昏迷患者不易吞服。

（三）片剂的分类

片剂以口服普通片为主，另有含片、舌下片、口腔贴片、咀嚼片、分散片、可溶片、泡腾片、阴道片、阴道泡腾片、缓释片、控释片及肠溶片等。

1. 口服普通片　口服普通片分素片和包衣片。

素片系指药物与辅料混合、压制而成的未包衣片剂，如甲硝唑片。

包衣片系指在普通片（常称片心）外包上衣膜的片剂。按照包衣物料的不同，可分为糖衣片、薄膜衣片和肠溶衣片。外包糖衣的为糖衣片，如穿心莲片；外包薄膜衣的为薄膜衣片，如万通炎康片；外包肠溶衣的为肠溶衣片，如阿司匹林肠溶片。肠溶片系指用肠溶性包衣材料进行包衣的片剂。为防止药物在胃内分解失效、对胃的刺激或控制药物在肠道内释放，可对片剂包肠溶衣；为治疗结肠部位疾病等，可对片剂包结肠定位肠溶衣。肠溶片除另有规定外，应进行释放度检查。

2. 含片　含片系指含于口腔中缓慢溶化产生局部或全身作用的片剂，如复方草珊瑚含片、利巴韦林含片。含片中的药物应是易溶性的，主要起局部消炎、杀菌、收敛、止痛或局部麻醉作用，常用于口腔及咽喉疾病的治疗。

3. 舌下片　舌下片系指置于舌下能迅速溶化，药物经舌下黏膜吸收发挥全身作用的片剂。舌下片中的药物与辅料应是易溶性的，主要用于急症的治疗，如硝酸甘油舌下片。

4. 口腔贴片　口腔贴片系指粘贴于口腔，经黏膜吸收后起局部或全身作用的片剂，如甲硝唑口腔溃疡贴片。口腔贴片应进行溶出度或释放度检查。

5. 咀嚼片　咀嚼片系指于口腔中咀嚼后吞服的片剂，如富马酸亚铁咀嚼片。咀嚼片一般应选用甘露醇、山梨醇、蔗糖等水溶性辅料作填充剂和黏合剂，其硬度应适宜，适合于儿童服用。对于崩解困难的药物制成咀嚼片可利于吸收。

6. 分散片　分散片系指在水中能迅速崩解并均匀分散的片剂。分散片的药物应是难溶性的，可加水分散后口服，也可将其含于口中吮服或吞服。分散片应进行溶出度和分散均匀性检查。如独一味分散片、阿奇霉素分散片。

7. 可溶片　可溶片系指临用前能溶解于水的非包衣片或薄膜包衣片剂。可溶片应溶解于水中，溶液可呈轻微乳光，可供口服、外用、含漱等用，如复方硼砂漱口片。

8. 泡腾片　泡腾片系指含有碳酸氢钠和有机酸，遇水可产生气体而成泡腾状的片剂。泡腾片中的药物是易溶性的，加水产生气泡后应能溶解。有机酸一般用枸橼酸、酒石酸、富马酸等。应用时将片剂放入水中迅速崩解后饮用，非常适用于儿童、老人及吞服药片有困难的患者，如阿司匹林泡腾片。

9. 阴道片与阴道泡腾片　阴道片与阴道泡腾片系指置于阴道内应用的片剂，如壬苯醇醚阴道片、甲硝唑阴道泡腾片。阴道片和阴道泡腾片的形状应易置于阴道内，可借助器具将阴道片送入阴道。阴道片为普通片，在阴道内应易溶化、溶散或融化、崩解并释放药物，主要起局部消炎杀菌作用，也可给予性激素类药物。具有局部刺激性的药物，不得制成阴道片。

10. 缓释片与控释片　缓释片系指在规定的释放介质中缓慢地非恒速释放药物的片剂，如碳酸锂缓释片。控释片系指在规定的释放介质中缓慢地恒速释放药物的片剂，如硫酸吗啡控释片。与普通片相比，缓、控释片能控制药物释放速度，延长药物作用时间，具有血药浓度平稳、服药次数少、毒副作用小等优点。缓释片、控释片应符合缓释制剂的有关规定(《中国药典》2010 年版附录ⅪⅩD)并应进行释放度检查。

二、片剂的常用辅料

片剂的制备需添加适宜的辅料，起填充、吸附、黏合、崩解或润滑作用，必要时可加入着色剂、矫味剂等。片剂所用的辅料应性质稳定，不与药物发生反应，不影响疗效和主药的含量测定，安全无毒。

根据辅料所起的作用不同，一般将辅料分为填充剂、润湿剂或黏合剂、崩解剂和润滑剂四类。

(一)填充剂

填充剂主要用来增加片剂的重量或体积，便于片剂分剂量和成型。当片剂的直径小于 6mm 或片重在 0.1g 以下，一般需添加填充剂，以减少药物的剂量偏差、改善药物的压缩成形性等。当药物(如安定)剂量小、中药浸膏量较大或黏性较强时，如不加入适量的稀释剂，则难以制成颗粒和压片；当处方中含有较多挥发油或液体成分时，应加入适宜的吸收剂进行吸收，然后再进行压片。

1. 淀粉　本品为白色粉末，无臭，在冷水或乙醇中均不溶解，性质稳定，可与大多数药物配伍，吸湿但不潮解，外观色泽好，来源广泛，价格便宜。淀粉为最常用的填充剂，常用的品种有玉米淀粉、木薯淀粉，但因可压性较差，常与糖粉、糊精混合使用。淀粉也可作崩解剂。

2. 糊精　本品系由淀粉或部分水解的淀粉，在干燥状态下经加热改性而制成的聚合物，为白色或类白色的无定形粉末，无臭，味微甜，在沸水中易溶，在乙醇或乙醚中不溶，黏结性较强，但使用不当易使片面出现麻点、水印及造成片剂崩解或溶出迟缓。糊精亦可作黏合剂。

3. 蔗糖　本品为无色结晶或白色结晶性的松散粉末，无臭，味甜，在水中极易溶解，在乙醇中微溶，在无水乙醇中几乎不溶，黏合力强而使片不易松散，可增加片剂的硬度，使片面光滑美观，但吸湿性强，久贮易使片剂的硬度增大而延缓崩解或溶出。除含片或可溶性片剂外，蔗糖一般不单独使用，常与糊精、淀粉配合使用。蔗糖亦可作矫味剂、黏合剂等。

4. 乳糖　本品为白色的结晶性颗粒或粉末，无臭，味微甜，在水中易溶，在乙醇、三氯甲烷或乙醚中不溶，性质稳定，可与大多数药物配伍，可压性和流动性好，常用于粉末直接压片，压成的药片光洁美观，但价格较贵，可用淀粉、糊精、糖粉的混合物代替，但效果不如乳糖。乳糖亦可作矫味剂。

5. 预胶化淀粉　本品亦称可压性淀粉，为白色粉末，无臭，无味，有良好的流动性、可压性、崩解性、润滑性和干黏合性，常用于粉末直接压片，亦可作崩解剂。

6. 微晶纤维素(MCC)　本品系纯棉纤维经水解制得的白色或类白色粉末，无臭，无味，在水、乙醇、丙酮或甲苯中不溶，黏合性和可压性良好，可用于粉末直接压片，亦可作崩解剂和干黏合剂。

7. 无机盐类　硫酸钙较常用，为白色粉末，无臭，无味，在水中微溶，在乙醇中不溶，性质稳定，可与多数药物配伍，对油类有较强的吸收作用。此外，还有轻质氧化镁等品种可用。

8. 糖醇类　甘露醇即 D－甘露糖醇，山梨醇即 D－山梨糖醇，均为白色结晶或结晶性粉末，在水中易溶，在乙醇中略溶，在乙醚中几乎不溶，无臭味甜，因在口中溶解时吸热而具凉爽感，较适用于咀嚼片、含片等，但其价格稍贵，常与蔗糖配合使用。

(二)润湿剂和黏合剂

1. 润湿剂　润湿剂系指本身没有黏性但能诱发物料黏性的辅料。

(1)水：一般用纯化水或蒸馏水。不适合对水敏感的药物，也不宜单独使用。如处方中水溶性成分较多，用水润湿后容易出现发黏、结块、湿润不匀、干燥后颗粒发硬等现象。

(2)乙醇：随着乙醇浓度的增大，润湿后所产生的黏性降低，因此应根据物料性质，选用不同浓度的乙醇溶液。使用时应迅速搅拌，立即制粒，以减少挥发。

2. 黏合剂　黏合剂系指本身具有黏性，能使物料聚结的辅料。

(1)淀粉浆：本品为最常用的黏合剂，适用于对湿热较稳定又不太松散的药物。常用其10%的水溶液。

(2)糖浆：本品黏性比淀粉浆大，适用于质地疏松或纤维性大的中药材，不宜用于强酸或强碱性药物，以免引起蔗糖转化而产生引湿性。常用其50%～70%的水溶液。

(3)纤维素衍生物：纤维素衍生物系指天然的纤维素经处理后制成的各种衍生物。

①甲基纤维素(MC)：本品为白色或类白色纤维状或颗粒状粉末，无臭，无味，在水中溶胀

成澄清或微浑浊的胶体溶液，在无水乙醇、三氯甲烷或乙醚中不溶。适用于水溶性及水不溶性物料的制粒，颗粒的压缩成形性好且不随时间变硬。常用其1%～5%的水溶液。

②羟丙甲纤维素(HPMC)：本品为白色或类白色纤维状或颗粒状粉末，无臭，在无水乙醇、乙醚、丙酮中几乎不溶，在冷水中溶胀成澄清或微浑浊的胶体溶液。既可作湿法制粒的黏合剂、粉末直接压片的干黏合剂，也可作释放阻滞剂和包衣材料。常用其2%～10%的水溶液或乙醇溶液。

③羧甲基纤维素钠(CMC－Na)：本品为白色或微黄色纤维状或颗粒状粉末，无臭，有引湿性，在水中溶胀成胶体溶液，在乙醇、乙醚或三氯甲烷中不溶。适用于水溶性与水不溶性物料的制粒中以及可压性较差的药物，但片剂易变硬使崩解时间延长。常用其1%～6%的水溶液。

④乙基纤维素(EC)：本品为白色颗粒或粉末，无臭，无味，在甲苯或乙醚中易溶，在水、消化液中不溶，对片剂的崩解及药物的释放能产生阻滞作用。适用于对水敏感的药物，也常用作释放阻滞剂或缓、控释制剂的包衣材料。常用其1%～3%的乙醇溶液。

(4)聚维酮K30(PVP K30)：本品为白色或乳白色粉末，无臭或稍有特臭，无味，有引湿性，在水、乙醇、异丙醇或三氯甲烷中溶解，在丙酮或乙醚中不溶，适用于水溶性或水不溶性物料的制粒，可作粉末直接压片的干黏合剂，亦可作助溶剂。常用其3%～15%的水溶液或乙醇溶液。

(5)中药稠膏：在中药片剂制备中，中药稠膏既是处方组成起治疗作用，又有黏合作用。

(三)崩解剂

崩解剂系指能使片剂在胃肠液中崩解溶散或成碎粒的辅料。由于片剂常需加入黏合剂或润湿剂等辅料压制而成，所以崩解是药物溶出的第一步。为使片剂尽快释放出有效成分，除缓控释片、含片、咀嚼片等片剂外，一般需加入崩解剂。

1. 干淀粉　本品为经典的崩解剂，其吸水性较强，吸水膨胀率约为186%，适用于水不溶性或微溶性药物的片剂，但对易溶性药物的崩解作用较差。使用前，淀粉应在100～105℃下干燥1h，使含水量＜8%。湿法制粒时应注意干燥温度，以免淀粉糊化影响崩解。

2. 羧甲基淀粉钠(CMS－Na)　本品为白色或类白色粉末，无臭，有引湿性，在水中分散成黏稠状胶体溶液，在乙醇或乙醚中不溶，吸水膨胀率约为原体积的300倍，崩解性能优良。其亦可作填充剂。

3. 交联羧甲基纤维素钠(CCMC－Na)　本品是交联、部分羧甲基化的纤维素钠盐，为白色或类白色粉末，有引湿性，在水中溶胀并形成混悬液，吸水膨胀体积为原来的4～8倍，在无水乙醇、乙醚、丙酮或甲苯中不溶。CCMC－Na与CMS－Na合用崩解作用增强，而与干淀粉合用则下降。其亦可作填充剂。

4. 羟丙基纤维素(HPC)　本品为白色或类白色粉末，无臭，无味，在水中溶胀成胶体溶液，在乙醇、丙酮或乙醚中不溶，吸水膨胀率为原体积的5～7倍。其亦可作填充剂。

5. 交联聚维酮(PVPP)　本品为白色或类白色粉末，几乎无臭，有引湿性，在水、乙醇、三氯甲烷或乙醚中不溶，无黏性，流动性好，吸水膨胀能力强，溶胀系数为2.25～2.30，被称为“超级崩解剂”，尤其适用于难溶性药物片剂如分散片。其亦可作填充剂。

6. 泡腾崩解剂　泡腾崩解剂专用于泡腾片，一般由碳酸氢钠与枸橼酸或酒石酸组成，遇水后发生化学反应而产生二氧化碳，使片剂在几分钟内迅速崩解。但该崩解剂应严格防水、妥善包装，以免受潮使其失效。

7. 表面活性剂　表面活性剂能改善疏水性药物片剂的润湿性，使水易于渗入片剂而利于崩解。十二烷基硫酸钠为常用的表面活性剂，为白色至淡黄色结晶或粉末，有特征性微臭，在水中易溶，在乙醚中几乎不溶。本品亦可做润滑剂。

崩解剂的加入方法不同，对片剂崩解效果的影响也不一样。崩解剂的加入方法有三种：①外加法：系指将崩解剂加入整粒后、压片前的干颗粒中。片剂的崩解发生在颗粒之间，故崩解迅速，但颗粒内无崩解剂，所以溶出较慢。②内加法：系指将崩解剂加入制粒过程中。片剂的崩解发生在颗粒内部，故崩解较慢但溶出快。③内外加法：系指将崩解剂一部分内加（内加量约占崩解剂总量的 50%～75%）、另一部分外加（外加量约占崩解剂总量的 25%～50%），片剂的崩解既发生在颗粒内部又发生在颗粒之间，从而达到良好的崩解、溶出效果。一般而言，在崩解剂用量相同时，外加法＞内外加法＞内加法（崩解速度），内外加法＞内加法＞外加法（溶出速度）。

（四）润滑剂

润滑剂系指在压片时，能减少物料之间、物料与设备之间、药片与模孔等之间的摩擦力和黏附性，增加物料流动性，有助于加料和出片的辅料。

润滑剂可分为助流剂、抗黏剂和润滑剂。助流剂主要是改善物料的流动性和填充性，从而减少片剂的重量差异；抗黏剂主要是防止物料黏附冲头与冲模，保证压片操作的顺利进行；润滑剂主要是降低物料与设备之间的摩擦力，改善压力的传递和分布，保证压片和出片的顺利进行等。

1. 硬脂酸盐

（1）硬脂酸镁：最常用。本品为白色轻松无砂性的细粉，微有特臭，与皮肤接触有滑腻感，在水、乙醇或乙醚中不溶。

（2）硬脂酸钙：本品为白色粉末，在水、乙醇或乙醚中不溶。

硬脂酸盐的抗黏润滑性能较好，但因其疏水性能，添加过量易使片剂崩解迟缓，故用量一般不超过 1%。

2. 硬脂酸　本品为白色或类白色有滑腻感的粉末或结晶性硬块，其剖面有微带光泽的细针状结晶，有类似油脂的微臭，在三氯甲烷、乙醚中易溶，在乙醇中溶解，在水中几乎不溶。其润滑性能较好，用量一般为 1%～2%。

3. 滑石粉　本品为白色或类白色、微细、无砂性的粉末，手摸有滑腻感，气微，味淡，在水、稀盐酸或稀氢氧化钠溶液中均不溶解。其抗黏助流性能较好，但质重易分层，用量一般为 0.1%～3%，常与硬脂酸盐合用。

4. 轻质液状石蜡　本品为无色透明的油状液体，无臭无味，在日光下不显荧光，可与三氯甲烷或乙醚任意混溶，与多数脂肪油均能任意混合，微溶于乙醇，不溶于水。单独使用时不易分布均匀，常与滑石粉合用，用量一般为 0.5%～1%。

5. 氢化大豆油　本品为白色至淡黄色块状物或粉末，加热熔融后呈透明、淡黄色液体，在二氯甲烷或甲苯中易溶，在水或乙醇中不溶。用量一般为1%～6%。

6.聚乙二醇(PEG)　常用的有PEG 1000，PEG 1500，PEG 4000和PEG 6000，为白色蜡状固体薄片或颗粒状粉末，略有特臭，在水或乙醇中易溶，在乙醚中不溶。

7.微粉硅胶　本品为白色粉末，无臭无味，助流效果优良，常用于粉末直接压片。用量一般为0.1%～0.3%。

润滑剂的用量一般不超过1%，其粒度要求一般在200目以上。润滑剂的加入方法通常有三种：

(1)从待压物料中筛出部分细粉(60目筛)，用配研法与润滑剂混匀后，再加至物料中混匀。

(2)用适宜溶剂溶解润滑剂或直接将液体润滑剂喷洒到待压物料中混匀，至溶剂挥发为止。

(3)直接将润滑剂加入待压物料中(此法很难保证混匀)。

(五)其他辅料

必要时，片剂可加入着色剂(如黄氧化铁、红氧化铁或复方色素等)、矫味剂(如蔗糖、甜菊苷、阿司帕坦等)等辅料以改善口味和外观。口服片剂所用色素必须为药用级或食用级，特别要注意色素与药物的反应以及干燥过程中颜色的迁移等，操作时可把色素先吸附于硫酸钙、淀粉等辅料中，以有效防止颜色的迁移。香精的常用加入方法是将香精溶解于乙醇中，然后均匀喷洒在已干燥的颗粒上。近年来，将香精微囊化后直接混合于已干燥的颗粒中压片，也收到了较好的效果。

三、片剂的制备

片剂的制备方法一般分为以下几种：

制粒压片法
- 湿法制粒压片法
- 干法制粒压片法

直接压片法
- 粉末(结晶)压片法
- 空白颗粒压片法

(一)湿法制粒压片法

湿法制粒压片法系指将以湿法制粒法制得的颗粒干燥，然后再进行压片的方法。由于使用润湿剂或液体黏合剂，能防止因密度、粒度等差异引起的原辅料分层情况，有利于成分混合均匀并容易黏结成型，因此所制得的颗粒圆整，能较好地避免粉尘飞扬或黏附器壁等现象，提高物料的耐磨性、流动性和可压性，同时可减少压片所需的压力，降低设备的损耗。因此，湿法制粒压片法是目前使用最广泛的压片方法，适用于不能直接压片且遇湿热不起变化的药物。

湿法制粒压片法的工艺流程(见图4－12)。

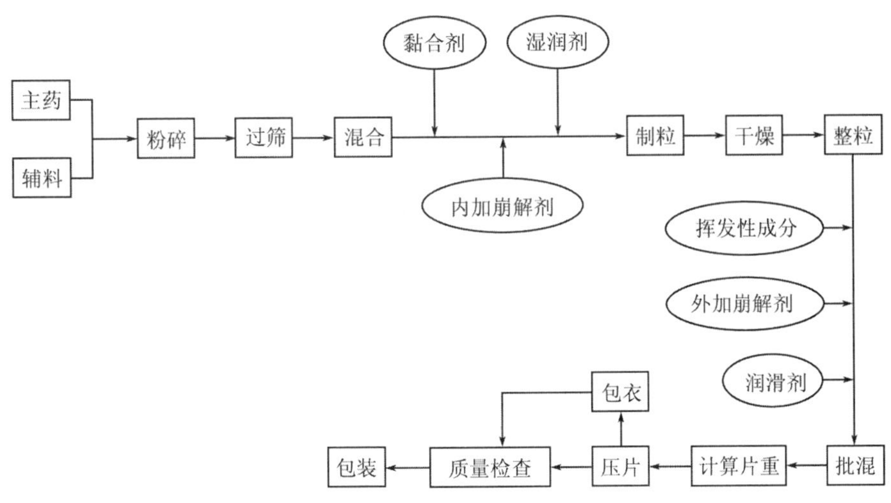

图 4－12　湿法制粒压片法工艺流程

1. 原辅料处理

(1)化学药：一般将药物粉碎成细粉，然后过筛、混合即得。

(2)中药：一般选用适宜的溶剂和方法提取处方中所有饮片的有效成分或有效部位，然后进行分离、纯化，并浓缩至一定相对密度的稠膏。也可以只提取处方中大部分饮片的有效成分，小部分饮片粉碎成细粉；或将全部饮片打粉。若为贵重药(如麝香)、毒性药(如雄黄)、芳香挥发性药(如冰片)或矿物药(如石膏)，一般粉碎成细粉使用而不进行提取。

与化学药相比，中药本身兼起一些辅料作用，如浸膏可作黏合剂、饮片细粉可作稀释剂，因此能减少辅料的用量。

2. 制软材、颗粒　将原辅料混合均匀后，加入适宜的黏合剂或润湿剂制备软材。软材的质量直接影响颗粒的质量，如软材太黏，过筛制粒时易得长条形，颗粒不够圆整且太硬；如软材太松、黏性不够，过筛制粒时颗粒不易成型、易松散，造成粉末过多。软材的质量受黏合剂或润湿剂的种类及其用量、混合时间等因素影响，一般黏合剂或润湿剂的用量越多、混合时间越长，软材的黏性就越大，制得的颗粒越紧、越硬。生产中多凭经验掌握，以“手握成团，轻压则散”为度，即用手握紧能成团且不黏手、轻压能散开。

对中药片而言，有几种制粒的方法：①全浸膏制粒：系将饮片提取所得的稠膏干燥，然后粉碎成细粉，加入润湿剂制成软材，再过筛制粒。或者将饮片提取所得的稠膏干燥，直接粉碎成 40 目左右的颗粒。②半浸膏制粒：系指将大部分饮片提取所得的稠膏和小部分饮片细粉混匀后制粒。如果两者混合后黏性不足，可另加适宜的润湿剂或黏合剂再制粒；如果黏性太大，先将稠膏和细粉混匀后烘干，然后粉碎成细粉，再加润湿剂制粒。③全粉制粒：系指将全部饮片打粉，然后加入适宜的润湿剂或黏合剂混匀制粒。该法一般适用于剂量小的贵重药、毒性药的处方。

制得的湿颗粒应密实，无长条或块状物，少细粉。通常把颗粒放在手掌上，簸动几下，观察颗粒是否有粉碎的现象。一般软材过筛一次即可制成颗粒，但对黏性较强或有色物料，一次过筛不能得到粗细松紧适宜或色泽均匀的颗粒时，可多次制粒，即先用较粗筛网(8～10 目)过筛 1～2 次，再用较细筛网(12～14 目)过筛 1 次。

筛网的孔径应根据片剂大小来选用(见表 4－8)，一般中药片比化学药片的颗粒要小，小片比大片的颗粒要小。

表 4－8　片剂的重量、直径与筛网大小的关系

片重/g	片径/mm	筛网目数	
		湿颗粒	干颗粒
0.5	12	10	10～12
0.4	9～10.5	12	10～16
0.3	8～8.5	14	12～16
0.15	7～8	16	14～20
0.1	6～6.5	16	14～20

3.湿颗粒干燥　湿颗粒制成后应及时干燥，以免放置过久结块或变形。干燥温度应根据药料的性质选择，一般以 60～80℃为宜，且逐渐升温，否则干燥过快颗粒表面易结成硬壳而影响内部水分的蒸发，特别是含有糖粉或淀粉的颗粒遇高温易熔化或糊化，使颗粒变得坚硬。

干颗粒的质量会影响压片的质量：①干颗粒的含水量应适宜。颗粒的干燥程度应视药物性质而定，含水量一般为 3%，过高则压片时易黏冲、过低则压片时易出现裂片等现象。生产中多采用快速水分测定仪测定含水量。②干颗粒的粒度、松紧度应适宜。一般含过二号筛者占 20%～40%，如细粉过多，压片时容易松片、出现边角毛缺甚至裂片、片重差异不合格等情况。干颗粒过松易产生松片、过紧易出现麻点等现象，所以松紧度一般以手捻能粉碎成有粗糙感的细粉为宜。③干颗粒中主药的含量。应符合该品种的要求。

4.压片

(1)压片前的准备

①整粒：颗粒在干燥过程中，部分颗粒可能互相黏结成块，干燥后需经过整粒使结块或黏连的颗粒分散，成为适宜压片的均匀颗粒。一般采用过筛的方法进行整粒，未能通过筛网的块状物或粗粒，可加以研碎，使成适宜的颗粒并过筛。由于颗粒干燥时体积缩小，所以筛网的孔径一般较制湿粒时所用的小，但在选用筛网孔径时应考虑干颗粒的松紧情况。如颗粒较疏松，宜选用较粗的筛网以免破坏颗粒和增加细粉；若颗粒较粗硬，应选用较细的筛网，以免过筛后的颗粒过于粗硬。过筛时一般选用 12～20 目筛，中药颗粒要求细些，一般选用 14～24 目筛(见表 4－8)。

②加挥发油或挥发性药物：如处方中有挥发油类物质(如薄荷油等)，可先从干颗粒中筛出适量细粉来吸收挥发油，然后再与全部干颗粒混匀，以免混合不均匀或产生花斑，在有色片或素片中尤应注意；如所加的挥发性药物为固体(如薄荷脑)时，可先用乙醇溶解，或与其他成

分混合研磨共熔后喷入颗粒中混匀；然后置于容器内密闭数小时，使挥发性药物在颗粒中渗透均匀，以免由于挥发油吸附于颗粒表面，在压片时产生裂片等情况。

③加入润滑剂与崩解剂：整粒完成后，在颗粒中加入润滑剂、崩解剂（外加的崩解剂在此时加入），然后进行“批混”使充分混匀，移置物料桶内密闭，抽样检查，合格后方可压片。

(2)片重的计算

①按主药含量计算：由于药物在压片前经过了一系列的操作，其含量会有所变化，所以应对颗粒中主药的实际含量进行测定，然后按照（式 4－1）计算片重。

$$片重=\frac{每片含主药量(标示量)}{颗粒中主药的百分含量}\times 主药含量允许误差范围\%+压片前每片加入的平衡敷料量$$

式 4－1

例：某片剂含主药量 0.2g/片，测得颗粒中主药的百分含量为 60%，压片前每片加入的平均辅料量为 0.003g，本品含主药为标示量的 95.0%～105.0%，求该片剂的片重？

$$片重=\frac{0.2}{60\%}\times(95.0\%\sim105.0\%)+0.003=0.32\sim0.353(g)$$

②按干颗粒总重计算：中药片剂一般根据实际投料量与理论应压片数，按（式 4－2）计算片重。

$$片重=\frac{干颗粒重+压片前加入的敷料量}{应压片数}$$

式 4－2

例：某批药片的干颗粒重为 30kg，加入干颗粒的 14%干淀粉及 1%硬脂酸镁，制成片剂 10 万片，求该片剂的片重？

$$片重=\frac{30\times10^{3}+30\times10^{3}\times(14\%+1\%)}{10\times10^{4}}=0.345(g)$$

(3)压片：压片机按其结构可分为单冲压片机、旋转压片机，按片形可分为圆形片压片机、异形片压片机，按压制次数可分为一次压制压片机、二次压制压片机，按片层可分为单层压片机、双层压片机、包芯压片机等。不同的压片机，其压片过程相似：填料→压片→出片。应选择适宜的压片机进行压片。

①单冲压片机：主要组成有：a. 加料器：加料斗、饲粉器。b. 压缩部件：一副上、下冲和模圈。c. 各种调节器：压力调节器、片重调节器、推片调节器。压力调节器连在上冲杆上，用以调节上冲下降的深度，下降越深，上、下冲间的距离越近，压力越大，反之则小；片重调节器连在下冲杆上，用以调节下冲下降的深度，从而调节模孔的容积而控制片重；推片调节器连在下冲，用以调节下冲推片时抬起的高度，使恰与模圈的上缘相平，由饲粉器推开。

单冲压片机的压片过程（见图 4－13）依次为：a. 上冲抬起，饲粉器移到模孔上方。b. 上冲不动，下冲下降至适宜深度（容纳的药料重＝片重），饲粉器在模孔上摆动使药料填满模孔。c. 饲粉器从模孔上移开，模孔内的药料与模孔的上缘相平。d. 下冲不动，上冲下降并将药料压制成片。e. 上冲抬起，下冲随之抬起并与模孔上缘相平，药片被下冲由模孔中顶出。⑥饲粉器再次移至模孔上方，推出片剂，同时进行第二次饲粉，如此反复进行操作。

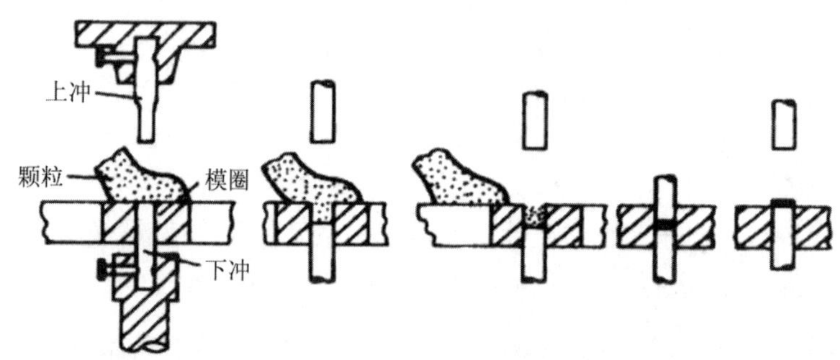

图 4－13　单冲压片机的压缩过程示意图

单冲压片机的产量大约在 80～100 片/min，一般最大压片直径为 12mm、最大填充深度为 11mm、最大压片厚度为 6mm、最大压力为 15kN，多用于新产品的研发试制。

②旋转压片机：旋转压片机的主要工作部分有：机台、压轮、片重调节器、压力调节器、加料斗、饲粉器、吸尘器、保护装置等。机台分为三层，机台的上层装有若干上冲，在中层的对应位置上装着模圈，在下层的对应位置装着下冲。上冲与下冲各自随机台转动并沿着固定的轨道有规律地上、下运动，当上冲与下冲随机台转动，分别经过上、下压轮时，上冲向下、下冲向上运动，并对模孔中的物料加压；机台中层的固定位置上装有刮粉器，片重调节器装于下冲轨道的刮粉器所对应的位置，用以调节下冲经过刮粉器时的高度，以调节模孔的容积；用上下压轮的上下移动位置调节压片压力。

旋转压片机的压片过程：a. 填充：当下冲转到饲粉器之下时，其位置最低，颗粒填入模孔中；当下冲行至片重调节器之上时略有上升，经刮粉器将多余的颗粒刮去。b. 压片：当上冲和下冲行至上、下压轮之间时，两个冲之间的距离最近，将颗粒压制成片。c. 推片：上冲和下冲抬起，下冲将片剂抬到恰与模孔上缘相平，药片被刮粉器推开，如此反复进行。

旋转压片机按冲数分有 16 冲、19 冲、27 冲、33 冲、37 冲等，按流程分为单流程和双流程两种。单流程仅有一套上、下压轮，旋转一周每个模孔仅压出一个药片；双流程有两套压轮、饲粉器、刮粉器、片重调节器和压力调节器等，均装在对称位置，中盘转动一周，每副冲可压制两个药片。

旋转压片机具有饲粉方式合理、片重差异小；由上、下冲同时加压，压力分布均匀；生产效率高等优点。如 55 冲的双流程压片机的生产能力高达 50 万片/h，目前压片机的最大产量可达 80 万片/h。全自动旋转压片机，除能将片重差异控制在一定范围外，对缺角、松裂片等不良片剂也能自动鉴别并剔除。

值得注意的是，在压片时应每隔一定时间抽样检查一次。不同重量片剂抽取的片数和误差限度规定(见表 4－9)。

表 4－9　片剂抽查的片数和误差限度规定

片重/g	抽取片数/片	误差限度/mg
0.1 以下	40	±40
0.1～0.29	20	±60
0.3～0.49	10	±50
0.5	10	±100

5.片剂成形的主要影响因素

(1)物料的压缩成形性:压缩成形性系指物料被压缩后形成一定形状的能力。制备片剂的过程就是将药物和辅料的混合物压缩成具有一定形状和大小的坚固聚集体的过程。多数药物受到外加压力时会产生塑性变形和弹性变形,其中塑性变形能产生结合力,使药料易于成形;而弹性变形不产生结合力,使药料趋向于恢复到原来的形状,从而减弱或瓦解片剂的结合力,甚至发生裂片或松片等现象。

(2)药物的熔点和结晶形态:若药物的熔点低,则有利于"固体桥"的形成,但熔点过低会使压片时易黏冲。若药物为立方晶系的结晶,则对称性好、表面积大,压缩时易于成形;鳞片状或针状的结晶可形成层状排列,所以压缩后的药片容易裂开;树枝状的结晶易发生变形且相互嵌接,可压性较好,易于成形,但流动性差。

(3)黏合剂和润滑剂:黏合剂能增强颗粒间的结合力,易于压缩成形,但用量过多时易黏冲,使片剂的崩解、药物的溶出受到影响。常用的润滑剂为疏水性物质(如硬脂酸镁),能减弱颗粒间的结合力,但在其常用的浓度范围内,对片剂的成形影响不大。

(4)水分:适量的水分在压缩时被挤到颗粒的表面形成薄膜,使颗粒相互靠近,易于成形,但过量的水分易造成黏冲。此外,水分能使颗粒表面的可溶性成分溶解,当药片失水时发生重结晶而在相邻颗粒间架起"固体桥",从而使片剂的硬度增大。

(5)压力:一般情况下,压力越大,颗粒间的距离越近,结合力就越强,压成的片剂硬度也越大。但压力超过一定范围后,对片剂硬度的影响会减小,甚至出现裂片。

6.片剂在制备过程中容易出现的问题

(1)松片:松片系指虽用较大的压力,但片剂的硬度小而松散易碎,或初压成片时有一定硬度,但放置不久即会松散。松片是比较常见的问题,其主要原因有:

①原辅料:如原辅料的脆性大、可塑性差、弹性大等。例如中药材的粉末中有纤维素及酵母粉等,在较大压力下虽可成形,但放置不久便会松散。遇此情况,应在处方中增加塑性较强的辅料如可压性淀粉、微晶纤维素、乳糖等。此外,原辅料的粒度或熔点、其他辅料的选用,也会对片剂的硬度有影响。

②含水量:压片的颗粒中应含适宜的水分,因过分干燥的颗粒往往不易压制成合格的片剂。原辅料在完全干燥状态时的弹性较大,含适量水可增强其塑性,压缩时能降低颗粒间的摩擦力,改善力的传递和分布。例如用氯化钠压片时,其含水量大,推片力小,反之则大。另

外,含适量水利于形成"固体桥",可增大片剂的硬度。

③润滑剂:硬脂酸镁为最常用的润滑剂,但其对某些片剂的硬度有不良影响。例如磺胺甲噁唑片中加入硬脂酸镁等润滑剂,对其硬度的不良影响更为明显。

④压缩条件:系指压力大小、压缩时间等。塑性变形需要一定的时间,若压缩速度太快,塑性很强的材料其弹性变形的趋势也将增大,易于产生松片。压片机中如果有预压装置,或两次压缩,对压片有利;增大旋转压片机冲头顶部的面积等,能增加压缩时间。

(2)裂片:裂片系指片剂由模孔中推出后,因振动或经放置等而使面向上冲的一薄层裂开并脱落的现象。从腰间裂开的称为腰裂,从顶部裂开的称为顶裂,腰裂和顶裂均属裂片。发生裂片的原因主要有:

①颗粒中细粉多,压缩前颗粒孔隙中有空气,由于压缩速度较快,又因冲头和模孔壁间的间隙很小,压缩过程中空气不能顺利排出而被封闭于片内的空隙内,当压力解除后,由于空气膨胀而发生裂片。

②压力分布不均匀以及颗粒的较强弹性,压成的药片弹性复原率高而造成裂片。出现这种情况,可调整处方,增加塑性强的辅料,以改善颗粒的压缩成形性;适当降低压力或增加压缩时间,使塑性变形的趋势增大而防止裂片;颗粒中含有适量水分,可增强颗粒的塑性并有润滑作用,因而改善压力分布以防止裂片。加入优质的润滑剂和助流剂以改变压力分布,也是克服裂片问题的有效手段之一。

③其他:如模孔变形或磨损、压片机的冲头受损以及推片时下冲未抬到与模孔上缘相平的高度等,可致片剂的表面有缺损,不能继续压片。

(3)黏冲:黏冲系指压片时,冲头或冲模黏附有细粉,致使片面不光、不平(有凹痕)等现象,刻字冲头更容易发生黏冲。产生的主要原因有:

①冲头表面损坏或表面光洁度降低,也可能由于防锈油或润滑油,新冲模表面粗糙或刻字太深有棱角:可将冲头擦净、调换不合规格的冲模或用微量液状石蜡擦在刻字冲头表面使字面润滑。如因机械发热而造成黏冲时,应检查原因,并检修设备。

②刻、冲字符设计不合理:应更换冲头或更改字符设计。

③颗粒的含水量过多或颗粒干湿不匀:应控制颗粒水分在2%~3%左右。

④润滑剂用量不足或种类不当:应适当增加润滑剂用量或更换润滑剂。

⑤原辅料细度差异大而造成混合不均匀或混合时间不当:对原辅料进行粉碎、过筛,使其细度达到该品种的质量要求,同时控制好混合时间。

⑥黏合剂的浓度低或质量有问题使细粉太多(10%以上):用40目筛出细粉,重新制粒、干燥、整粒后,整批混合均匀再压片。

⑦原料本身的原因(如具有引湿性):加入一定量的吸收剂,如加入3%的磷酸氢钙。

⑧环境的温、湿度过高:应降低环境温、湿度。

(4)花斑与印斑:花斑与印斑系指片剂表面有色泽深浅不同的斑点,造成外观不合格。产生的主要原因有:

①压片时油污从上冲落入颗粒中产生油斑：应清除油污，并在上冲套上橡皮圈以防止油污落下。

②黏合剂用量过多、颗粒过于坚硬、含糖品种中糖粉熔化或有色片剂的颗粒着色不匀、干湿不匀、松紧不匀或润滑剂未充分混匀：应改进制粒工艺使颗粒较松，有色片剂可采用适当方法而使均匀着色后制粒，润滑剂应按要求先过细筛再与颗粒充分混匀。

③复方片剂中原辅料深浅不一，而原辅料未经磨细或充分混匀：制粒前应先将原料磨细，颗粒应混匀才能压片，若压片时发现花斑应返工处理。

④压过有色品种后清场不彻底：应清场。

(5)片重差异超限：片重差异超限系指片剂的重量超出《中国药典》2010 年版规定的片重差异允许范围。产生的主要原因有：

①颗粒流动性不好，致使流入模孔的颗粒量时多时少：应重新制粒或加入较好的助流剂如微粉硅胶等，改善颗粒流动性。

②颗粒中的细粉过多或颗粒的大小相差悬殊，致使流入模孔内的物料时重时轻：应除去过多的细粉或重新制粒。

③加料斗内的颗粒时多时少，造成加料的重量波动：应保持加料斗内始终有 1/3 量以上的颗粒。

④冲头与模孔吻合性不好，如下冲外周与模孔壁之间漏下较多药粉，致使下冲发生“涩冲”现象，从而造成物料填充不足：应更换冲头、模圈。

(6)崩解迟缓：崩解迟缓系指片剂的崩解时限超出《中国药典》2010 年版规定的范围。产生的主要原因有：

①黏合剂的黏性太强或用量过多，使颗粒的硬度过大、过粗：应选用适宜与适量的黏合剂，粗颗粒可用制粒机碎成适当细度的颗粒来解决。

②崩解剂选择不当、用量不足或干燥不够，或疏水性强的润滑剂用量过多：应重新选择适当崩解剂并增加用量，或适当减少润滑剂用量或选用亲水性强的润滑剂。

③压力时的压力过大，使片剂过硬而难以崩解：应在不引起松片的情况下减小压力。

(7)溶出度不合格：溶出度不合格系指片剂在规定的时间内不能溶出规定量的药物。因为片剂口服后，必须经过崩解、溶出、吸收等过程，任何一个环节发生问题都将影响药物的疗效。未崩解的片剂，其表面积十分有限，溶出量很小，溶出速度也很慢；崩解后，形成了众多的小颗粒，所以总表面积急剧增加，药物的溶出量和溶出速度一般也会大大加快。但是，对于难溶性药物而言，虽然崩解度合格却并不一定能保证药物快速而完全地溶出，故可采取一些方法来改善药物的溶出速度(能促使崩解加快的因素，一般也能加快溶出，但对于许多难溶性药物来说，这种溶出加快的幅度不会很大)：

①药物微粉化：可增加药物的比表面积，从而加快其溶出速度。

②研磨制备混合物：疏水性药物单独粉碎时，随着粒径的减小，表面自由能增大，粒子易发生重新聚集的现象，粉碎的实际效率不高，与此同时，这种疏水性药物粒径减小、比表面积

增大,会使片剂的疏水性增强,不利于片剂的崩解和溶出。如果将这种疏水性的药物与大量的水溶性辅料共同研磨粉碎制成混合物,则药物与辅料的粒径都可以降低到很小,又由于辅料的量多,因此在细小的药物粒子周围吸附着大量水溶性辅料的粒子,这样就可以防止细小药物粒子的相互聚集,使其稳定地存在于混合物中;当水溶性辅料溶解时,细小的药物粒子便直接暴露于溶剂中,所以溶出速度大大加快。例如,将疏水性的地高辛、氢化可的松等药物与数倍的乳糖球磨混合后干法制粒压片,溶出速度大大加快。

③制成固体分散物:将难溶性药物制成固体分散物,使药物以分子或离子形式分散在易溶性的高分子载体中是改善溶出速度的有效方法。例如,用吲哚美辛与 PEG 6000(1∶9)制成固体分散物后,再加入适宜辅料压片,其溶出度可得到很大的改善。

④吸附于"载体"后压片:将难溶性药物溶于能与水混溶的无毒溶剂(如 PEG 4000)中,然后用硅胶等多孔性的载体将其吸附,然后制成片剂。由于药物以分子的状态吸附于硅胶中,在接触到溶出介质或胃肠液时,很容易溶解,从而大大加快了药物的溶出速度。

(8)片剂含量不均匀:所有造成片重差异过大的因素,皆可造成片剂中药物含量的不均匀。此外,对于小剂量的药物来说,混合不均匀和可溶性成分的迁移是片剂含量均匀度不合格的两个主要原因。

①混合不均匀:a. 主药量与辅料量相差悬殊时,一般不易混匀,此时应采用等量递加法进行混合或将小量的药物先溶于适宜的溶剂中再均匀地喷洒到大量的辅料或颗粒中(一般称为溶剂分散法),以确保混合均匀。b. 药粒子大小与辅料相差悬殊,极易造成混合不匀,所以应将主药和辅料进行粉碎,使各成分的粒子都比较小并力求一致,以确保混合均匀。c. 粒子的形态如果比较复杂或表面粗糙,则粒子间的摩擦力较大,一旦混匀后不易再分离;而粒子的表面光滑,易在混合后的加工过程中相互分离,难以保持其均匀的状态。d. 当采用溶剂分散法将小剂量药物分散于空白颗粒时,由于大颗粒的孔隙率较高、小颗粒的孔隙率较低,因此吸收的药物溶液量有较大差异。在随后的加工过程中由于振动等原因,大小颗粒分层,小颗粒沉于底部,造成片重差异过大以及含量均匀度不合格。

②可溶性成分在颗粒之间的迁移:在干燥前,水分均匀地分布于湿粒中。在干燥过程中,颗粒表面的水分发生气化,使颗粒内外形成湿度差,因而颗粒内部的水分不断地扩散到外表面;水溶性成分在颗粒内部是以溶液的形式存在,当内部的水分向外表面扩散时,这种水溶性成分也被转移到颗粒的外表面,这就是所谓的迁移过程。在干燥结束时,水溶性成分就遗留在颗粒的外表面,造成颗粒内外含量不均匀,外表面可溶性成分含量较高、内部可溶性成分含量较低。尤其是采用箱式干燥时,这种颗粒之间的可溶性成分迁移现象更为明显:颗粒在盘中铺成薄层,底部颗粒中的水分将向上扩散到上层部位的表面进行气化,这就将底层颗粒中的可溶性成分迁移到上层颗粒中,使上层颗粒中的可溶性成分含量增大。当使用这种上层含药量大、下层含药量小的颗粒压片时,必然造成片剂的含量不均匀。因此采用箱式干燥时,应经常翻动物料层,以减少可溶性成分在颗粒间的迁移。采用流化(床)干燥法时,由于湿颗粒处于流化运动状态,相互之间并不紧密接触,所以一般不会发生颗粒间的可溶性成分迁移,有

利于提高片剂的含量均匀度。

(9)其他

①叠片:系指两片叠成一片。由于黏冲或上冲卷边等原因致使片剂黏在上冲,此时颗粒填入模孔中又重复压一次即成叠片;或由于下冲上升位置太低,不能及时将片剂顶出,而此时新的颗粒又加入模孔内重复加压即成叠片。因此,应处理好黏冲与冲头配套问题,改进装冲模的精确性,排除压片机故障。

②爆冲:系指冲头爆裂缺角,金属屑可能嵌入片剂中。造成爆冲的原因有:冲头热处理不当;冲模本身有损伤裂痕未经仔细检查,经不起加压或压片机压力过大;压制结晶性药物时等。因此,应改进冲头热处理方法,加强检查冲模质量,调整压力,注意片剂外观检查。如发现爆冲,应立即查找碎片并找出原因加以克服。

③断冲:系指冲头断裂或者冲尾细脖处断裂。造成断冲的原因有:冲模热处理不当;本身有损伤裂痕未经仔细检查,经不起加压或压片机压力过大;超过冲模本身疲劳极限等。因此,应改进冲头热处理方法,加强检查冲模质量,调整压力,注意片剂外观检查。同时,模具使用寿命不能无限制,一般在 3000～5000 万片时就应报废。上冲断容易打加料器、下冲断容易打下冲轨道,所以出现断冲将损坏加料器或下冲轨道,应经常检查模具并及时更换老模具。

7.举例

(1)复方磺胺甲噁唑片:本品每片含磺胺甲噁唑($C_{10}H_{11}N_3O_3S$)应为 0.360～0.440g,含甲氧苄啶($C_{14}H_{18}N_4O_3$)应为 72.0～88.0mg。

①处方:磺胺甲噁唑 400g 甲氧苄啶 80g 淀粉 40g 10%淀粉浆 24g 干淀粉 23g 硬脂酸镁 3g 制成 1000 片。

②制备:将磺胺甲噁唑、甲氧苄啶过 80 目筛,与淀粉混匀,加淀粉浆制成软材,以 14 目筛制粒后,置 70～80℃干燥后于 12 目筛整粒,加入干淀粉及硬脂酸镁混匀后,压片,即得。

③性状:本品为白色片。

④类别:磺胺类抗菌药。

⑤贮藏:遮光,密封保存。

(2)复方鱼腥草片

①处方:鱼腥草 583g 黄芩 150g 板蓝根 150g 连翘 58g 金银花 58g。

②制法:以上五味,取鱼腥草 200g,与连翘、金银花粉碎成细粉,剩余的鱼腥草与黄芩、板蓝根加水煎煮 2 次,每次 2h,合并煎液,滤过,滤液浓缩成稠膏,加入上述细粉,混匀,干燥,粉碎成细粉,制成颗粒,干燥,压制成 1000 片,包糖衣即得。

③性状:本品为糖衣片,除去糖衣后显棕褐色;味微涩。

④功能与主治:清热解毒。用于外感风热所致的急喉痹、急乳蛾,症见咽部红肿、咽痛;急性咽炎、急性扁桃体炎见上述证候者。

⑤用法与用量:口服。一次 4～6 片,一日 3 次。

⑥贮藏:密封。

（二）干法制粒压片法

干法制粒压片法系指将干法制粒的颗粒进行压片的方法。其工艺流程（见图 4－14）。

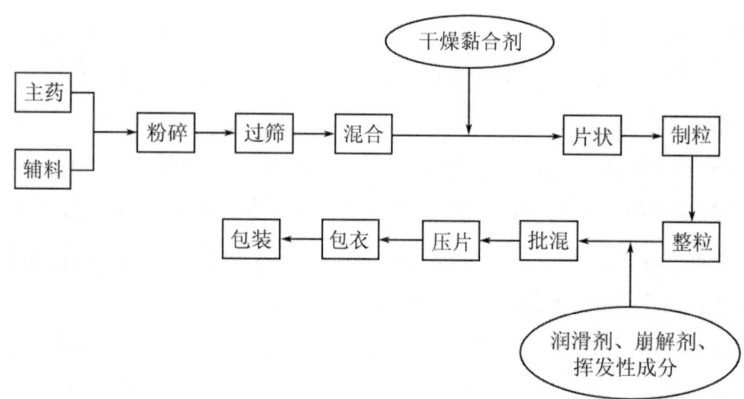

图 4－14　干法制粒压片法工艺流程

干法制粒压片法常用于热敏性物料、遇水易分解的药物，方法简单、省工省时。但采用干法制粒时，应注意由于高压引起的晶型转变及活性降低等问题。

（三）粉末直接压片法

粉末直接压片法系指不经过制粒过程，直接把药物和辅料的混合物进行压片的方法。其工艺流程（见图 4－15）。

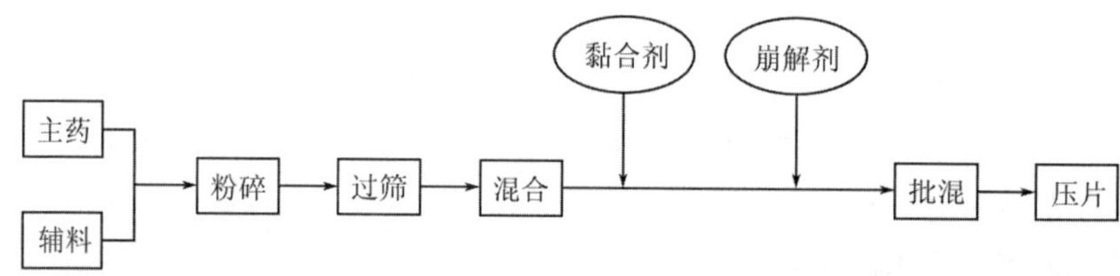

图 4－15　粉末直接压片法工艺流程

粉末直接压片法避开了制粒过程，因而具有省时节能、工艺简便、工序少、适用于湿热不稳定的药物等突出优点，但也存在粉末的流动性差、片重差异大、容易造成裂片等不足，致使该工艺的应用受到了一定限制。可用于粉末直接压片的优良辅料有：微晶纤维素、可压性淀粉、喷雾干燥乳糖、磷酸氢钙二水合物、微粉硅胶等。这些辅料的特点是流动性、压缩成形性好。

四、片剂的包衣

（一）包衣的目的

包衣系指在片剂（常称其为片心或素片）的外表面均匀地包裹上一定厚度衣层的单元操作，有时也用于颗粒或微丸的包衣。通过包衣，可达到以下三方面目的：

1.控制药物的释放部位和释放速度　将一些易被胃酸或胃酶破坏以及对胃有刺激性,甚至引起呕吐的药物包上肠溶衣,使其在患者的胃中不溶而在肠中溶解。近年来用包衣法可实现定位给药,如结肠给药。

半衰期较短的药物制成片心后,可用适宜的高分子成膜材料包衣,通过调整包衣膜的厚度和通透性来控制药物的释放速度,达到缓释、控释、长效的目的。

2.改善片剂的外观和掩盖药物的不良气味　有些药物制成片剂后,外观不好(尤其是中药材的片剂),包衣后可使片剂的外观显著改善。有些药物如黄连素,包上糖衣后可掩盖其苦味、方便服用。

3.增加药物的稳定性　有些药物易吸潮,可用羟丙基甲基纤维素等高分子材料包薄膜衣,能有效防止片剂的吸潮变质。此外,将有配伍禁忌的药物分别制粒、包衣,再进行压片,能有效防止此类药物的不良配伍。

(二)包衣片的类型与要求

1.包衣片的类型　根据包衣材料的不同,片剂的包衣可分为包糖衣、包薄膜衣和包肠溶衣三类。

2.包衣片的要求　包衣片心的质量要求有:①片心应有适当的硬度,既能承受包衣过程的滚动、碰撞和摩擦,同时又对包衣过程中所用溶剂的吸收量最低。②片心比一般片剂的脆性要小,以免在包衣过程中破碎或缺损。③片心应有适宜的厚度与弧度,以免片剂互相粘连或衣层在边缘部断裂。

片剂包衣后应达到以下要求:①衣层应均匀、牢固,并与片心不起任何作用。②崩解时限应符合规定。③经长时间储存能保持光洁、美观、色泽一致并无裂片现象,且不影响药物的溶解和吸收。

(三)包衣的方法与设备

1.锅包衣法　包衣过程在包衣锅内完成的包衣法称为锅包衣法,是一种最经典、最常用的包衣方法。其包括普通锅包衣法(普通滚转包衣法)和改进的埋管包衣法及高效包衣锅法。

(1)普通包衣锅:普通包衣锅一般用不锈钢或紫铜衬锡等性质稳定的材料制成,有莲蓬形和荸荠形等形状。包衣锅的轴与水平的夹角为30°~40°,使片剂在包衣过程中既能随锅的转动方向滚动、又有沿轴向的运动,因此混合作用更好。包衣锅的转动速度应适宜,以能使片剂在锅中随锅的转动而上升至一定高度、随后作弧线运动而落下为度,从而使包衣材料在片剂表面能均匀分布,片与片之间又有适宜的摩擦力。

采用普通包衣锅包衣,劳动强度大、生产周期长,包衣效果与包衣设备、包衣方法、操作人员的经验有关。同时在干燥时,热风仅吹在片心层表面,热交换仅限于表面,有部分热量从吸风口直接被吸出,因此热源利用率不够高。近年来多采用可无级调速的包衣锅。包衣锅应有加热装置以快速蒸发溶剂,如可用电热丝等由包衣锅下部加热、吹入干热空气等。

(2)高效包衣锅:高效包衣锅与普通包衣锅的结构、原理类似。其壁上装有带动片剂向上运动的挡板,锅内片剂随转筒的运动被带动上升至一定高度后由于重力作用在物料层斜面上边旋转边滑下,安装在片剂层斜面上部的喷雾器向物料层表面喷洒包衣液,干燥空气从转锅前面的空气入口进入,透过片剂层从锅的夹层排出。

高效包衣锅的锅壁上有数千个小孔(孔径为1.5mm),热空气通过小孔吹入锅内,可大大提高包衣效率。高效包衣锅适用于片剂包衣,是较为理想的薄膜包衣设备。混合能通过包衣锅的旋转达到。干燥则是通过热空气穿过打孔的锅壁至片床,然后直接进入吸风装置来完成。溶剂的蒸发(包括粉尘及外加空气)同样通过打孔的锅壁进入排风系统,由于空气的流向一致,整个包衣锅的干燥效率达到最佳。因此,与普通包衣锅相比,高效包衣锅在干燥时,热风能穿过片心间隙,并与表面的水分或有机溶剂进行热交换,热源利用率较高,干燥效果好。

(3)埋管包衣锅:埋管包衣锅在普通包衣锅的底部,装有通入包衣液、压缩空气和热空气的埋管(见图4—16)。包衣时,埋管插入包衣锅的片床中,包衣液由泵打出经气流雾化,直接喷洒在片剂上;干热空气也随雾化过程同时从埋管中喷出,穿透整个片床进行干燥;湿空气从排出口排出,经集尘滤过器滤过后排出。该法既可包薄膜衣又可包糖衣,既可用有机溶剂材料又可用水性混悬浆液的衣料。由于雾化过程是连续的,该法可实现连续包衣,大大节省了包衣时间,同时避免了粉尘飞扬,适合于大生产。

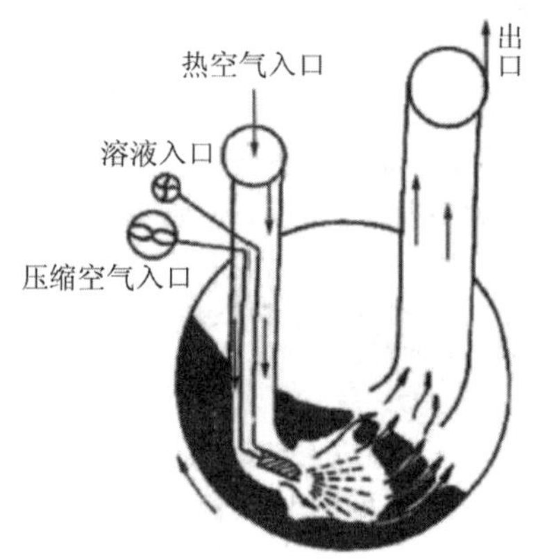

图4—16 埋管包衣锅示意图

用包衣锅包糖衣时,将适量的片剂置锅内,且包衣锅应始终按适宜速度转动,根据包糖衣的顺序依次加入隔离层溶液、黏合剂溶液及撒粉、蔗糖溶液等,每次加入溶液均应充分转动,必要时辅以搅拌,使其均匀分散于全部片剂的表面,随后加温通风使干燥。如需撒粉,则在黏合剂均匀分布后撒入,包衣锅转动(辅以搅拌)使均匀黏附于片面,然后通风干燥。在包衣过程中,应注意:每次加入液体或撒粉均应使其分布均匀,待充分干燥后才能重复操作,但溶液黏度不宜太大,否则不易分布均匀。生产中包粉衣层等经常采用混浆法,即将撒粉混悬于黏合剂溶液,然后再加至转动的片剂中,此法可减少粉尘和简化工序。

用包衣锅包薄膜衣时,应注意:①将成膜材料溶液均匀分布在全部片剂的表面,并适当调节包衣锅的转速或加挡板等,以防止片剂在锅中滑动。②包衣锅应有良好的排气设备,以利于有机溶剂的排出或回收。③包衣溶液一般用喷雾方法喷于片剂表面效果较好,也有将包衣溶液形成细流后加入。④包衣过程中应通入热风,以加快溶剂的蒸发。如用水分散体包衣,应注意加速水分的蒸发,可用埋管包衣锅等。带夹层的包衣锅,热空气可经内壁上的很多小孔进入包衣锅内。

2.流化包衣法　流化包衣法的基本原理与流化制粒法类似，即将片心置于流化床中，通入气流，借急速上升的空气流使片心悬浮于包衣室中使处于流化状态，另将包衣液喷入流化室并雾化，使片剂的表面黏附一层包衣液，继续通热空气使其干燥，如法包若干层，至所需厚度后，片心继续沸腾数分钟干燥，即可（见图 4—17），全过程一般只需 1～2h。

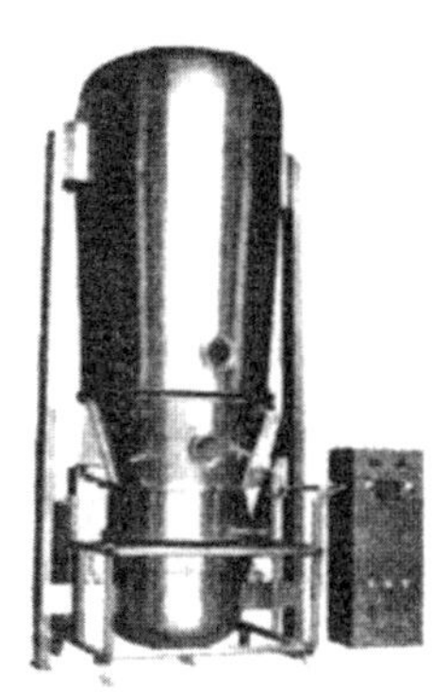
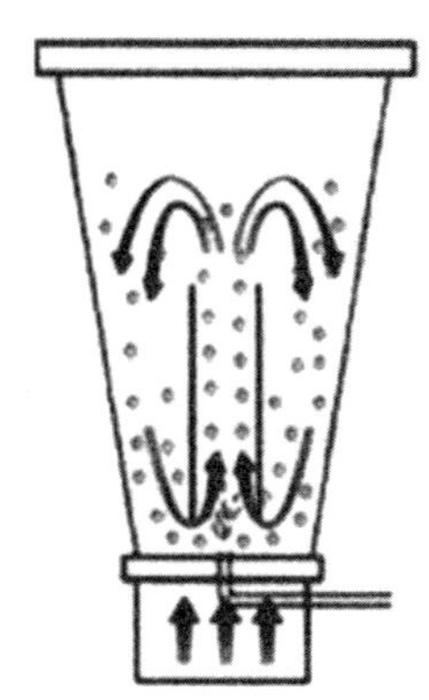

图 4—17　流化包衣机

根据包衣液的喷入方式不同，可分为底喷式、顶喷式和侧喷式三种。用流化床包衣时，影响包衣膜性质的关键因素除包衣材料的用量和性质外，主要是包衣温度和喷枪的压力（喷入包衣液的速率）。流化包衣的优点有：①自动化程度高。②包衣速度快、时间短、工序少。③整个包衣过程在密闭的容器中进行，无粉尘，环境污染小，且节约原辅料，生产成本较低。需注意，大片因重力而运动较难，小片则易粘连。

（四）压制包衣法

一般将两台压片机联合起来进行压制包衣，两台压片机以特制的传动器连接配套使用，即一台压片机专门用于压制片心，然后由传动器将压成的片心输送至包衣转台的模孔中（此模孔内已填入包衣材料作为底层），随着转台的转动，片心的上面又被加入约等量的包衣材料，然后加压，使片心压入包衣材料中间而形成压制的包衣片剂。

压制包衣法可避免水分、高温对药物的不良影响，生产流程短、自动化程度高，但对压片设备的精度要求较高，目前国内尚未广泛使用。

（五）包衣的材料与工艺

1.包衣材料的要求　包衣材料应符合以下要求：①无毒，化学惰性，在热、光线、水分、空气中稳定，不与药物发生反应。②能溶解或均匀分散在分散介质中，不易受 pH 值的影响或只在特定的 pH 值范围内溶解。③能形成连续、牢固、光滑的衣层，有抗裂性，隔水、隔湿、遮光、不透气作用良好。

2.包糖衣　包糖衣系指包上以蔗糖为主的包衣材料，可掩盖药物的不良气味，改善片剂的外观和口感，有一定防潮、隔绝空气作用。但包衣后，片重一般增加 50%～100%，且包衣过程的影响因素较多，使操作人员之间的差异、批与批之间的差异经常发生。随着包衣装置的不断改善和发展，包衣操作由人工控制逐渐发展到自动化控制，使包衣过程更可靠、重现性更好。

包糖衣的工艺流程(见图4—18)。

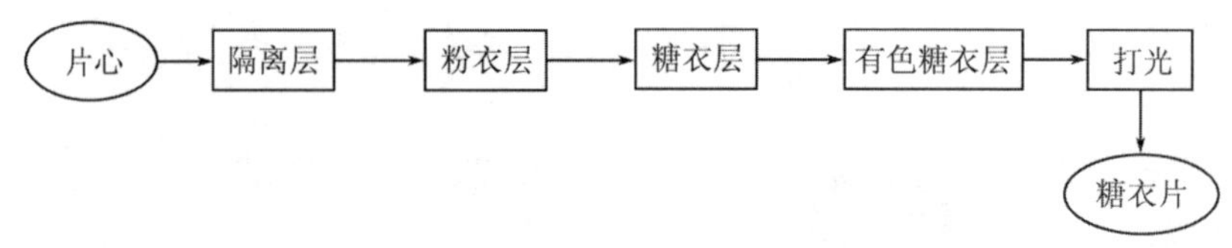

图4—18 包糖衣工艺流程

(1)隔离层:包隔离层系指将不透水的材料包在片心上,以防止在后面的包衣过程中水分浸入片心中,同时可增加片剂的硬度。

隔离层材料:常用的有10%的玉米朊乙醇溶液、15%～20%的虫胶乙醇溶液、10%的邻苯二甲酸醋酸纤维素(CAP)乙醇溶液以及10%～15%的明胶浆等等。这类胶浆具有黏性和可塑性,能提高包衣层的固着力和防潮能力。此外,大多还加入适量的滑石粉。

具体操作:将片心置包衣锅中滚动,加入隔离层包衣材料的溶液并使其均匀黏附在片心上,吹热风,再加入适量的滑石粉至恰好不粘连,重复数次至所需规定为止(一般包3～5层)。操作时要注意干燥温度应适当,一般采用低温干燥(30～50℃),且每层充分干燥后再包下一层(每层干燥时间约30min)。干燥与否主要凭经验,听锅内药片运动的响声及用指甲在片剂表面刮,以有硬感和不易刮下为宜。

(2)粉衣层:粉衣层包在隔离层的外面,一般较厚,主要是为了消除片剂原有的棱角,包平片面,为包好糖衣打基础。

粉衣层材料:常用的黏合剂有糖浆、明胶浆、阿拉伯胶浆或糖浆与其他胶浆的混合浆。常用的撒粉有滑石粉、蔗糖粉、白陶土、糊精、淀粉等。大多采用浓度为65%或85%(g/mL)的糖浆和滑石粉(100目)包衣。

操作方法:片剂在包衣锅中继续滚动,加入黏合剂使片剂表面均匀润湿后,再加入适量撒粉使之黏着于片剂表面,不断滚动并吹风干燥(40～55℃),如此洒一次浆、撒一次粉,然后热风干燥20～30min/层,重复操作至片剂的棱角消失至圆整平滑为止(一般包15～18层)。

(3)糖衣层:包糖衣层系指粉衣层用糖浆润湿并干燥,使片剂外包一层蔗糖结晶形成的衣层。由于粉衣层的表面比较粗糙、疏松,包上糖衣层后可使其表面光滑细腻、坚实美观。

糖衣层材料:与粉衣层的相似,只加糖浆、不加滑石粉。

具体操作:与包粉衣层类似,一般包10～15层。但应注意的是,加入的糖浆应稍稀,并逐次减少用量(湿润片面即可);每次加入糖浆后先停止吹风,待片剂表面略干后再低温(约40℃)缓缓加热吹风干燥。

(4)有色糖衣层:包有色糖衣层,主要是增加片剂的美观、便于识别或起遮光作用。

有色糖衣层材料:与糖衣层的相似,但增加了食用色素,必要时还加入二氧化钛以遮光。

具体操作:与包糖衣层类似,一般包8～15层。在包完糖衣层的片剂上继续加不同浓度的有色热糖浆,色素的浓度应由浅到深,以免产生花斑,直到有色糖浆加完为止。

(5)打光:在包完有色糖衣层的片剂上涂上薄薄的一层蜡,可增加片剂的光亮美观,兼有防潮作用。

打光材料:常用虫蜡(主要指四川产的米心蜡,又称白蜡、川蜡。一般使用前应精制,即在80～100℃熔化,过100目筛去除悬浮物,掺入2%左右的硅油混匀,冷却后刨成80目的细粉使用),每万片约用3～5g虫蜡。

具体操作:在室温下进行。在最后一次有色糖浆快要干燥时,停止包衣锅的转动,将锅密闭,并翻转数次,使剩余微量的水分慢慢散失。然后再开动包衣锅,将虫蜡的2/3量撒入片中,转动摩擦使片面光滑,再慢慢加入剩余的蜡粉,转动锅直至片面极为光亮为止。取出片剂,并移至石灰干燥柜内放置12～24h或硅胶干燥器中吸湿干燥10h,以除去剩余水分,即可包装。

3.包薄膜衣　包薄膜衣系指在片心外包上比较稳定的高分子材料,因膜层较薄,故名薄膜衣。与糖衣相比,薄膜衣具有以下优点:①操作简单,生产周期短。②衣层薄,所需材料少,片重一般只增加2%～4%,成本较低。③利于制成胃溶、肠溶或长效缓控释制剂。但不能回收有机溶剂,不利于环境卫生和劳动保护,且因衣层薄而不能完全掩盖片剂原有的颜色和气味。

包薄膜衣的工艺流程(见图4－19)。

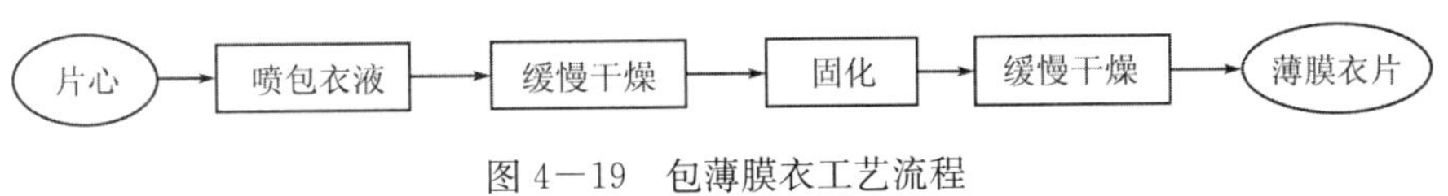

图4－19　包薄膜衣工艺流程

(1)薄膜衣料

①成膜材料

a.胃溶性成膜材料:系指在水或胃液中溶解的材料,为一般薄膜衣料。

·羟丙甲纤维素(HPMC):为常用品种,成膜性能好,制成的膜无色、无味、柔软、抗裂,包衣时无黏结现象,并在光、热、空气及一定温度下稳定。本品不溶于热水,在冷水中溶胀成澄清或微浑浊的胶体溶液;在无水乙醇、乙醚、丙酮中几乎不溶,但溶于70%以下的乙醇溶液中;也能溶于异丙醇与二氯甲烷的混合溶剂中。生产中常用较低浓度(2%～5%)的HPMC进行薄膜包衣。

·羟丙纤维素(HPC):本品与HPLC相似,能溶于胃肠液中,常用其2%水溶液包薄膜衣,操作简便,可避免使用有机溶剂,但在干燥过程中产生较大的黏性而影响片剂的外观,并且具有一定的吸湿性。

·聚丙烯酸树脂IV:本品为甲基丙烯酸二甲氨基乙酯与甲基丙烯酸酯类的共聚物,在温乙醇中(1h以内)溶解,在盐酸溶液(9→1000)中(1h以内)略溶,在水中不溶,形成的衣膜无色、透明、光滑、平整、防潮性能优良,在胃液中迅速溶解。

·聚维酮(PVP):本品易溶于水、乙醇及胃肠液,但包衣时易产生黏结现象,成膜后也有吸湿软化的倾向。

·聚乙二醇(PEG):本品可溶于水及胃肠液,但制成的膜对热敏感,遇高温易熔融,故常与其他成膜材料如CAP等混合使用。

·乙基纤维素(EC):本品不溶于水,成膜性能良好,现多用于EC水分散体。

b.肠溶性成膜材料系指在胃液中不溶解,但在pH值较高的水或肠液中溶解的材料。

·丙烯酸树脂Ⅱ、Ⅲ:本品由甲基丙烯酸与甲基丙烯酸甲酯分别以50∶50和35∶65的比例共聚而得,为白色条状物或粉末,在乙醇中易结块,在温乙醇中1h内溶解,在水中不溶。作为肠溶衣时渗透性较小,在肠中溶解性能好,但形成的膜脆性较大,故应添加适宜的增塑剂。

·邻苯二甲酸醋酸纤维素(CAP):本品成膜性能好,pH值6以上能溶解,胰酶可促进其消化,包衣时一般使用其8%～12%的乙醇丙酮混合液。

②增塑剂:增塑剂系指用来改善高分子薄膜的物理机械性质,使其更具柔顺性、增加可塑性的物质。常用的有水溶性增塑剂(如丙二醇、甘油、聚乙二醇等)和非水溶性增塑剂(如甘油三醋酸酯、乙酰化甘油酸酯、邻苯二甲酸酯、硅油等)。

③溶剂:常用乙醇、甲醇、异丙醇、丙酮、氯仿等溶剂,溶解成膜材料和增塑剂等,并在其挥发后使成膜材料能均匀分散到片剂表面而成膜。包薄膜衣时,溶剂的蒸发和干燥速率对包衣膜的质量有很大影响:速率太快,成膜材料不均匀分布致使片面粗糙;太慢又会使包上的衣层被溶解而脱落。

④着色剂与遮光剂:加入着色剂与遮光剂,可遮盖有色斑的片心或不同批号片心间色调的差异,改善片剂外观,也使不同类型的片剂易于识别,遮光剂还可提高光敏性药物对光的稳定性。

常用的着色剂有水溶性、水不溶性和色淀等三类。色淀的应用主要是为了便于鉴别、防止假冒,且能满足产品美观的要求,也有遮光作用,但色淀的加入有时会降低薄膜的拉伸强度、增加弹性模量和减弱薄膜柔性的作用。遮光剂应用最多的是二氧化钛。

⑤释放速度调节剂:加到薄膜衣材料中的蔗糖、氯化钠、表面活性剂、PEG等水溶性物质一旦遇到水,就会迅速溶解,留下一个多孔膜作为扩散屏障,这些水溶性物质称为释放速度调节剂,亦称释放速度促进剂或致孔剂。

薄膜衣的材料不同,释放速度调节剂的选择也不同:如吐温、司盘、HPMC作为乙基纤维素薄膜衣的致孔剂,黄原胶作为甲基丙烯酸酯薄膜衣的致孔剂。

(2)包薄膜衣方法:目前,国内最常用的薄膜包衣法为有机溶剂包衣法。该法包衣材料用量较少,能使片剂表面光滑、均匀,但必须严格控制有机溶剂残留量。而在发达国家,水分散体包衣法日趋普遍。

包薄膜衣一般采用高效包衣锅。亦可用普通包衣锅,但包衣锅内需有适当形状的挡板,以利于片心的转动与翻动;包衣锅应有可靠的排气装置,能及时排走薄膜衣料中的有机溶剂。也可用空气悬浮包衣机包衣。

具体操作:①喷包衣液:将片心放入锅内,喷入一定量的薄膜衣材料溶液,使片心面均匀湿润。②缓慢干燥:吹入缓和的热风,使溶剂蒸发(温度最好不超过40℃,以免干燥过快,出现“皱皮”或“起泡”现象;也不能干燥过慢,否则出现“粘连”或“剥落”现象)。以上①、②操作反复若干次,直至达到一定厚度为止。③固化:大多数的薄膜衣需一个固化期。一般在室温下自然放置6～8h,使之完全固化。④缓慢干燥:一般将片剂在50℃下再干燥12～24h,以尽量除尽残留的有机溶剂。

4.包肠溶衣　包肠溶衣系指用肠溶性包衣材料进行包衣后，片剂在37℃的人工胃液中2h以内不崩解或溶解，洗净后在人工肠液中1h崩解或溶解并释放出药物。

包肠溶衣的设备与操作过程与一般薄膜衣的基本相同。也可先将片心用包糖衣的方法包到无棱角时，再加入肠溶衣溶液，包肠溶衣至适宜厚度，最后再包数层粉衣层及糖衣层。

(六)包衣过程中容易出现的问题

1.包糖衣

(1)糖浆不黏锅：若锅壁上蜡未除尽，可出现糖浆不黏锅现象：应洗净锅壁或再涂一层热糖浆，撒一层滑石粉。

(2)黏锅：可能由于加糖浆过多，黏性大，搅拌不匀，可造成黏锅现象：应保持糖浆含量恒定，一次用量不宜过多，锅温不宜过低。

(3)片面不平：由于撒粉太多、温度过高、衣层未干又包第二层，可造成片面不平现象：应改进操作方法，做到低温干燥、勤加料、多搅拌。

(4)色泽不匀：片面粗糙、有色糖浆用量过少且未搅匀、温度过高、干燥太快、糖浆在片面上析出过快，衣层未干就加蜡打光，均可造成色泽不匀现象：应采用浅色糖浆，增加所包层数，“勤加少上”控制温度，若情况严重时洗去衣层，重新包衣。

(5)龟裂与爆裂：由于糖浆与滑石粉用量不当、片心太松、温度太高、干燥太快、析出粗糖晶体，使片面留有裂缝，造成龟裂或爆裂现象。应控制糖浆和滑石粉用量，注意干燥温度和速度，更换片心。

(6)露边与麻面：包衣料用量不当，温度过高或吹风过早，可造成露边或麻面：应注意糖浆和粉料的用量，糖浆以均匀润湿片心为度，粉料以能在片面均匀黏附一层为宜，片面不见水分和产生光亮时再吹风。

(7)膨胀磨片或剥落：片心层与糖衣层未充分干燥，崩解剂用量过多，可造成膨胀磨片或剥落现象：包衣时应注意干燥，控制胶浆或糖浆的用量。

2.包薄膜衣

(1)粘片：由于喷包衣液太快，使片相互粘连：应适当降低包衣液喷量，提高热风温度，加快锅的转速等。

(2)出现“桔皮”膜：由于干燥不当，包衣液喷雾压力低而使喷出的液滴受热浓缩程度不均造成衣膜出现波纹：应立即控制蒸发速率，提高喷雾压力。

(3)“架桥”：刻字片上的衣膜造成标志模糊称为架桥：应放慢包衣喷速，降低干燥温度，同时注意控制好热风温度。

(4)出现色斑：由于配包衣液时搅拌不匀或固体状特质细度不够，可出现色斑现象；配包衣液时应充分搅拌均匀。

(5)药片表面或边缘衣膜出现裂纹、破裂、剥落或者药片边缘磨损：包衣液固含量选择不当、包衣机转速过快、喷量太小，或片心硬度太差，可造成此现象；应选择适宜的包衣液固含量，调节适宜的转速及喷量的大小，或改进片心的配方及工艺。

(6)衣膜“喷霜”：由于热风湿度过高、喷程过长、雾化效果差，可引起衣膜“喷霜”现象：应适当降低温度，缩短喷程，提高雾化效果。

(7)药片间有色差:由于喷液时喷射的扇面不均,包衣液固含量过高或包衣机转速慢,可造成药片之间色泽有差别现象:应调节好喷枪喷射的角度,降低包衣液的固含量,适当提高包衣机的转速。

(8)衣膜表面有针孔:由于配制包衣液时卷入过多空气,可造成衣膜表面有针孔现象;配液时应避免卷入过多的空气。

3.包肠溶衣

(1)肠溶衣片不能安全通过胃部:可能是由于衣料选择不当,或衣层太薄、衣层机械强度不够,使肠溶衣片在胃中2h内便崩解溶出:应重新调整包衣处方,或增加衣层的厚度。

(2)肠溶衣片在肠内不溶解:可能是由于衣料选择不当,或衣层太厚,或贮存时变质,使肠溶衣片在肠中1h内都不崩解溶出;应重新调整包衣处方,或减小衣层的厚度,或控制贮藏条件以防变质。

4.举例

(1)红霉素肠溶片:本品含红霉素($C_{37}H_{67}NO_{13}$)应为标示量的90.0%~110.0%。

①处方

a.片心:红霉素10^8U 淀粉57.5g 10%淀粉浆适量 硬脂酸镁3.6g 制成1000片。

b.肠溶衣:聚丙烯酸树脂Ⅱ28g 蓖麻油16.8g 邻苯二甲酸二乙酯5.6g 聚山梨酯80 5.6g 85%乙醇560mL 滑石粉16.8g。

②制法

a.片心的制备:将红霉素和淀粉搅拌均匀,加入适量的淀粉浆制成软材,过12目筛制粒,80~90℃干燥,整粒,再加入硬脂酸镁混匀,压片。

b.包肠溶衣:用85%乙醇浸泡聚丙烯酸树脂Ⅱ并配成5%溶液。将邻苯二甲酸二乙酯、蓖麻油、聚山梨酯80和滑石粉等混匀,加到5%聚丙烯酸树脂Ⅱ溶液中,加色素混匀,过120目筛。将片心至包衣锅中,包6次粉衣层,再喷入上述树脂溶液(4h内喷完),35℃左右干燥。

③性状:本品为肠溶衣片或肠溶薄膜衣片,除去包衣后,显白色或类白色。

④类别:大环内酯类抗生素。

⑤规格

a.0.125g(12.5万U)。

b.0.25g(25万U)。

c.50mg(5万U)。

⑥贮藏:密封,在干燥处保存。

(2)复方丹参片

①处方

a.片心:丹参450g 三七141g 冰片8g。

b.薄膜衣:彩色包衣粉5g 80%乙醇加至100g。

②制法

a.片心的制备:以上三味,丹参加乙醇加热回流1.5h,提取液滤过,滤液回收乙醇并浓缩至适量,备用;药渣加50%乙醇加热回流1.5h,提取液滤过,滤液回收乙醇并浓缩至适量,备用;药渣加水煎煮 2h,滤液浓缩至适量。三七粉碎成细粉,与上述浓缩液和适量的辅料制成颗粒,干燥。冰片研细,与上述颗粒混匀,压制成 333 片,包薄膜衣;或压制成 1000 片,包糖衣或薄膜衣,即得。

b. 包薄膜衣:取 80%乙醇 95g,边搅拌边加入彩色包衣粉,继续搅拌 40min 左右,必要时过筛 2 次(100 目),混匀,得包衣液。将片心至高效包衣锅中,吹热风使片心达到 40~60℃,调节气压使包衣液以雾状从喷枪喷出,调好输液速度后即可开启包衣锅(30~50r/min),喷入包衣液直至片面色泽均匀一致,即可停止喷包衣液。然后视片面粘连程度决定是否继续转动包衣锅,取出片剂,60℃干燥,即得。

③性状:本品为糖衣片或薄膜衣片,除去包衣后显棕色至棕褐色;气芳香,味微苦。

④功能与主治:活血化瘀,理气止痛。用于气滞血瘀所致的胸痹,症见胸闷、心前区刺痛;冠心病心绞痛见上述证候者。

⑤用法与用量:口服。一次 3 片[规格①、③]或 1 片[规格②],一日 3 次。

⑥注意:孕妇慎用。

⑦规格

a. 薄膜衣小片:每片重 0.32g(相当于饮片 0.6g)。

b. 薄膜衣大片:每片重 0.8g(相当于饮片 1.8g)。

c. 糖衣片(相当于饮片 0.6g)。

⑧贮藏:密封。

五、片剂的质量控制

(一)片剂的质量要求

根据《中国药典》2010 年版二部附录 IA 要求,片剂在生产与贮藏期间应符合的有关规定。

①原料药与辅料混合均匀。含药量小或含毒、剧药物的片剂,应采用适宜方法使药物分散均匀。

②凡属挥发性或对光、热不稳定的药物,在制片过程中应避光、避热,以避免成分损失或失效。

③压片前的物料或颗粒应控制水分,以适应制片工艺的需要,防止片剂在贮存期间发霉、变质。

④含片、口腔贴片、咀嚼片、分散片、泡腾片等根据需要可加入矫味剂、芳香剂和着色剂等附加剂。

⑤为了增加稳定性、掩盖药物不良臭味、改善片剂外观等,可对片剂进行包衣。必要时,薄膜包衣片剂应检查残留溶剂。

⑥片剂外观应完整光洁,色泽均匀,有适宜的硬度和耐磨性,以免包装、运输过程中发生磨损或破碎,除另有规定外,对于非包衣片,应符合片剂脆碎度检查法的要求。

⑦片剂的溶出度、释放度、含量均匀度、微生物限度等应符合要求。

⑧除另有规定外,片剂应密封贮存。

除另有规定外，片剂应进行以下相应检查。

1. 重量差异　照下述方法检查，应符合规定。

检查法　取供试品 20 片，精密称定总重量，求得平均片重后，再分别精密称定每片的重量，每片片重与平均片重相比较（凡无含量测定的片剂，每片重量应与标片片重比较），按表 4－10 中的规定，超出重量差异限度的不得多于 2 片，并不得有 1 片超出限度 1 倍。

表 4－10　重量差异限度表

平均片重或标示片重	重量差异限度
0.30g 以下	±7.5%
0.30g 及 0.30g 以上	±5%

糖衣片的片心应检查重量差异并符合规定，包糖衣后不再检查重量差异。薄膜衣片应在包薄膜衣后检查重量差异并符合规定。

凡规定检查含量均匀度的片剂，一般不再进行重量差异检查。

2. 含量均匀度　含量均匀度系指小剂量或单剂量的固体制剂、半固体制剂和非均相液体制剂的每片（个）含量符合标示量的程度。

除另外规定外，片剂、硬胶囊剂或注射用无菌粉末，每片（个）标示量不大于 25mg 或主药含量不大于每片（个）重量 25%者；内容物非均一溶液的软胶囊、单剂量包装的口服混悬液、透皮贴剂、吸入剂和栓剂，均应检查含量均匀度。复方制剂仅检查符合上述条件的组分。

凡检查含量均匀度的制剂，一般不再检查重（装）量差异。

含量均匀度检查法详见《中国药典》2010 年版二部附录 XE。

3. 崩解时限　照崩解时限检查法检查，应符合规定。不同片剂的崩解时限标准见表 4－11。

表 4－11　不同片剂的崩解时限标准

片剂类型	崩解时限
普通片	应在 15min 内全部崩解
薄膜衣片	改在盐酸溶液（9→1000）中进行检查。应在 30min 内全部崩解
肠溶衣片	先在盐酸溶液（9→1000）中检查 2h，每片均不得有裂缝、崩解或软化现象；将吊篮取出，用少量水洗涤后，每管加入挡板 1 块，再按上述方法在磷酸盐缓冲液（pH6.8）中进行检查，1h 内应全部崩解
含片	不应在 10min 内全部崩解或溶化
舌下片	应在 5min 内全部崩解或溶化
可溶片	水温为 15～25℃。应在 3min 内全部崩解或溶化
结肠定位肠溶片	各片在盐酸溶液（9→1000）及 pH6.8 以下的磷酸盐缓冲液中均应不释放或不崩解，而在 pH7.8～8.0 的磷酸盐缓冲液中 1h 内应全部释放或崩解，片心亦应崩解
泡腾片	取 1 片，置 250mL 烧杯中，烧杯内盛有 200mL 水，水温 15～25℃，有许多气泡放出，当片剂或碎片周围的气体停止逸出时，片剂应溶解或分散在水中，无聚集的颗粒剩留。6 片均应在 5min 内崩解

阴道片照融变时限检查法检查，应符合规定。

咀嚼片不进行崩解时限检查。

凡规定检查溶出度、释放度、融变时限或分散均匀性的片剂，不再进行崩解时限检查。

4.溶出度　溶出度系指活性药物从片剂、胶囊剂或颗粒剂等制剂在规定条件下溶出的速率和程度。凡检查了溶出度的制剂，不再进行崩解时限的检查。

由于服用片剂特别是难溶性药物片剂后，即使崩解很快但有效成分未必很快溶出，因此溶出是吸收的限速过程，如果只检查崩解时限，就不能很好地反映药物的溶出速度和程度以及在体内的吸收情况。因此，下列情况需检查溶出度：①在消化液中难溶的片剂。②与其他成分容易发生相互作用的片剂。③久贮后溶解度降低的片剂。④剂量小，药效强，副作用大的片剂。

溶出度测定法有转篮法（第一法）、浆法（第二法）和小杯法（第三法），详见《中国药典》2010年版二部附录XC。

5.释放度　释放度系指药物从缓释制剂、控释制剂、肠溶制剂及透皮贴剂等在规定条件下释放的速率和程度。凡检查释放度的制剂，不再进行崩解时限的检查。

除另有规定外，照溶出度测定法进行测定，其中第一法用于缓释制剂或控释制剂、第二法用于肠溶制剂、第三法用于透皮贴剂，详见《中国药典》2010年版二部附录XD。

6.发泡量　阴道泡腾片照下述方法检查，应符合规定。

检查法　取25mL具塞刻度试管（内径1.5cm）10支，各精密加水2mL，置37℃±1℃水浴中5min后，各管中分别投入供试品1片，密塞，20min内观察最大发泡量的体积，平均发泡体积应不少于6mL，且少于3mL的不得超过2片。

7.分散均匀性　分散片照下述方法检查，应符合规定。

检查法　取供试品6片，置250mL烧杯中，加15～25℃的水100mL，振摇3min，应全部崩解并通过二号筛。

8.微生物限度　口腔贴片、阴道片、阴道泡腾片和外用可溶片等局部用片剂照微生物限度检查法（附录ⅪJ）检查，应符合规定。

9.脆碎度法　用于检查非包衣片的的脆碎情况及其他物理强度，如压碎强度等。

检查法　片重为0.65g或以下者取若干片，使其总重约为6.5g；片重大于0.65g者取10片。用电吹风吹去脱落的粉末，精密称重，置脆碎度测定仪的圆筒中，转动100次。取出，同法除去粉末，精密称重，减失重量不得过1%，且不得检出断裂、龟裂及粉碎的片。本试验一般仅作1次。如减失重量超过1%，应复检2次，3次的平均减失重量不得过1%，并不得检出断裂、龟裂及粉碎的片。

（二）片剂的包装与贮藏

1.片剂的包装

（1）单剂量包装：将片剂单片包装，既可以防止片与片的相互碰撞和摩擦，又不因在开启包装后对余下的药片产生不良影响（如失去密封性，产品污染）。目前，一般采用铝箔和密封性好的塑料膜黏合包装。

①泡罩式包装:系指聚氯乙烯硬片在滚筒式或平板式包装机上经加热形成水泡眼,然后与铝箔(可印上药品名称、用法、用量等)热压,将片剂密封于泡罩内。目前,泡罩式包装片剂很常用。但应注意有些片剂久贮后,其中的黏合剂会发生固化现象,使片剂的硬度变大,从而影响崩解度或溶出度。此外,由于受热、光照、受潮、发霉等因素的影响,仍可能使某些片剂发生有效成分的降解,从而影响片剂的实际含量。因此,应定期对片剂进行稳定性考察,考察的项目包括崩解时限、溶出度、含量等,确定其有效期的时间,以保证用药的安全有效。

②窄条式包装:系指用两层膜片(铝塑复合膜、双纸塑料复合膜等)经热压或黏合形成带状,并将片剂包装于内。这种方法使用不如泡罩式包装广泛,但工序相对简单、成本较低。

(2)多剂量包装:将若干片包装于一个容器内称为多剂量包装。目前常用的有玻璃瓶、塑料瓶等。玻璃瓶性质稳定、不易透气透水、密封性好,棕色瓶还能避光以防光敏性成分受到破坏,包装时常用蜡封口以提高密封性。塑料瓶近年来应用增多,常用材料有聚乙烯、聚苯乙烯、聚氯乙烯等,优点是轻巧而不易破碎。但塑料瓶成型时需加入增塑剂等添加剂,可能对药物起不良作用,且容易透气、透水,在高温、高湿下可能会变形等,对环境的隔离不如玻璃瓶。

2. 片剂的贮藏　除另有规定外,片剂应密封贮存。

一般而言,片剂应放在阴凉、通风、干燥处贮藏,以防受潮、发霉、变质。受潮后易分解的片剂,应在包装容器内放入硅胶等干燥剂;对光敏感的片剂,宜用棕色瓶包装并避光保存。此外,在储存过程中,均应注意含挥发性药物的片剂易出现含量的变化、糖衣片易有外观的变化、有的片剂出现硬度变大等情况的发生。

第四节　胶囊剂

一、概述

(一)胶囊剂的含义

胶囊剂(Capsules)系指将药物或加有辅料填充于空心胶囊或密封于软质囊材中的固体制剂。主要供口服用。

我国明代已有类似于胶囊的"面囊"应用,公元前 1500 年第一粒胶囊在埃及诞生,1730 年维也纳药剂师开始用淀粉制造胶囊,1834 年胶囊制造技术在巴黎获得专利,1846 年两节式硬胶囊制造技术在法国获得专利,1872 年第一台胶囊制造填充机在法国诞生,1874 年美国底特律开始了硬胶囊的工业化制造并推出了各种型号。就产量和使用量而言,目前在许多国家和地区,胶囊剂的应用仅次于片剂和注射剂而位居第三,成为使用最广泛的口服剂型之一。

(二)胶囊剂的特点

1. 优点

(1)能提高药物的生物利用度:胶囊剂中的药物多以粉末或颗粒状态填装,与片剂相比,在胃肠道中崩解快、吸收好、生物利用度高。

(2)能提高药物的稳定性:药物充填于胶囊中,由于胶囊壳的密封作用,将药物与光线、空气和水分隔绝，使稳定性提高。

(3)能掩盖药物的不良气味，减少刺激性：具有不良气味的药物制成胶囊剂后，其不良气味能得以掩盖，便于患者服用，减少药物的刺激性。

(4)能定时定位释放药物：采用适宜的材料和技术，将药物制成肠溶、缓释、控释或靶向胶囊，能使药物在特定的部位释放，或者恒速或非恒速释放，其与相应的普通制剂比较，给药频率比普通制剂减少一半或给药频率比普通制剂有所减少，从而毒副作用减小，显著增加患者的适应性。如布洛芬缓释胶囊。

(5)能弥补其他剂型的不足：一些液态或含油量高的药物，难以制成颗粒剂、丸剂、片剂时，可制成软胶囊。如藿香正气软胶囊。

2.缺点　并不是所有的药物都适合制成胶囊剂。

不宜制成硬胶囊剂的药物主要有：①药物的水溶液、稀乙醇溶液（能使囊壳溶解）。②易溶性、刺激性强的药物（在胃中溶解后使局部浓度过高，对胃黏膜产生刺激性）。③易风化药物（能使囊壁变软）。④吸湿性药物（能使囊壳干燥变脆）。

不宜制成软胶囊剂的药物主要有：①含水超过5%的药物溶液、含低分子量水溶性或挥发性有机物如乙醇、丙酮、羧酸、胺或酯类等（能使囊壳软化或溶解）。②O/W型乳剂（能使乳剂失水）。③醛类（能使明胶变性）。

(三)胶囊剂的分类

胶囊剂可分为硬胶囊（通称为胶囊）、软胶囊（胶丸）和肠溶胶囊三大类。

1.硬胶囊　硬胶囊系指采用适宜的制剂技术，将药物或加辅料制成粉末、颗粒、小片、小丸、半固体或液体等，充填于空心胶囊中的胶囊剂。目前应用较为广泛。如氧氟沙星胶囊。

2.软胶囊　软胶囊剂系指将一定量的液体药物直接包封，或将固体药物溶解或分散在适宜的赋形剂中制备成溶液、混悬液、乳状液或半固体，密封于球形或椭圆形的软质囊材中的胶囊剂。如尼群地平软胶囊。

3.肠溶胶囊　肠溶胶囊系指硬胶囊或软胶囊是用适宜的肠溶材料制备而得，或经用肠溶材料包衣的颗粒或小丸充填胶囊而制成的胶囊剂。肠溶胶囊不溶于胃液，但能在肠液中崩解而释放活性物质，如红霉素肠溶胶囊。

4.缓释胶囊　缓释胶囊系指在规定的释放介质中缓慢地非恒速释放药物的胶囊剂。如布洛芬缓释胶囊。

5.控释胶囊　控释胶囊系指在规定的释放介质中缓慢地恒速或接近恒速释放药物的胶囊剂。如：吲哚美辛控释胶囊。

二、胶囊剂的制备

(一)硬胶囊剂

硬胶囊剂制备的工艺流程（见图4—20）。

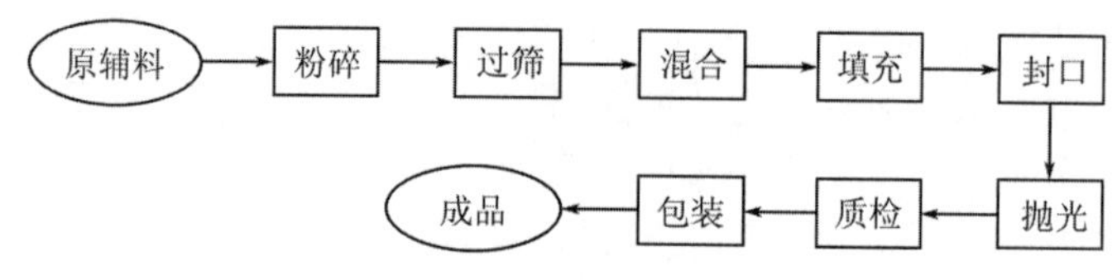

图 4－20　硬胶囊剂制备工艺流程

1. 空心胶囊

(1)空心胶囊的组成

①原料:空心胶囊的主要原料是明胶。有时为改变其溶解性或达到肠溶等目的,也可采用甲基纤维素、海藻酸钙、变性明胶、聚乙烯醇(PVA)及其他高分子材料等。

②附加剂:附加剂应根据具体情况加以选择。a. 增塑剂:如甘油可增加胶囊的韧性及弹性,羧甲基纤维素钠可增加明胶液的黏度及可塑性。b. 增稠剂:如琼脂,可增加胶液的胶冻力。c. 遮光剂:如二氧化钛,可防止光敏药物的氧化。d. 着色剂:如柠檬黄、胭脂红,可使胶囊美观、便于识别。e. 防腐剂:如尼泊金类,可防止胶液霉变。f. 矫味剂:如乙基香草醛,可调整胶囊的口感。

(2)空心胶囊的制备:空心胶囊呈圆筒状,系由可套合或锁合的囊体和囊帽两节组成,其制备一般经过溶胶、蘸胶、干燥、拔壳、切割、整理等六个工序。空心胶囊的成品,应进行性状、鉴别、松紧度、脆碎度、崩解时限、黏度、亚硫酸盐(以 SO_2 计)、对羟基苯甲酸酯类(此项适用于对羟基苯甲酸酯类作为抑菌剂的工艺)、氯乙醇(此项适用于环氧乙烷灭菌的工艺)、环氧乙烷(此项适用于环氧乙烷灭菌的工艺)、干燥失重、炽灼残渣、铬、重金属、微生物限度等检查。检查合格后的空心胶囊,应在温度 10～25℃、相对湿度 35%～65%处密闭贮藏,备用。

(3)空心胶囊的规格与选择:空心胶囊有透明(两节均不含遮光剂)、半透明(仅一节含遮光剂)和不透明(两节均含有遮光剂)几种类型。其规格从 000→5,号数越大则容积越小(见表 4－12)。

表 4－12　空心胶囊的号数和容积

号数	000	00	0	1	2	3	4	5
容积/mL	1.42	0.95	0.67	0.48	0.37	0.27	0.20	0.13

内容物的填充量由容积来控制,而内容物的密度、粒度、晶态等的不同,容积也不一样,因此所选用的空心胶囊规格也不相同。一般先按药物剂量所占容积来选择最小规格的空心胶囊,然后通过试装来确定。目前最为常用的是 0～3 号。

2. 内容物的处理　制备化学药物胶囊剂时,先将药物粉碎成适宜粒度的粉末,过筛后混合。制备中药胶囊剂时,饮片应按各品种项下规定的方法制成填充物料,其不得引起囊壳变质。

内容物一般以粉末、颗粒或小丸等形式填充胶囊。①粉末:如果药物粉碎至适宜粒度即能满足要求,可直接填充胶囊。但粉末容易吸潮、流动性差,因此一般将药物粉碎后加适宜的辅料,如润滑剂等,改善流动性后填充。②颗粒或小丸:可加入适宜的辅料如填充剂、润滑剂等,制成颗粒或小丸后填充。

填充内容物时应注意：①填充物为毒、麻等小剂量药物时，应先用适宜的辅料稀释后再行填充。②质地疏松的药物，可加适量乙醇或液状石蜡混匀后再行填充。③易吸湿或混合后易产生低共熔现象的药物，应视情况加入适宜的辅料混合后再行填充。④挥发油一般先用吸收剂或方中其他药粉吸收后再行填充。⑤如为中药胶囊剂，一般先将中药提取、纯化、浓缩成稠膏，然后加入适宜的辅料制成颗粒再行填充；也可以将稠膏干燥后打粉，添加适宜的辅料混匀后或制成颗粒后再行填充。

3. 内容物的填充

小量生产时，可用胶囊板填充。

大量生产时，内容物采用全自动胶囊填充机进行填充，其操作流程为：空心胶囊供给→空心胶囊纵向排列→空心胶囊囊帽、囊体校正方向→空心胶囊帽、囊体分开→内容物填充→残品剔除→囊帽、囊体套合→成品排出（见图 4－21）。

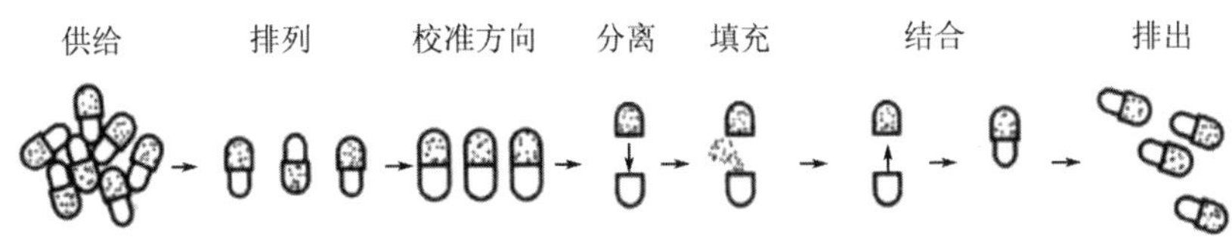

图 4－21　全自动胶囊填充机操作流程示意图

填充内容物时，应根据内容物的性质（流动性等）选择适宜的填充方式（见图 4－22）。

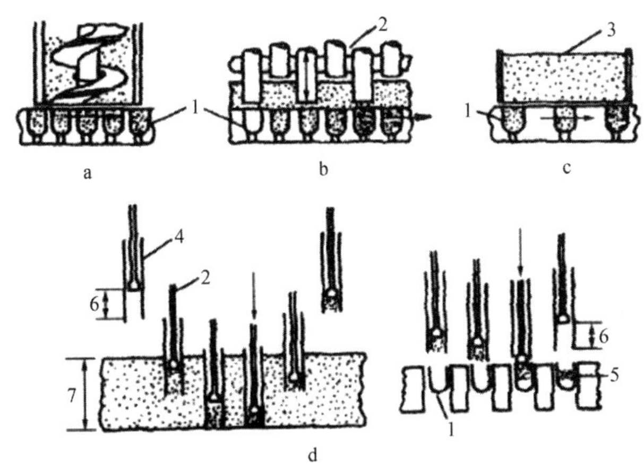

图 4－22　全自动胶囊填充机内容物填充的类型图

1. 囊体；2. 柱塞；3. 粉末；4. 填充管；5. 单位量内容物；6. 长度；7. 高度

a. 螺旋钻推进药物进入囊体（适于不易分层的内容物）；b. 柱塞上下往复将药物压进囊体（适于流动性较好的内容物）；c. 药物自由流入囊体（适于流动性较好的内容物）；d. 在填充管内先将内容物压成单位剂量的小圆柱，再填充入囊体（适于易吸潮、聚集性较强或流动性较差的内容物）

4. 硬胶囊剂的封口与打光　内容物填充后，囊帽和囊体重新套合。

套合方式有平口和锁口两种。锁口式的囊体、囊帽套合紧密，内容物不易泄漏。平口式的囊体、囊帽套合不如锁口式紧密，常在囊体、囊帽套合处，用与空心胶囊相同浓度的明胶液或其他胶液封上并烘干。

硬胶囊剂封口后，应用胶囊抛光机清除附在囊壳外的细粉，使胶囊光洁，必要时进行打光处理。

（二）软胶囊剂

1. 囊壳的组成与大小　软胶囊剂的囊材主要由胶料（明胶等）、增塑剂（甘油、山梨醇或二者混合物等）、附加剂（防腐剂、遮光剂、着色剂等）和水组成。

与硬胶囊相比，软胶囊的弹性大、可塑性强，故软胶囊又称为胶丸。而囊壳的弹性主要与明胶、增塑剂和水的比例有关，通常干明胶：水：增塑剂＝1.0：（1.0～1.6）：（0.4～0.6）时，软胶囊的软硬度适宜、弹性良好。如果增塑剂用量过大则囊壳过软，增塑剂用量过小则囊壳过硬。

囊壳多为球形、椭圆形。在保证填充药物达到治疗量的前提下，软胶囊的容积应尽可能小，一般是 5.5～7.8mL。当内容物为混悬剂时，可计算基质吸附率（指 1g 固体药物制成填充软胶囊剂的混悬液时所需液体基质的克数，基质吸附率＝基质质量/固体药物质量）来确定软胶囊的大小。

2. 内容物的处理　软胶囊内主要填充各种油类药物，或是对囊壳没有溶解作用的液体药物、药物溶液、混悬液等，有时也填充固体粉末。

填充液体药物时，pH 值应控制在 4.5～7.5 之间（强碱性能使明胶变性而影响药物溶解释放，强酸性能水解明胶使药物泄露）。对于溶解性能较差的固体药物，应先粉碎成细粉，用植物油等分散介质、助悬剂制成混悬剂，必要时还可加入抗氧化剂、表面活性剂以提高软胶囊的稳定性和生物利用度，然后再行填充。

3. 内容物的填充　内容物的填充有压制法和滴制法两种。

（1）压制法：压制法的工艺流程（见图 4－23）。

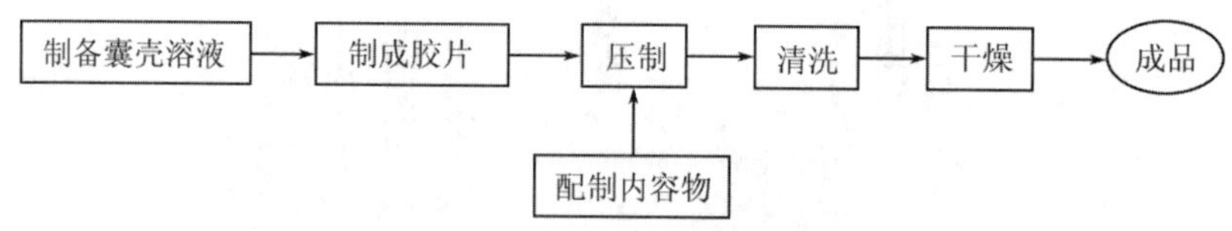

图 4－23　软胶囊剂压制法工艺流程

具体操作如下：①配制囊壳胶液：先用蒸馏水浸泡明胶使其溶胀，然后加入其他囊壳材料，加热搅拌溶解。②制备胶片：将配制好的囊壳胶液，涂布在温度 16～20℃的鼓轮上，制成具有一定厚度的胶片。③压制软胶囊：两条胶片带从两侧的送料轴从相反的方向传送至两个轮状模的夹缝处，内容物从贮液槽经填充泵、导管流入楔形注入器，定量注入两条胶片带之间，在旋转的轮状模连续转动下，胶片带和内容物被压入模子凹槽中，使胶片将内容物包裹成型，多余胶片带被自动切割分离。④清洗、干燥软胶囊：常用石油醚洗去软胶囊表面的润滑剂

(胶片带和模子凹槽接触面涂上润滑剂可防止黏连),然后送入干燥隧道中进行干燥。用压制法制成的软胶囊,中间有压缝,称为有缝胶丸。

(2)滴制法:滴制法的工艺流程(见图4－24)。

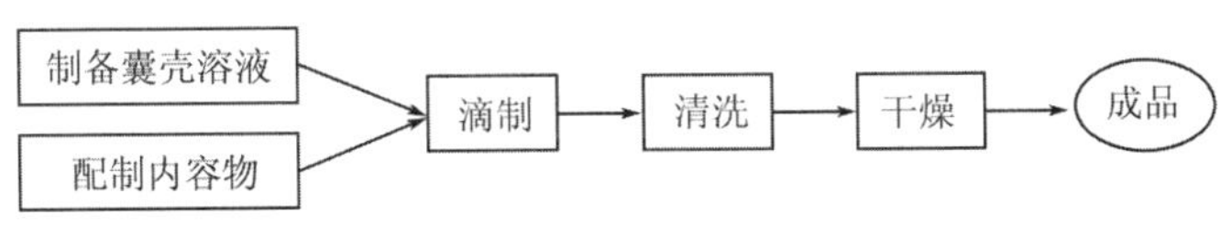

图4－24　软胶囊剂滴制法工艺流程

具体操作如下:将囊壳胶液和内容物分别置于两个贮液槽中,经定量控制器将定量的囊壳胶液和内容物从双层滴头(外层通入70～80℃胶液,内层通入60℃药液)以不同速度滴出,使胶液把内容物包裹,滴入不相混溶的适宜温度的冷却介质中,遇冷后收缩凝固成球状胶丸,然后用石油醚、乙醇先后各洗涤2次以除净冷却介质,于25～35℃烘干,即得成品。用滴制法制成的软胶囊,呈圆球形而无缝,称为无缝胶丸。

(三)肠溶胶囊剂

1.宜制成肠溶胶囊剂的药物　如果药物为以下情况时,宜制成肠溶胶囊剂:①遇胃液不稳定的药物(可防止药物在胃内分解失效)。②对胃刺激性较强的药物(可防止药物对胃的刺激)。③作用于肠道的驱虫药、肠道消毒药(可控制药物在肠道内定位释放)。④需在肠道保持较久时间以延长作用的药物(可治疗结肠部位疾病等)。

2.肠溶胶囊剂的制备方法　制备肠溶胶囊剂的方法为①将内容物用适宜的肠溶材料包衣后,再填充于空心胶囊中。该法较常用。②在空心胶囊表面用适宜的肠溶材料包衣后,再填充内容物。

常用的肠溶材料有醋酸纤维素酞酸酯(CAP)、聚丙烯酸树脂Ⅱ、Ⅲ等。

(四)举例

1.吲哚美辛胶囊　本品含吲哚美辛($C_{19}H_{16}ClNO_4$)应为标示量的90.0%～110.0%。

(1)处方:吲哚美辛25g 淀粉205g。

(2)制法:将吲哚美辛与淀粉混匀,过120目筛,药粉填充于空心胶囊中,制成1000粒,即得。

(3)类别:解热镇痛非甾体抗炎药。

(4)规格:25mg。

(5)贮藏:遮光,密封保存。

2.元胡止痛胶囊

(1)处方:醋延胡索445g 白芷223g。

(2)制法:以上二味,粉碎成细粉。剩余的白芷与醋延胡索粉碎成粗粉,用60%乙醇作溶剂,浸渍24h后进行渗漉,收集渗漉液约4000mL,回收乙醇,浓缩成稠膏状。加入上述细粉,混匀,干燥,粉碎成细粉。加入淀粉或糊精适量,过筛,混匀,装入胶囊,分别制成1000粒或500粒,即得成品。

(3)性状:本品为硬胶囊,内容物为浅黄色至棕褐色的粉末;气香,味苦。

(4)功能与主治:理气,活血,止痛。用于气滞血瘀的胃痛,胁痛,头痛及痛经。

(5)用法与用量:口服。规格①一次4~6粒,规格②一次2~3粒,一日3次,或遵医嘱。

(6)规格

①每粒装0.25g。

②每粒装0.45g。

(7)贮藏:密封。

3.维生素AD软胶囊　每粒含维生素A应为标示量的90.0%~110.0%;含维生素D应为标示量的85.0%以上。标签上应注明本品含维生素D_2或维生素D_3。

(1)处方:维生素A 300万U 维生素D_2或维生素D_3 30万U 鱼肝油或精炼食用植物油50g 明胶40g 甘油22g 水50g。

(2)制法:①取维生素A与维生素D_2或维生素D_3,加鱼肝油或精炼食用植物油(在0℃左右脱去固体脂肪)溶解并调整浓度,使每粒含维生素A为标示量的90.0%~120.0%,含维生素D_2或维生素D_3为标示量的85.0%以上。②将明胶、甘油、水加热至70~80℃,搅拌溶解,除去气泡,滤过。③将①和②混匀,然后以液状石蜡为冷凝介质,滴制成囊。④用纱布擦拭软胶囊表面以除去液状石蜡,室温下风吹4h,然后用石油醚洗去表面的液状石蜡2次(3~5min/次),用95%乙醇洗2次,再在30~35℃干燥2h左右,即得。

(3)性状:本品内容物为黄色至深黄色的油状液。

(4)类别:维生素类药。

(5)规格

①维生素A 1500U与维生素D 500U。

②维生素A 3000U与维生素D 300U。

③维生素A 10000U与维生素D 1000U。

(6)贮藏:遮光,密封,在阴凉干燥处保存。

4.六味地黄软胶囊

(1)处方:熟地黄480g 酒萸肉240g 牡丹皮180g 山药240g 茯苓180g 泽泻180g。

(2)制法:以上六味,牡丹皮蒸馏提取挥发性成分,蒸馏后的水溶液另器收集;酒萸肉用70%乙醇回流提取二次,每次2h,合并提取液,滤过,滤液备用。熟地黄、山药、泽泻加水煎煮二次,第一次2h,第二次1h,合并煎液,滤过,滤液与上述蒸馏后的水溶液合并,减压浓缩至相对密度为1.15~1.20(50℃),放冷,加乙醇使含醇量达70%,静置48h,取上清液与上述酒萸肉提取液合并,减压回收乙醇至无醇味,备用。茯苓加水煮沸后,于80℃温浸二次,每次1.5h,滤过,合并滤液,减压浓缩至相对密度为1.15~1.20(50℃)的清膏。与上述备用液合并,浓缩至相对密度为1.30(50℃)的稠膏,减压干燥,粉碎成细粉,加入牡丹皮挥发性成分及精制大豆油,混匀,制成软胶囊1000粒,即得成品。

(3)性状:本品为软胶囊,内容物为棕褐色的膏状物;味甜、微酸。

(4)功能与主治:滋阴补肾。用于肾阴亏损,头晕耳鸣,腰膝酸软,骨蒸潮热,盗汗遗精,消渴。

(5)用法与用量:口服。一次3粒,一日2次。

(6)规格:每粒装0.38g。

(7)贮藏:密封,置阴凉处。

5.红霉素肠溶胶囊 本品含红霉素($C_{37}H_{67}NO_{13}$)应为标示量的90.0%~110.0%。

(1)性状:本品内容物为白色或类白色肠溶微丸或颗粒。

(2)类别:大环内酯类抗生素。

(3)规格

①0.125g(12.5万U)。

②0.25g(25万U)。

(4)贮藏:密封,在干燥处保存。

三、胶囊剂的质量控制

(一)胶囊剂的质量要求

根据《中国药典》2010年版二部附录IE要求,胶囊剂在生产与贮藏期间应符合下列有关规定。

①胶囊剂内容物不论其活性成分或辅料,均不应造成胶囊壳的变质。

②硬胶囊可根据下列制剂技术制备不同形式内容物充填于空心胶囊中。

·将药物加适宜的辅料如稀释剂、助流剂、崩解剂等制成均匀的粉末、颗粒或小片。

·将普通小丸、速释小丸、缓释小丸、控释小丸或肠溶小丸单独填充或混合后填充,必要时加适量空白小丸作填充剂。

·将药物粉末直接填充。

·将药物制成包合物、固体分散体、微囊或微球。

·溶液、混悬液、乳状液等也可采用特制灌囊机填充于空心胶囊中,必要时密封。

③小剂量药物,应先用适宜的稀释剂稀释,并混合均匀。

④胶囊剂应整洁,不得有黏结、变形、渗漏或囊壳破裂现象,并应无异臭。

⑤除另有规定外,胶囊剂应密封贮存,其存放环境温度不高于30℃,湿度应适宜,防止受潮、发霉、变质。

除另有规定外,胶囊剂应进行以下相应检查。

1.装量差异 照下述方法检查,应符合规定。

检查法除另有规定外,取供试品20粒,分别精密称定重量后,倾出内容物(不得损失囊壳),硬胶囊用小刷或其他适宜用具拭净,软胶囊用乙醚等易挥发性溶剂洗净,置通风处使溶剂自然挥尽,再分别精密称定囊壳重量,求出每粒内容物的装量与平均装量。每粒的装量与平均装量相比较,超出装量差异限度的不得多于2粒,并不得有1粒超出限度1倍(见表4-13)。

表 4—13　装量差异限度表

平均装量	装量差异限度
0.30g 以下	±10%
0.30g 及 0.30g 以上	±7.5%

凡规定检查含量均匀度的胶囊剂，一般不再进行装量差异的检查。

2. 崩解时限　除另有规定外，照崩解时限检查法(附录Ⅹ A)检查，应符合规定。凡规定检查溶出度或释放度的胶囊剂，可不进行崩解时限的检查。

(二)胶囊剂的包装与贮藏

1. 胶囊剂的包装　目前胶囊剂常用玻璃瓶、塑料瓶或铝塑泡罩式包装。由于胶囊剂易受温度和湿度的影响，所以包装材料应有良好的密封性能，如用玻璃瓶或塑料瓶包装，常塞入软纸、脱脂棉，必要时在瓶口封蜡。

2. 胶囊剂的贮藏　除另有规定外，胶囊剂应密封贮存，其存放环境温度不高于 30℃，湿度应适宜，防止受潮、发霉、变质。

第五章　中药药剂学

第一节　药物剂型的分类

药物剂型的种类繁多，为了便于学习、研究和应用，需要对剂型进行分类。剂型分类方法目前主要有以下几种。

一、按物态分类

分为固体、半固体、液体和气体等四种类型。固体剂型如散剂、颗粒剂（冲剂）、丸剂、片剂、胶剂等；半固体剂型如内服膏滋、外用膏剂、糊剂等；液体剂型如汤剂、合剂（含口服液剂）、糖浆剂、酒剂、酊剂、露剂等；气体剂型如气雾剂、喷雾剂、烟剂等。由于物态相同，其制备特点、用药起效时间和贮运上有相似之处。例如固体剂型多需粉碎和混合；半固体剂型多需熔化和研匀；液体剂型多需提取和分离操作。用药起效时间以液体、气体剂型为最快，固体剂型较慢。固体制剂便于贮运。液体制剂易产生沉淀。

这种分类法在制备、贮藏和运输上较有意义，但是过于简单，缺少剂型间的内在联系，实用价值不大。

二、按制备方法分类

将主要工序采用同样方法制备的剂型列为一类。

例如浸出药剂是将用浸出方法制备的汤剂、合剂、酒剂、酊剂、流浸膏剂与浸膏剂等归纳为一类；无菌制剂是将用灭菌方法或无菌操作法制备的注射剂、滴眼剂等列为一类。

这种分类法有利于研究制备的共同规律，但归纳不全，而且某些剂型随着现代科学的发展会改变其制法，有一定的局限性。

三、按分散系统分类

此法按剂型分散特性分类，便于应用物理化学原理说明各类剂型的特点。分类如下：

1. 真溶液类剂型　如芳香水剂、溶液剂、醑剂、甘油剂及部分注射剂等。
2. 胶体溶液类剂型　如胶浆剂、火棉胶剂、涂膜剂等。
3. 乳浊液类剂型　如乳剂、静脉乳剂、部分搽剂等。
4. 混悬液类剂型　如洗剂、混悬剂等。

5. 气体分散体剂型　如气雾剂等。

6. 固体分散体剂型　如散剂、丸剂、片剂等。

这种分类法最大的缺点是不能反映用药部位与方法对剂型的要求，甚至一种剂型由于辅料和制法的不同而必须分到几个分散系统中去，因而无法保持剂型的完整性。如注射剂中有溶液型、混悬型、乳浊型及粉针型等，合剂、软膏剂也有类似情况。此外，中药汤剂可同时包含有真溶液、胶体溶液、乳浊液和混悬液四种剂型。

四、按给药途径与方法分类

将采用同一种给药途径和方法的剂型列为一类。分类如下。

1. 经胃肠道给药的剂型

(1)汤剂、合剂(口服液)、糖浆剂、煎膏剂、酒剂、流浸膏剂、散剂、颗粒剂(冲剂)、丸剂、片剂、胶囊剂等。

(2)经直肠给药：灌肠剂、栓剂等。

2. 不经胃肠道给药的剂型

(1)注射给药：注射剂(包括肌内注射、静脉注射、皮下注射、皮内注射及脊椎腔注射等)。

(2)经皮肤给药：软膏剂、膏药、橡胶膏剂、糊剂、搽剂、洗剂、涂膜剂、离子透入剂等。

(3)经黏膜给药：滴眼剂、滴鼻剂、含漱剂、舌下片、吹入剂、栓剂、膜剂及含化丸等。

(4)经呼吸道给药：气雾剂、吸入剂、烟剂等。

这种分类方法与临床用药结合得比较紧密，并能反映给药途径与方法对剂型制备的特殊要求。缺点是往往一种剂型，由于给药途径或方法的不同，可能多次出现，使剂型分类复杂化，同时这种分类方法亦不能反映剂型的内在特性。

第二节　中药剂型选择的基本原则

剂型是药物使用的必备形式。药物疗效主要取决于药物本身，但在一定条件下，剂型对药物疗效的发挥也可起到关键性作用，主要表现为对药物释放、吸收的影响。同一种药物，由于剂型种类不同，所选用的辅料、制备方法、工艺操作不同，往往会使药物的稳定性和药物起效时间、作用强度、作用部位、持续时间以及副作用等出现较大的差异。因此剂型的选择是中药制剂研究与生产的重要内容之一。

一、根据防治疾病的需要选择剂型

《本草经集注》载："疾有宜服丸者，宜服散者，宜服汤者，宜服酒者，宜服膏煎者"，即应当根据防治疾病的需要选择不同的剂型。同一药物因剂型不同，给药方式不同，会出现不同的药理作用。如大承气汤在治疗肠梗阻等急腹症中，口服汤剂有效，若制成注射剂应用，则不能呈现促进肠套叠的还纳作用；枳实煎剂具行气宽中、消食化痰的作用，而若遇到休克患者，则应使用枳实注射剂，取其起效迅速、升压、抗休克的作用。另外，改变药物剂型能扩大适应症，降低毒副作用，如用洋金花单味药口服治疗慢性支气管炎疗效较明显，但易出现口干、眩晕、视力模糊等副作用，而制成复方洋金花栓剂，则上述副作用减轻或消失。

不同给药途径的药物剂型，起效时间快慢不同，通常是：静脉注射＞吸入给药＞肌内注射＞皮下注射＞直肠或舌下给药＞口服给药（液体制剂）＞口服给药（固体制剂）＞经皮给药。药物的吸收、分布、代谢、排泄与疗效的发挥有着密切的关系，故应从防治疾病的角度选择剂型，急症用药宜选用发挥疗效迅速的剂型，如注射剂、气雾剂、滴丸、舌下片、合剂、保留灌肠剂等；慢性疾病用药宜选用作用缓和、持久的剂型，如丸剂、片剂、煎膏剂及长效缓释制剂等；皮肤疾患用药宜选用软膏剂、橡胶膏剂、外用膜剂、涂膜剂、洗剂、搽剂等；某些局部黏膜用药宜选用栓剂、膜剂、条剂、线剂、酊剂等。

二、根据药物性质选择剂型

中药制剂多大为复方，所含成分极为复杂。在选择药物剂型前，必须认真进行组方药物的研究，重点研究活性成分的溶解性、稳定性和刺激性大小等，在符合临床用药要求的前提下，充分考虑所设计剂型对主要药物活性成分溶解性、稳定性、刺激性的影响，且每种剂型均有一定的载药范围，应根据处方剂型大小，结合其他因素综合考虑应制成何种剂型。

一般而言，含难溶性或在水中不稳定的成分的药物、主含挥发油或有异臭的药物不宜制成口服液等液体剂型。药物成分易被胃肠道破坏或不被其吸收，对胃肠道有刺激性，或因肝脏“首过作用”（或称首关效应、第一关卡效应），而疗效显著降低的药物等均不宜设计为口服剂型。药物成分间易产生沉淀等配伍变化的组方，则不宜制成注射剂和口服液等液体剂型。如黄连的主要成分小檗碱，水中溶解度很小，肌内注射 2～5mL（1mg/mL）很难达到有效抗菌浓度，且因为小檗碱季铵盐结构难以透过肠壁而吸收，因此治疗肠道感染，小檗碱以口服给药剂型为佳；又如，黄连、黄柏中的小檗碱与大黄中的鞣质在水溶液中易生成鞣酸小檗碱沉淀，故含上述药材的处方不宜制成注射剂或口服液。药材富含糖类、胶类等活性成分者，其出膏率较高，浸膏吸湿性强，若制成硬胶囊剂则可能导致服用剂量大，制剂稳定性差。如八味丸治疗糖尿病用药材粉末有效，而水浸膏无效，与该丸中主要药味之一山茱萸所含的齐墩果酸、熊果酸在水中不能溶出有关。

三、根据原方不同剂型的生物药剂学和药代动力学特性选择剂型

不同处方、不同药物、不同的有效成分应选择各自相适宜的剂型。若根据所选剂型要求制定的工艺路线不能使有效成分最大限度地提取出来，并保留于成品中，制剂疗效差、不稳定，无法制定质量规格和标准，则所选剂型就不合理。为了客观地评价所确定剂型的合理性，要有资料证明所选剂型最优。因此，如果是改进剂型，药物应与原剂型药物作对比实验；如果是新研制的药物，应将此处方药物制成符合临床用药目的和药物理化性质的两种以上不同剂型的药剂，通过体内药代动力学（如测定血浆原型药浓度或尿中原型药排泄总量，代谢物尿排泄总量计算生物利用度），药理效应法，体外溶出度法等的研究，反映药物不同剂型生物利用度的差异，从中优选出生物利用度较高的剂型。

有些药物溶液状态不稳定，需制成固体制剂，如天花粉用于中期妊娠引产，疗效较好，其有效部位为蛋白质，对热很不稳定，其水溶液也不稳定，用丙酮分级沉淀制得具有一定分子量

的蛋白质，经无菌分装，冷冻干燥制成粉针剂，临用前用新鲜灭菌注射用水配制，不仅制剂质量稳定，而且改变了给药途径，提高了疗效，降低了毒副作用。

四、根据生产条件和五方便的要求选择剂型

药物剂型的选择在满足防治疾病需要和符合药物本身及其成分性质的前提下，应根据中药制药企业的技术水平和生产条件选择。剂型不同，采用的工艺路线不同，对所需的技术、生产环境、设备、工人素质等也有不同的要求。若目前尚缺乏生产该剂型的符合药品生产质量管理规范(GMP)要求的车间，在临床用药、药物性质许可的前提下，可更换具备生产条件的其他剂型。当然，必要的厂房设施、仪器设备、制剂技术是确保剂型选择准确的重要条件。

剂型设计还应考虑“五方便”(服用、携带、生产、运输、贮藏方便)的要求，就携带、贮运而言，剂量小且质量稳定的固体制剂优于液体制剂。如汤剂味苦量大、服用不便，将部分汤剂处方改制成颗粒剂、口服液、胶囊剂等，既保持汤剂疗效好的特点，又易于服用；甘草产于我国西北、东北及内蒙古一带，在制剂中用量很大，可以考虑在产地将甘草制成甘草浸膏，以便于运输。对于儿童用药还应尽量做到色美、味香、量宜、效高，并能多种途径给药，可考虑制成口服液、微型颗粒剂、滴鼻剂、微型保留灌肠剂、栓剂、注射剂等。

第三节　中药调剂

一、概述

中药调剂系指调剂人员根据医师处方，按照配方程序和原则，及时、准确地调配和发售药剂的操作技术，是确保用药安全、有效的重要环节。中药调剂具有临时调配的特点，涉及内容广泛，与中医学基础、中药学、方剂学、中药鉴定学、中药炮制学、中药药剂学等学科关系密切。

中药调剂是中医药学的重要组成部分，其起源和发展有着悠久的历史。商代《汤液经法》、《周礼》中记载“和药”、“和齐”，“齐”即后世之“剂”，始载汤剂的创制，标志着中药饮片调剂配方技术的初步形成。东汉《伤寒杂病论》对汤剂的调配方法，如煎药的火候、溶剂(酒、蜜、井水等)、煎法(先煎、后下、包煎、另煎等)、服法(温服、顿服、分服等)均有详细论述，进一步丰富了中药调剂理论。

二、处方

(一)处方的概念与种类

1. 概念　处方(prescription)系指由注册的执业医师和执业助理医师在诊疗活动中为患者开具的，由取得药学专业技术职务任职资格的药学专业技术人员审核、调配、核对，并作为患者用药凭证的医疗文书。包括医疗机构病区用医嘱单。

2. 种类

(1)法定处方(official prescription)：系指国家药品标准收载的处方，具有法律的约束力，

在制备或医师开写法定制剂时，均应遵照其规定。

(2)协议处方(agreed prescription)：系指医院医师与药房药学工作人员根据临床患者需要，互相协商所制定的处方。它可以大量配制成医院制剂，弥补成药品种的短缺，且方便患者使用。协议处方药剂的制备必须经上级主管部门批准，并只限于本单位使用。

(3)医师处方(physician prescription)：系指医师对患者进行诊断后，对特定患者根据疾病诊断而开写给药房的有关药品、给药量、给药方式、给药天数以及制备等内容的书面凭证。医师和调剂人员必须在处方上签字，以示对开写处方及调配处方所负的法律责任和技术责任。处方具有法律、技术和经济的意义，因此，药房发药后，处方要留存一定时间，以便查考。

(4)经方、古方和时方：经方系指经典医学书籍中收载的处方。古方泛指古典医籍中记载的处方。时方系指从清代至今出现的处方。

(5)单方、验方和秘方：单方一般系指较简单的处方，通常只有1～2味药。验方系指民间和医师积累的经验处方。秘方一般系指过去秘而不传的单方和验方。

(二)医师处方的内容

完整的医师处方包括以下各项。

1. 处方前记　包括医疗、预防、保健机构名称、处方编号、费别、科别、处方日期、患者姓名、性别、年龄、门诊或住院号、临床诊断、可添加特殊要求的项目。

2. 处方正文　包括药品名称、规格、数量、用法用量。中成药还应当标明剂型，中药饮片处方的书写，一般应当按照“君、臣、佐、使”的顺序排列。

3. 处方后记　包括医师签名或加盖专用签章，药品金额以及审核、调配、核发、发药药师签名或加盖专用签章。

(三)处方药与非处方药

为保证人民用药安全有效、使用方便，我国自2000年1月1日起施行《处方药与非处方药分类管理办法》(试行)，对处方药和非处方药进行分类管理。

1. 处方药(prescription drug)　系指必须凭执业医师或执业助理医师处方才可调配、购买和使用的药品。处方药只能在专业性医药报刊进行广告宣传。

2. 非处方药(nonprescription drug)　系指不需凭执业医师或执业助理医师处方即可自行判断、购买和使用的药品，又称为柜台发售药品(over the counter，简称OTC)。根据药品的安全性，非处方药分为甲、乙两类。非处方药有其专有标识，为椭圆形背景下的OTC三个英文字母，甲类非处方药专有标识为红色，乙类非处方药为绿色。非处方药经审批可以在大众传播媒介进行广告宣传。

三、中药处方的调配

中药处方调配是临床用药的关键环节，直接关系到患者的健康和生命安全。调剂人员必须掌握药物的配伍禁忌，毒性药及药物的别名、并开和脚注等有关知识，才能确保调配质量，发挥处方中药物应有的治疗作用。

(一)处方的调配程序

中药处方包括中药饮片处方、中成药(含医疗机构中药制剂)处方。中药处方的调配程序为：审方→计价→调配→复核→发药。

1.审方

(1)审查项目和处理：审方是中药调剂工作的关键环节，审方内容包括：

①处方医师、开方时间及患者姓名、年龄、性别。

②药名、剂量、规格、用法与用量等。

③如发现处方中药味或剂量字迹不清时，不可主观猜测，以免错配。对有配伍禁忌或超剂量的处方，应拒绝调配、销售，审核人员将处方返还患者，并告知患者需经原处方医生更正或重新签字，方可调配和销售。

(2)毒性药与配伍禁忌

①毒性药：系指毒性剧烈，治疗量与中毒量接近，使用不当可致人中毒或死亡的中药。《医疗用毒性药品管理办法》(国务院第 23 号令)发布了 28 种毒性中药品种，现行版《中国药典》规定了相关品种的用法与用量，调剂人员应严格遵循毒性中药的剂量与用法规定。

②配伍禁忌：中药配伍“七情”中相反和相恶，均使药物配伍后产生抑制和对抗作用。对于十八反、十九畏的药物，须避免盲目配合应用。

③妊娠禁忌：凡能影响胎儿生长发育、有致畸作用，甚至造成堕胎的中药为妊娠禁忌用药。妇女在怀孕期间应禁止使用。

现行版《中国药典》将妊娠禁忌用药分为：妊娠禁用药、妊娠忌用药和妊娠慎用药 3 类。

(3)并开药物与脚注

①并开药物：系指将处方中 2～3 种中药开在一起。药物并开大致有两种情况：一是疗效基本相同的药物，如“二冬”即指天冬和麦冬，都具有养阴、益胃、清心肺作用。二是药物配伍时可产生协同作用，如“知柏”即知母和黄柏，二者配伍能增强滋阴降火作用。

②脚注：系指医师开处方时在某味药的上角或下角所加的简单要求。其作用是简明指示调剂人员对该药饮片采取不同的处理方法。脚注内容一般包括炮制法、煎法、服法等。常用的脚注术语有打碎、炒制、先煎、后下、另煎、包煎、烊化、捣汁、冲服等。

2.计价　药价的计算要按当地药政部门统一规定的办法和计价收费标准执行，不得任意改价或估价。

3.调配　调剂人员接到计价收费处方后再次审方。配方时按处方药物顺序逐味称量，间隔摆放，多剂处方应先称取总量，然后按“等量递减”、“逐剂复戥”的原则进行称量分配。需特殊处理的药物应单独包装，并注明处理方法。若调配中成药处方，则按处方规定的品名、规格、药量进行调配。调剂完毕，自查无误后签名盖章，交复核人员核对。

4.复核　对调配的药品按处方逐项进行核对。复核具体要求如下：

(1)注意调配的药味和称取的分量与处方是否相符，有无多配、漏配、错配或掺杂异物现象。

(2)中药饮片有无生虫、发霉及变质现象，有无以生代制、生制不分的处方应付错误，整药、籽药有无应捣未捣的情况。

(3)需特殊处理的药物是否按要求单包并注明用法，贵重药、毒性药是否处理得当。

(4)发现有调剂不当的情况时，应及时请调剂人员更改。复核无误后在处方上签字，在包装袋上写清患者姓名和取药号，交予发药人员。

5.发药　发药人员将饮片包装，核对无误后，发给患者。发药时要注意：

(1)认真核对取药凭证、姓名、剂数，检查外用药专用包装。

(2)向患者说明用法、用量、禁忌等。

(3)耐心回答患者提出的有关用药问题。

(二)中药“斗谱”的排列原则

在调剂室中，“药斗”是必不可少的盛装饮片的容器。药斗架内饮片的存放顺序规律称为“斗谱”，其目的是为了便于调剂操作，减轻劳动强度，避免差错事故，保证患者用药安全。

“斗谱”一般排列原则如下。

1.按用药频率和质地排列　根据临床用药情况将饮片分为常用饮片、次常用饮片和不常用饮片。常用饮片装入药斗架的中层，不常用饮片装在最远处或上层，较常用饮片装在两者之间。质重的和易染的药物如磁石、炭药(如地榆炭、大黄炭)等宜装在下层药斗内；质轻且用量少的饮片如月季花等宜放在药斗架的高层；质轻而体积大的饮片如竹茹、夏枯草等宜装入下层大药斗内。

2.按方剂组成排列　同一方剂内药物宜装在同一药斗或临近药斗中，以方便调配。

3.按入药部位排列　如按根、茎、叶、花、果实、种子及动物药、矿物药等分类装入药斗。

4.按药物性味功能排列　性味功能相近的排列在一起，如广藿香、藿香梗、香薷；“二活”之羌活、独活，“二芽”之谷芽、麦芽等。

需特殊保管的药物一般不装药斗，毒性药、麻醉药应设专柜、专锁、专账、专人管理，如马钱子、罂粟壳等；易燃药宜装在缸、铁箱内，远离火源、电源，如火硝、硫黄等；贵重细料药应专柜存放，专人保管，如红参、西洋参等。

四、中药学的配伍变化及其现代研究

药物配伍变化系指药物配伍后在理化性质或生理效应方面产生的变化，也称为药物的相互作用。药物的配伍禁忌是指在一定条件下，产生的不利于生产、应用和治疗的配伍变化。

(一)配伍用药的目的

临床上常根据患者病情的需要和药物的特性，按照一定的法则将两味及以上的药物配合应用，有助于增强药效，全面照顾病情，减轻或消除毒副作用，使临床用药更安全、更有效。

(二)中药学的配伍变化

1.中药处方的组方原则与配伍方法

(1)组方原则：处方的组方原则最早见于《黄帝内经》。一张完整的处方包括君、臣、佐、使四个方面。

(2)配伍方法：中药处方除按“君、臣、佐、使”组方外，在具体用药上还应遵循“七情”配伍理论。

2.中药配伍禁忌的现代研究　十八反、十九畏是自古以来中医临床用药经验对于中药配伍禁忌的总结，在无充分根据和应用经验的前提下，应当避免盲目配合使用。

3.中药学配伍变化的现代研究

(1)中药复方水煎液中化学成分的研究:中药复方在煎煮过程中,各成分之间可能会发生络合、水解、氧化、还原等各种化学反应,产生化学配伍变化,或生成新物质。

①配位络合物:中药复方中的各味中药含有许多金属离子,在煎煮过程中可能与含有—OH、—COOH、—CN、—S 等基团的生物碱、黄酮、香豆素、蒽醌、羧酸、蛋白质等成分形成配位络合物。如麻黄碱与 Cu^{2+} 生成配位络合物。

②分子络合物:分子络合物是指有机单体分子间靠静电作用、疏水作用、核移作用或交叠作用结合生成的复合物。如中药复方水煎药中生物碱与黄酮类、鞣质等生成分子络合物。

③化学动力学产物:中药复方煎煮时,各成分之间发生水解、聚合、氧化、还原等各种化学反应,伴随产生新的物质,这些新物质统称为化学动力学产物。如生脉散水煎液经 UV、IR、MS 及 NMR 谱鉴定,生成的新成分为 5—羟甲基—2—糠醛(5—HMF)。

由于这些新物质的产生,使中药复方的药效不同于各单味药的药效,从而发挥增效、减毒或改变药效的作用,体现了中药复方用药的特点。

(2)中药配伍有效成分煎出量的研究:中药复方中配伍药味不同,有效成分煎出量也有显著差异,例如柴胡与牡蛎同煎,牡蛎可中和酸性物质,抑制柴胡皂苷分解,提高了柴胡皂苷的煎出率。

五、中药饮片形式的沿革

中药饮片是中医辨证论治的物质基础,是中药处方、调剂的具体形式,其质量的优劣直接影响中药制剂的疗效,中药饮片的变革是中医药发展的重大标志。

(一)传统中药饮片

传统中药饮片在经历了“㕮咀”“煮散”等系列变革后,随着时代的进步和生活方式的改变,传统中药饮片在调配、煎煮、包装、携带、贮存等方式均突显出诸多不足,已不能适应当前中医药事业发展的需要。

(二)新型中药饮片

自 20 世纪 80 年代,我国先后进行了多种新型饮片形式的适宜性研究和应用推广。

1. 小包装中药饮片　小包装中药饮片是近年来国家中医药管理局推广使用的饮片剂型,是将加工炮制合格后的中药饮片按设定的剂量单味定量包装,由配方药师直接数包调配而无需称量的一种新型中药饮片,具有方便贮存保管、提高调剂效率、计量准确的特点。同时,每个小包装上注明品名、规格、生产日期、生产厂家等,可方便患者自行核对处方与药物,发挥患者对医院配方质量的监督作用,提高了患者用药的知情权。

但目前小包装中药饮片的规格固定,难以满足临床处方变化要求;同时目前国家对小包装饮片的生产包装材料尚无统一标准;以及饮片成本增加都是需要进一步考虑的问题。

2. 中药配方颗粒　中药配方颗粒又称免煎中药,是将单味药材炮制加工后,根据药味有效组分理化性质经现代工艺提取、浓缩、干燥、制粒等多道工序精制而成的单味中药产品。这种饮片形式既保持了原中药饮片的性味、归经和功效等特性,同时提高了有效成分和(或)分组含量,减少了用药剂量,使调剂更加科学准确,提高了调剂人员的工作效率,患者携带服用更方便。

但目前中药配方颗粒的制备仍受限于大部分中药物质基础不明确；再则，中药复方并非单味药材中有效成分的累加，中药配方颗粒忽略了煎煮过程中药物成分间配伍变化作用。

3. 超微中药　超微中药又叫微粉中药、中药超微颗粒、中药超细粉体，是将传统饮片加工成粒径为微米级的新型中药饮片。其特点是通过微粉化技术将药材粉碎至1～75μm，使中药细胞壁破碎而又不改变分子结构，药材表面积增加，孔隙率增大，促进了药物成分的溶出。超微中药既保持了中药特性，又能随症加减、方便使用，也是现阶段比较理想的中药新型饮片。

第四节　浸提、分离与纯化、浓缩与干燥

一、概述

中药制剂与西药制剂最大的差别在于中药制剂的原料是中药饮片或中药提取物。因此，中药制剂的研究，不仅包括制剂成型理论和技术、质量控制等，还包括对中药饮片或复方所含药效物质的浸提、分离、纯化、浓缩、干燥等内容。采用适宜的方法和技术将中药饮片或复方的药效物质最大限度地提取出来，以保证中药制剂特有的功能与主治，是中药制剂的关键。

（一）浸提、分离与纯化的目的

中药制剂的疗效，很大程度上取决于浸提、分离、纯化等方法的选择是否恰当，工艺设计是否科学、合理。提取、分离纯化的目的：最大程度浸提出有效成分或有效部位；最低限度浸出无效甚至有害物质；减少服用量；增强制剂稳定性；提高疗效；适于工业化规模生产。

随着药理研究的加深，证实了中药成分的“有效”与“无效”没有绝对界限。某些过去认为是无效的成分，现在发现它有新的生物活性，如人参、黄芪、枸杞、猪苓等具补益作用的中药中所含的多糖类成分，在增强人体免疫功能、抗癌等方面显示出较强的生理活性；天花粉的蛋白质可用于中期妊娠的引产；金龙胆草所含树脂具镇咳平喘的功效；鞣质在注射剂中应作为杂质除去，而在五倍子中是起收敛作用的有效成分。

中医治病的特点是复方用药，发挥多成分、多途径、多环节、多靶点的综合作用和整体效应。在拟定提取纯化工艺时，应在尽可能满足临床疗效的基础上，根据处方中各组成药物的性质、拟制备的剂型，结合生产设备、技术条件、经济的合理性等，选择和确定最佳提取纯化工艺。

（二）浓缩与干燥的目的

浓缩是中药制剂原料成型前处理的重要单元操作。其目的在于将不挥发或难挥发性物质与在同一温度下具有挥发性的溶剂（如乙醇或水）分离至某种程度，得到具有一定密度的浓缩液。与蒸馏不同，浓缩不以收集挥散的蒸汽为目的。中药提取液经浓缩后可制成一定规格的半成品，并进一步加工制成成品，或浓缩成过饱和溶液而析出结晶。

干燥是中药制剂原料成型前处理的另一重要操作单元。在药剂生产中，新鲜药材需除水，原辅料需除湿，以及颗粒剂、片剂等剂型的制备过程中均会用到干燥。干燥的好坏，将直接影响到中药制剂的内在质量。随着科技的发展衍生出的一些新型干燥技术，如喷雾通气冻干新技术，将在一定程度上改善中药制剂生产工艺，提高中药制剂的生产技术水平，进而提高

中药制剂的内在质量。

（三）中药成分与疗效

中药中所含的成分十分复杂，概括起来可分为四类，即有效成分（包括有效部位）、辅助成分、无效成分和组织成分。

1. 有效成分　有效成分是指能起主要药效的物质。一般指化学上的单体化合物，含量达到 90%以上，能用分子式和结构式表示，并具有一定的理化性质，如乌头碱、麻黄碱、青蒿素等。一种中药往往含有千百个有效成分，而一个有效成分又有多方面的药理作用，这些成分合起来的作用机制十分复杂。

若以单一有效成分来说明某一中药或复方的多功效及其综合作用显然是不够的。在大多数情况下，被确认的中药单体化学成分不一定是原药中起主要药效的物质；而大多数中药的药性、功效及药理作用，也并不能以某一单体化学成分的现代药理作用来代表。如当归所含的阿魏酸，具有抗血栓的作用，仅能说明其与当归活血祛瘀功能相关，但不能完全说明其与当归补血功能的相关性。

有效部位是指当一味中药或复方提取物中的一类或几类有效成分的含量达到总提取物的 50%以上的具有药理活性的混合体。中药提取时往往得到的是有效部位，如总生物碱、总皂苷、总黄酮、挥发油等。应用有效部位在药理和临床上能够代表或部分代表原中药或复方的疗效，有利于发挥其综合效能，符合中医用药的特点。

2. 辅助成分　辅助成分系指本身无特殊疗效，但能增强或缓和有效成分作用的物质，或指有利于有效成分的浸出或增强制剂稳定性的物质。如大黄中所含的鞣质能缓和大黄的泻下作用，大黄流浸膏比单独服用大黄蒽醌苷泻下作用缓和，副作用小。

3. 无效成分　无效成分系指无生物活性，不起药效的物质，有的甚至会影响浸出效能、制剂的稳定性、外观和药效等。例如蛋白质、鞣质、脂肪、树脂、淀粉、黏液质、果胶等。

4. 组织物质　组织物质系指一些构成中药细胞或其他的不溶性物质，如纤维素、栓皮、石细胞等。

二、浸提

浸提是指采用适当的溶剂和方法将中药所含的有效成分或有效部位提取出来的操作。

（一）浸提过程

一般可分为浸润、渗透、解吸、溶解、扩散等几个相互联系的阶段。

1. 浸润与渗透阶段　浸提溶剂与饮片接触混合后，使饮片表面湿润，并进一步渗透进细胞组织中，这一过程为浸润与渗透阶段。饮片是否能被润湿，取决于饮片与溶剂的性质。根据所需提取成分的极性选择适宜溶剂，常采用水或不同浓度的乙醇溶液进行浸提，必要时可加入一定表面活性剂或进行脱脂，降低二者之间表面张力，以促进中药的浸润和渗透。浸提脂溶性成分时，使用非极性溶剂，中药饮片需先进行干燥。

2. 解吸与溶解阶段　由于中药中各种成分之间或与细胞壁之间有一定的亲和力，需解除这种亲和力，才能使各种成分转入溶剂中，这种作用称为解吸。浸提溶剂通过毛细管和细胞间隙进入细胞组织后与解吸后的各种成分接触，使部分有效成分以分子、离子或胶体粒子等形式或状态转入溶剂，这是溶解阶段。

解吸与溶解是两个紧密相连的阶段，其快慢主要取决于溶剂对有效成分的亲和力大小。因此选择适当的溶剂对于加快这一过程十分重要。浸提有效成分时，应选用具有解吸作用的溶剂。成分能否被溶解，取决于成分的结构和溶剂的性质，遵循“相似相溶”的规律，水能溶解极性大的生物碱盐、黄酮苷、皂苷等，也能溶出高分子胶体，由于增溶或助溶作用，还可溶出某些极性小的物质；高浓度乙醇能溶出少量极性小的苷元、香豆素和萜类等，也能溶出蜡、油脂等脂性杂质。此外，加热提取或于溶剂中加入酸、碱、甘油及表面活性剂等浸提辅助剂，可助解吸，增加有效成分的溶解。

3. 扩散阶段　浸出溶剂溶解大量药物成分后形成的浓溶液具有较高的渗透压，从而形成扩散点，不停地向周围扩散其溶解的成分以达到渗透压平衡，因此，浓度差是渗透或扩散的推动力。物质的扩散速率可借用 Fick's 第一扩散公式来说明：

$$ds = -DF\frac{dc}{dx}dt$$

式中，dt 为扩散时间，ds 为在 dt 时间内物质（溶质）的扩散量，F 为扩散面，代表中药的粒度及表面状态，dc/dx 为浓度梯度，D 为扩散系数，负号表示扩散趋向平衡时的浓度降低。

扩散系数 D 值随中药而变化，与浸出溶剂的性质亦有关。可按下式求得：

$$D = \frac{RT}{N} \times \frac{1}{6\pi r\eta}$$

式中，R 为摩尔气体常数，T 为绝对温度，N 为阿伏加德罗常数，r 为扩散物（溶质）分子半径，η 为黏度。

从以上两式可以看出，扩散速率（ds/dt）与扩散面（F），即中药的粒度及表面状态、扩散过程中的浓度梯度 dc/dx 和温度 T 成正比；与扩散物质（溶质）分子半径（溶质）和液体的黏度（η）成反比。

在浸出过程中，有两种类型的扩散方式，一种是在静止的条件下，完全由于溶质分子浓度不同而扩散；另一种为对流扩散，即在扩散过程中由于流体的运动而加速扩散：在实际生产中，常用流动的浸出溶剂或稀浸出液置换中药周围的浓浸出液。创造最大的浓度梯度是浸出方法和设备选择的关键。

（二）影响浸提的因素

在中药提取的过程中，能否提取出较多的有效成分，关键在于选择适宜的浸出溶剂与浸出方法。此外，中药的性质如粒度、表面状态、浸提的温度、压力、浓度差、pH 值以及新技术的应用等因素，均能影响提取效率。

1. 中药粒度　中药粒度主要影响渗透与扩散两个阶段。通常饮片粉碎越细，浸出效果越好。但过细的粉末反而妨碍浸出过程，原因在于：①过细的粉末吸附作用增强，影响扩散速度。②粉碎过细，使大最细胞破裂，致使大高分子杂质浸出。③粉末过细使溶液浑浊不易滤过。因此，应根据制剂需要进行粒度筛选。

2.浸提温度　浸提温度升高，可促进成分的溶解与扩散，提高浸出效果。但温度过高，无效成分等杂质的浸出增多，且易致某些不耐热成分或挥发性成分分解、变质或散失。

3.有效成分　有效成分通常为小分子化合物（相对分子质量＜1000），扩散较快，在最初的浸出液中占比例高，随着扩散的进行，高分子杂质溶出逐渐增多。因此，浸提次数不宜过多，一般2～3次即可将小分子有效成分浸出完全。

4.浸提时间　浸出量与浸提时间成正比，浸提时间越长，浸出的物质越多，当扩散达到平衡后，浸出不再受时间影响。浸提过程中，药物成分扩散顺序为相对分子质量小的先浸出，高分子成分后浸出。长时间的浸提，易导致大量杂质溶出及某些有效成分分解。

5.浓度差　浓度差是指中药组织内的溶液与组织外部周围溶液的浓度差值，它是扩散作用的主要动力。浸提过程中，适当应用和扩大浸出过程的浓度差，将有利于提高浸提效率。浸提过程中，不断搅拌、更换新溶剂、强制浸出液循环流动、采用渗漉法等，均有利于增大浓度梯度，提高浸出效率。

6.浸提压力　加压可加速溶剂对质地坚硬的中药的浸润与渗透过程，使发生溶质扩散过程所需的时间缩短，并可促使部分细胞壁破裂，有利于成分的扩散。但当中药组织内已充满溶剂之后，加压对扩散速度没有影响。对组织松软的中药，容易浸润的中药，加压对浸出影响不明显。

7.溶剂pH值　在中药浸提过程中，调节适当的pH值，有助于中药中某些弱酸、弱碱性有效成分在溶剂中的解吸和溶解，如用酸性溶剂提取生物碱，用碱性溶剂提取皂苷等。

8.新技术　近年来新技术的不断推广，不仅可加快浸提过程，提高浸提效果，而且有助于提高制剂质证，如超声波提取法、微波加热提取法、超临界流体提取法等。

（三）常用浸提溶剂

优良的溶剂应能最大限度地溶解和浸出有效成分，最低限度地浸出无效成分和有害物质；不与中药成分发生化学变化，不影响其稳定性和药效；本身性质稳定，比热小，安全无毒，价廉易得，可回收利用。真正符合上述要求的溶剂很少，实际工作中，首选水、乙醇，还常采用混合溶剂，或在浸提溶剂中加入适宜的浸提辅助剂。

1.水　水价廉易得、极性大、溶解范围广，能浸出生物碱盐类、苷、有机酸盐、鞣质、蛋白质、树胶、色素、多糖类（果胶、黏液质、菊糖、淀粉等），以及酶和少量的挥发油等。由于中药成分复杂，有些成分相互间可能有“助溶”作用，使本来在水中不溶或难溶的成分在用水浸提时亦能被浸出。

缺点是浸出选择性差，容易浸出大量无效成分，导致难于滤过、制剂色泽不佳、易霉变、不易贮存等，也能引起一些有效成分的水解，或促进某些化学变化。

2.乙醇　乙醇能与水以任意比例混溶。其最大优点是可通过调节乙醇的浓度，选择性地浸提中药中某些有效成分或有效部位。一般乙醇含量在90%以上时，适于浸提挥发油、有机酸、树脂、叶绿素等；乙醇含量在50%～70%时，适于浸提生物碱、苷类等；乙醇含量在50%以下时，适于浸提苦味质、蒽醌苷类等化合物；乙醇含量大于40%时，能延缓许多药物的水解，如酯类、苷类等成分，增加制剂的稳定性；乙醇含量达20%以上时具有防腐作用。

乙醇的比热小，沸点为 78.2℃，气化潜热比水小，故蒸发浓缩等工艺过程耗用的热量较水少。但乙醇具挥发性、易燃性，生产中应注意安全防护。此外，乙醇具一定的药理作用，价格较贵，故使用时乙醇的浓度以能浸出有效成分，满足制备目的为限度。

3. 亲脂性有机溶剂　亲脂性有机溶剂，如乙醚、丙酮、三氯甲烷、石油醚等，很少用于中药提取，一般仅用于某些有效成分的纯化。使用这类溶剂，最终产品必须进行溶剂残留量的限度测定。

（四）浸提辅助剂

浸提辅助剂指能提高浸提效能，增加成分的溶解度、制剂的稳定性以及去除或减少杂质，提高制剂的质量而特加的物质。常用的浸提辅助剂有酸、碱及表面活性剂等。

1. 酸　加酸的主要目的是促进生物碱的浸出；提高部分生物碱的稳定性；使有机酸游离，便于用有机溶剂浸提；除去酸不溶性杂质等。常用的酸有硫酸、盐酸、醋酸、酒石酸、枸橼酸等。用时应选择合理的 pH 值，过量的酸可能会引起成分水解或其他不良反应。

2. 碱　碱性水溶液可溶解内酯、蒽醌及其苷、香豆素、有机酸、某些酚性成分，但同时碱性水溶液亦能溶解树脂、某些蛋白质等杂质。常用的碱为氨水、碳酸钙、氢氧化钙、碳酸钠和石灰等。因上述各碱的碱性强弱不一，用时应注意调节 pH 值，并注意其腐蚀性，及时清洗。

3. 表面活性剂　选用适宜的表面活性剂可增强中药的浸润性，如阳离子型表面活性剂的盐酸盐等，用于生物碱的提取；非离子型表面活性剂一般对药物的有效成分不起化学作用，毒性较小或无毒性，故常选用。

（五）常用浸提方法与设备

中药浸提方法的选择应综合考虑处方饮片、溶剂性质、剂型要求和生产实际等因素。常用的浸提方法主要有煎煮法、浸渍法、渗漉法、回流法、水蒸气蒸馏法等。近年来，超临界流体提取法、超声波提取法、微波提取法、半仿生提取法等新技术也应用于中药制剂提取的研究中。

1. 煎煮法　煎煮法，是用水作溶剂，加热煮沸浸提中药有效成分的常用提取方法。

（1）操作方法：煎煮法属于间歇式操作，即将中药饮片或粗粉置煎煮器中，加水浸泡适宜时间，加热至沸，保持微沸一定时间，滤过，滤液保存，药渣再依法煎煮，合并各次煎出液，即得。根据煎煮时加压与否，可分为常压煎煮法和加压煎煮法。常压煎煮法适用于一般的中药，加压煎煮法适用于药物成分在高温下不易被破坏，或常压下不易煎透的中药。

常用设备有敞口倾斜式夹层锅，圆柱形不锈钢钢罐、多能提取罐等。

（2）应用特点：煎煮法经济、简单、易行，符合中医传统用药习惯。适用于有效成分能溶于水，且对湿、热较稳定的中药。浸提成分广谱，还可杀酶保苷，杀死微生物。但一些不耐热及挥发性成分易被破坏或挥发而损失；提取物杂质较多，煎出液易霉败变质，应及时处理。

2. 浸渍法　浸渍法是用定量的溶剂，在一定的温度下，浸泡中药的提取方法。

（1）浸渍法的类型：浸渍法按提取温度和浸渍次数可分为：冷浸渍法、热浸渍法、重浸渍法。

①冷浸渍法：又称常温浸渍法，操作方法为：取中药饮片或碎块，置有盖容器内，加入定量

的溶剂，密闭，室温浸渍 3～5d 或至规定时间，经常振摇或搅拌，滤过，压榨药渣，压榨液与滤液合并，静置 24h 后，滤过，得滤液。此法可直接制得药酒、酊剂。若将滤液浓缩，可用于制备流浸膏、浸膏、片剂、颗粒剂等。

②热浸渍法：该法是将中药饮片或碎块置特制的罐内，加定量的溶剂，水浴或蒸汽加热至 40～60℃浸渍，以缩短浸提时间，其余操作同冷浸渍法。浸出液冷却有沉淀析出，应分离除去。

③重浸渍法：即多次浸渍法，此法可减少药渣吸附浸出液所引起的中药成分损失。其操作方法是：将全部浸提溶剂分为几份，先用第一份浸渍后，药渣再用第二份浸渍，重复 2～3 次，再将各份浸渍液合并，即得成品。

浸渍法常用设备有圆柱形不锈钢罐、搪瓷罐，出液口在下部，为防药渣堵塞，装多孔假底，上铺垫滤网及滤布。药渣用螺旋压榨机压榨或用离心机分离浸出液。

(2)应用特点：浸渍法适用于黏性药物、无组织结构中药、新鲜及易膨胀的中药、价格低廉的芳香性中药。不适于贵重中药、毒性中药及制备高浓度的制剂。

3. 渗漉法　渗漉法是将中药粗粉置渗漉器内，溶剂连续地从渗漉器的上部加入，渗漉提取液不断地从其下部流出的提取方法。

(1)渗漉法的类型：渗漉法根据操作方法的不同，可分为单渗漉法、重渗漉法、加压渗漉法、逆流渗漉法四种。

①单渗漉法：其操作流程为：粉碎→润湿→装筒→排气→浸渍→渗漉。

②重渗漉法：重渗漉法是将多个渗漉筒串联排列，渗漉液重复用作新药粉的溶剂，进行多次渗漉以提高渗漉液浓度的方法。重渗漉法中溶剂能多次利用，用量较单渗漉法少；漉液中有效成分浓度高，不必加热浓缩，可避免有效成分受热分解或挥发损失，成品质量较好，浸出效率较高，但所占容器太多，操作麻烦，较为费时。

(2)应用特点：渗漉法属于动态浸出，溶剂的利用率高，有效成分浸出完全。适用于贵重中药、毒性中药、高浓度制剂及有效成分含量较低中药的提取。新鲜的及易膨胀的中药、无组织结构的中药不宜选用。渗漉液可不经滤过直接收集。渗漉过程所需时间长，不宜用水作溶剂，通常用不同浓度的乙醇或白酒，应防止溶剂的挥发损失。

4. 回流法　回流法是用乙醇等挥发性有机溶剂提取中药成分，其中挥发性溶剂馏出后又被冷凝，重复流回浸出器中浸提中药，循环直至有效成分提取完全的方法。

(1)回流法的类型

①回流热浸法：将饮片置多功能提取罐中，加规定量及规定浓度的溶剂，采用夹层蒸汽加热，循环回流提取，待有效成分扩散平衡时更换溶剂，反复 2～3 次。

②回流冷浸法：生产上采用循环回流冷浸装置(见图 5－1)原理同索氏提取器。溶剂用量少，且可循环更新。

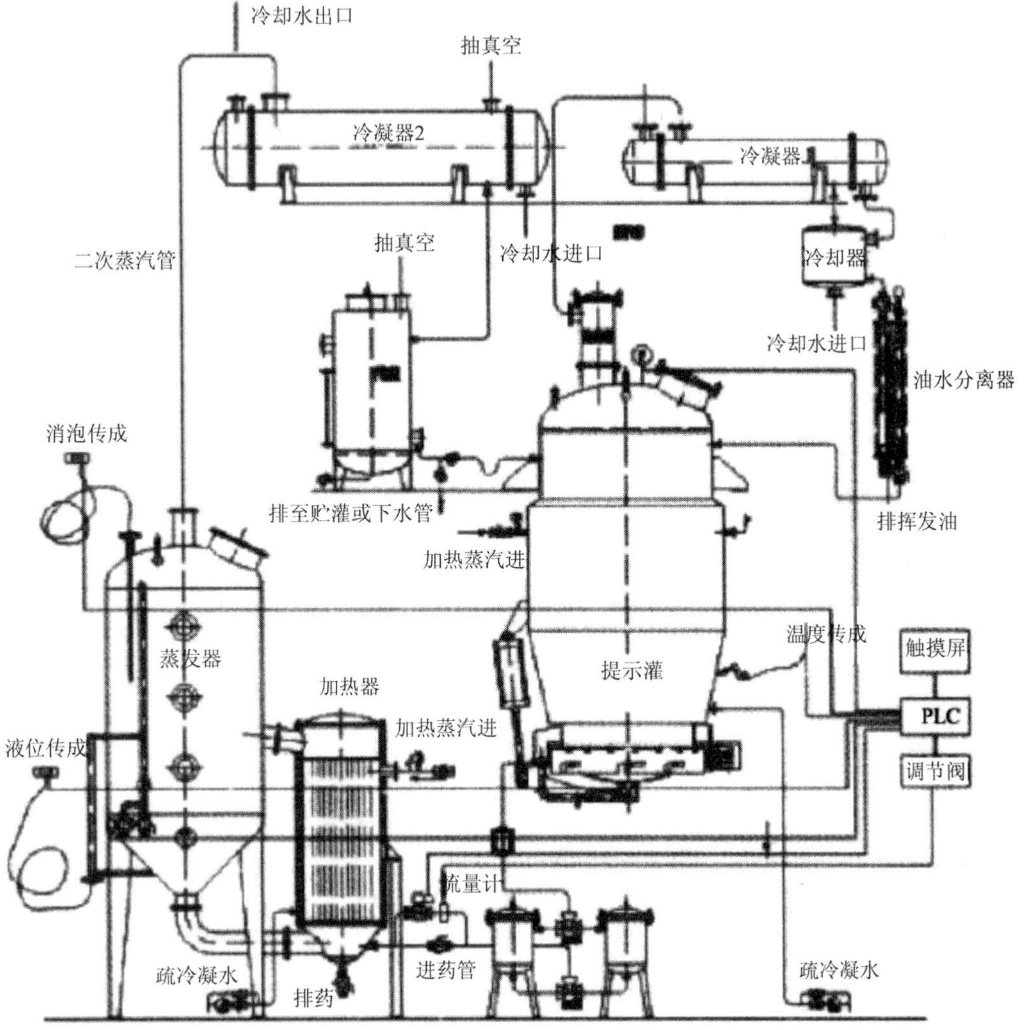

图 5－1　回流提取浓缩机组示意图

(2)应用特点：回流热浸法溶剂只能循环使用，不能更新，为提高浸出效率，通常需更换溶剂 2～3 次，溶剂用量较多。回流冷浸法溶剂既可循环使用，又能不断更新，故溶剂用量较回流热浸法、渗漉法少，浸提更完全。回流法需连续加热，浸提液在蒸发锅中受热时间较长，不适用于易被热破坏的中药成分的浸提。

5. 水蒸气蒸馏法　水蒸气蒸馏法是指将含有挥发性成分的中药物料与水共蒸馏，使挥发性成分随水蒸气一并馏出，并经冷凝分取挥发性成分的一种提取方法。

(1)基本原理：根据道尔顿定律，相互不溶也不起化学作用的液体混合物的蒸气总压，等于该温度下各组分饱和蒸气压(分压)之和(即：P＝P1＋P2＋P3…)。尽管各组分本身的沸点高于混合液的沸点，但当分压总和等于大气压时，液体混合物即开始沸腾并被蒸馏出来。

水蒸气蒸馏法可分为：共水蒸馏法(即直接加热法)、通水蒸气蒸馏法及水上蒸馏法三种。

为提高馏出液的纯度或浓度，一般需进行重蒸馏，收集重蒸馏液。但蒸馏次数不宜过多，以免挥发油中某些成分氧化或分解。一般使用多功能提取罐进行水蒸气蒸馏提取。

(2)应用特点：水蒸气蒸馏法适用于具有挥发性，能随水蒸气蒸馏而不被破坏，与水不发生反应，难溶或不溶于水的化学成分的提取、分离，如挥发油。

6. 超临界流体提取法　超临界流体提取法(supercritical fluid extraction，简称 SFE)，是利用超临界状态下的流体为萃取剂提取中药有效成分的方法。作为一种高效、清洁的新型提取、分离手段，其优点有：①提取速度快，效率高。②提取温度低，无氧，中药成分不易分解。③可选择性地提取中药成分。④工艺简单，溶剂可循环利用。适合于挥发性较强的成分、热敏性物质和脂溶性成分的提取分离。其缺点为一次性设备投资过大，应用范围较窄。

对于某一特定的物质而言，存在一个临界点[临界温度(Tc)和临界压力(Pc)]，临界点以上的范围内，物质状态处于气体和液体之间，这个范围之内的流体成为超临界流体(SF)(见图5－2)。在超临界状态下，超临界流体兼有气液两相双重特点，其密度接近于液体，故分子间相互作用增大，对物质的溶解度大；其黏度接近于气体，扩散系数比气体大 100 倍以上，故传质快。控制 SF 在高于临界温度和压力条件下，从目标物中萃取有效成分，当恢复到常压、常温时，超临界流体溶剂变为气体形式，与其萃取的液体状有效成分进行分离，达到提取目的。

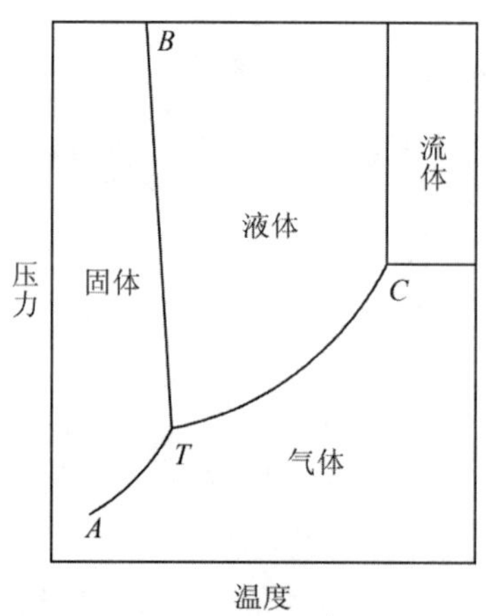

图 5－2　纯流体的压力与温度图

可用作超临界流体的气体很多，如二氧化碳、氧化二氮、乙烯、三氟甲烷、六氟化硫、氮气、氩气等。其中二氧化碳的临界温度接近室温且临界压力较低，Tc＝31.3K，Pc＝7.38MPa，无毒、无味、不易燃、化学惰性、价廉，应用最广。SFE－CO_2 极性小，适用于非极性或极性小的化合物的提取；对极性物质的溶解度低，需加入改性剂(夹带剂、携带剂、调节剂，如乙醇、甲醇)，使其在改善和维持选择性的同时提高待提取成分的溶解度。

7. 其他提取法

(1)超声波提取法：超声波提取是指利用超声波增大溶剂分子的运动速度及穿透力以提取中药有效成分的方法。超声波在媒质中传播可使媒质质点在传播空间内进入振动状态，强化溶质扩散、传质，即超声波机械作用。超声波在传播过程中，声能可不断被媒质质点吸收变成热能，使溶剂本身和中药组织的温度升高，即超声波热学作用。大能量的超声波作用于提取介质，在振动处于稀疏状态时，介质被撕裂成许多小空穴，这些小空穴瞬时闭合，闭合时产生高达几千大气压的瞬时压力，即空化作用机制。

(2)微波提取法：微波提取是利用微波强烈的热效应进行提取的一种方法。微波是频率约在0.3～300GHz之间，波长在1mm～1m之间的电磁波，其能在极短的时间内完成提取过程，主要是依靠微波强烈的热效应。当提取物与溶剂共同处于微波场中，组分分子受到高频电磁波的作用，产生剧烈振荡，分子本身获得巨大能量，以挣脱周边环境的束缚，当环境存在浓度差时，分子从被提取物中迅速向外扩散，很快达到平衡点，完成提取。极性溶剂(如水)及药物有效成分，可在微波场中大量吸收能量，而非极性溶剂则很少或不吸收微波，故用微波辅助含水的溶剂提取极性化合物时，能显示出较大优势。

三、分离与纯化

(一)分离

中药品种多，来源复杂，提取液是多种成分的混合物，既含有效成分，又含无效杂质，如不尽量去除杂质，会影响制剂的质量和稳定性，且在选择剂型上也受到一定的限制。因此，需对中药提取液进行分离，常用分离方法有：沉降分离法、离心分离法和滤过分离法。

1.沉降分离法　沉降分离法是利用固体与液体介质密度相差悬殊，在静止状态下，液体中的固体微粒靠自身重力自然沉降而与液体分离。该方法简便易行，但耗时长、药渣沉淀吸附药液多。适于固体杂质含量高的水提液或水提醇沉(醇提水沉)液的粗分离；料液中固体物含量少、粒子细而轻，料液易腐败变质者不宜使用。

2.离心分离法　离心分离法是借助离心机的高速旋转，使料液中的固体与液体，或两种密度不同且不相混溶的液体产生大小不同的离心力而分离的方法。适用于含不溶性微粒的粒径很小或黏度很大的滤浆，或密度不同的不相混溶的液体。离心分离法能有效地防止中药提取液中有效成分的损失，最大限度的保存药物的活性成分，缩短工艺流程，降低成本。该技术在中药口服液，颗粒剂，胶囊剂等制剂的分离纯化中均有良好的效果。

离心机的分离因数(α，为物料所受离心力与重力之比)越大，则离心机分离能力越强。按α大小离心机可分为：①常速离心机：α＜3000(一般为600～1200)，转速低于6000r/min，适用于易分离的混悬滤浆的分离及物料的脱水。②高速离心机：α＝3000～5000，转速6000～25000r/min，主要用于细粒子、黏度大的滤浆及乳状液的分离。③超高速离心机：α＞5000，转速高主要用于微生物及抗生素发酵液、动物生化制品等的固－液两相的分离。超高速离心机中常伴有冷冻装置，可使离心操作在低温下进行。

按离心操作性质可分为①滤过式离心机。②沉降式离心机。③分离式离心机。常用离心机主要有：沉降式离心机、管式离心机、蝶片式离心机、滤过式离心机、三足式离心机、卧式刮刀离心机、活塞推料离心机等。

3.滤过分离法　滤过分离法是指混悬液(滤浆)通过多孔的介质(滤材)时固体微粒被截

流，液体经介质孔道流出达到固液分离的方法。

（1）滤过机制：通常有两种，一种是过筛作用，料液中大于滤器孔隙的微粒全部被截留在滤过介质的表面，如薄膜滤过；另一种是深层滤过，微粒截留在滤器的深层，如砂滤棒、垂熔玻璃漏斗等称为深层滤器。深层滤器所截留的微粒往往小于滤过介质空隙的平均大小。深层滤器除具有过筛作用外，在滤过介质固体表面存在范德华力，并且滤器上有静电吸引或吸附作用。同时，在操作过程中，滤渣可在滤过介质的孔隙上形成“架桥”现象，这与滤渣颗粒形状及压缩性有关，针状或粒状坚固颗粒可集成具有间隙的致密滤层，滤液可通过，大于间隙的微粒被截留以达到滤过作用；但扁平状且质地较软的及可压缩的颗粒，则易于发生堵塞滤孔而造成滤过困难。实际操作中常在料液中加助滤剂或加入絮凝剂等以改善滤渣的性能，提高滤过速度。

（2）影响滤过速度的因素：料液经一段很短的时间滤过后，由于“架桥”作用而形成致密的滤渣层，液体由间隙滤过。将滤渣层中的间隙假定为均匀的毛细管聚束，那么，液体的流动遵守 Poiseuille 公式：

$$V=\frac{P\pi r^4 t}{8\eta l}$$

式中，P 为加于滤渣层的压力，t 为滤过时间，r 为滤渣层毛细管的半径，l 为长度，η 为料液的黏度，V 为滤液的体积。若把时间 t 移到等式的左项，则左项 V/t 为滤过速度。由此式并结合滤过时的实际情况，就可以看出影响滤过速度的因素主要有：

①滤渣层两侧的压力差（P）：两侧的压力差愈大，则滤速愈快。因此常用加压或减压滤过法。

②滤器的面积（πr^2）：在滤过的初期，滤过速度与滤器的面积成正比。

③滤材和滤饼毛细管半径（r）：滤速与滤材和滤饼毛细管半径（r）成正比，毛细管半径对坚固非压缩性滤渣层有一定值，而对软的易变形的滤渣层，若孔隙变小，数目减少，则阻力增大，滤速变慢。对可压缩性滤渣，常在料液中加助滤剂，以减少滤饼的阻力。

④毛细管长度（l）：滤速与毛细管长度（l）成反比，故沉积的滤渣层愈厚，则滤速愈慢。因此，料液经预处理，可减少滤渣层的厚度。采用动态滤过的效果较静态滤过好。

⑤料液黏度（η）：滤速与料液黏度成反比，黏稠性愈大，滤速愈慢。因此，常采用趁热滤过或保温滤过。应先滤清液，后滤稠液。对黏性物料或胶体物料常在料液中加入助滤剂，以降低黏度。

常用的助滤剂有活性炭、滑石粉、硅藻土、滤纸浆等，常用量为 0.2%～2%。使用助滤剂的方法有两种：①先在滤材上铺一层助滤剂，然后加料液滤过。②将助滤剂混入待滤液中，搅拌均匀，使部分胶体物被破坏，在滤过的过程中形成较疏松的滤饼，使滤液易于通过并滤清。

（3）滤过方法与设备

①普通滤过

a. 常压滤过：常用玻璃漏斗、搪瓷漏斗、金属夹层保温漏斗。此类滤器常用滤纸或脱脂棉作滤过介质。一般适于小量药液的滤过。

b. 减压滤过：常用布氏漏斗、垂熔玻璃滤器（包括漏斗、滤球、滤棒）。布氏漏斗滤过多用于非黏稠性料液和含不可压缩性滤渣的料液，在注射剂生产中，常用于滤除活性炭。垂熔玻璃滤器常用于注射剂、口服液、滴眼液的精滤。

c. 加压滤过：常用压滤器和板框压滤机。板框压滤机适用于黏度较低、含渣较少的液体作密闭滤过，醇沉液、合剂配液多用板框滤过。常用板框压滤机，其工作原理如图 5－3。适用于黏度较低、含渣较少的液体加压密闭滤过，多用于醇沉液、合剂配液滤过，其效率高，滤过质量好，滤液损耗小。但应注意尽量使进液压力稳定，以免影响滤过效果。

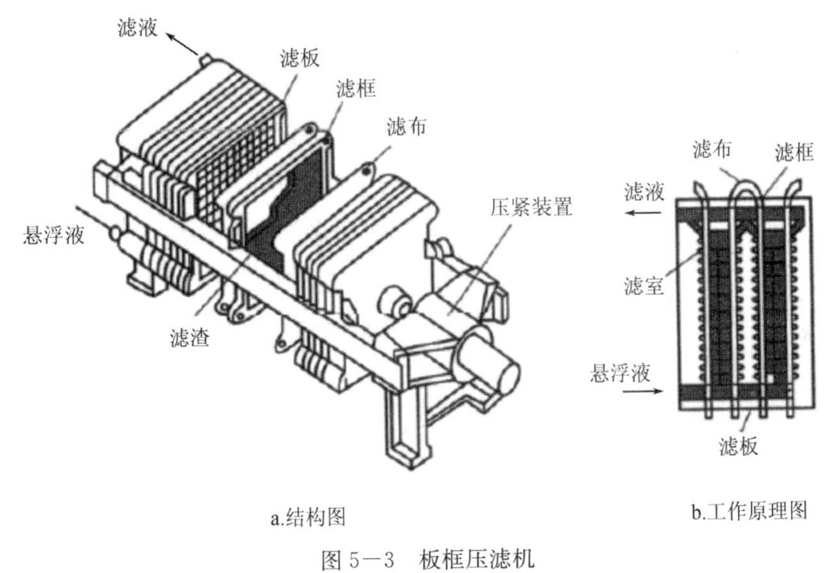

a.结构图　　b.工作原理图

图 5－3　板框压滤机

②薄膜滤过：薄膜滤过是利用对组分有选择透过性的薄膜，实现混合物组分分离的一种方法。膜分离过程的推动力，有浓度差、压力差、分压差和电位差。膜分离过程中，被分离的物质大多数不发生相的变化，常在室温下进行，能耗低；膜分离操作十分简便，不产生二次污染。与蒸发、萃取、离子交换等分离操作相比，可避免组分受热变质或混入杂质。按薄膜所能截留的微粒最小粒径，薄膜滤过可分为微孔滤过、超滤、反渗透。

a. 微孔滤膜滤过：微滤（microfiltration，MF）所用微孔滤膜，孔径为 0.03～10μm，主要滤除直径大于 50nm 的细菌和悬浮颗粒。生产中主要用于精滤，如水针剂及大输液的滤过；热敏性药物的除菌净化；制备高纯水。也可用于液体中微粒含量的分析和无菌空气的净化等。微滤的特点：微孔滤膜的孔径高度均匀，孔隙率高，一般占薄膜总体积 70%以上，滤速快；滤膜质地薄（0.10～0.15mm），对料液的滤过阻力小，滤速快，吸附损失小；滤过时无介质脱落，对药液不污染；但易堵塞，故料液必须先经预处理。

b. 超滤：超滤（ultrafiltrarion，UF）所采用的非对称结构的多孔超滤膜孔径为 1～20nm，主要滤除直径为 5～100nm 的颗粒，故为纳米数量级（$nm=10^{-9}m$）选择性滤过的技术，是以压力差为推动力的膜分离过程。超滤膜是由有机高分子聚合物制成的多孔膜，非对称结构多孔膜的正面有一层起分离作用的较为紧密的薄膜，称为有效层，其厚度只占总厚度的几百分之一(≤0.1μm),其余部分则是孔径较大的多孔支持层。超滤与其他滤过的显著不同点是易出现浓度极化现象。影响超滤操作的因素有:浓度、分子的形状和大小、工作温度和黏度、工作压力、pH值及溶质间的相互作用。超滤常用于药物、注射剂的精制,不能用于高压消毒灭菌制剂的除菌;可用于蛋白质、酶、核酸、多糖类药物的超滤浓缩;蛋白质和酶类制剂的超滤脱盐;不同分子量生化药物的分级分离和纯化。

(二)纯化

纯化是采用适当的方法和设备除去中药提取液中杂质的操作。常用的纯化方法有:水提醇沉法、醇提水沉法、超滤法、盐析法、酸碱法、澄清剂法、透析法、萃取法等。

1.水提醇沉法　水提醇沉法是先以水为溶剂提取中药有效成分,再用不同浓度的乙醇沉淀去除提取液中杂质的方法。广泛用于中药水提液的纯化,以降低制剂的服用量,或增加制剂的稳定性和澄清度。该法也可用于制备具有生理活性的多糖和糖蛋白。

(1)基本原理:根据中药成分在水和乙醇中的溶解性不同:通过水和不同浓度的乙醇交替处理,可保留生物碱盐类、苷类、氨基酸、有机酸等有效成分;去除蛋白质、糊化淀粉、黏液质、油脂、脂溶性色素、树脂、树胶、部分糖类等杂质。通常认为,料液中含乙醇量达到50%~60%时,可去除淀粉等杂质;当含醇量达75%以上,除鞣质、水溶性色素等少数无效成分不能被去除外,其余大部分杂质均可沉淀去除。

(2)操作要点:该纯化方法是将中药饮片先用水提取,再将提取液浓缩至约每毫升相当于原中药1~2g,冷却,加入适量乙醇,静置,冷藏适当时间,分离去除沉淀,回收乙醇,最后制成澄清的液体。具体操作时应注意以下问题。

①药液浓缩:水提取液应经浓缩后再加乙醇处理,可减少乙醇的用量,使沉淀完全。浓缩程度应适宜,若药液浓度太大,醇沉处理后,滤过处理易致成分损失量大。

②加醇的方式:分次醇沉或以梯度递增方式逐步提高乙醇浓度的方法进行醇沉,有利于除去杂质。乙醇加入到浓缩液中时,应慢加快搅,避免局部醇浓度过高,迅速产生大量沉淀吸附有效成分而造成损失。

③醇沉浓度的计算:每次需达到某种含醇量,应通过计算求得。

$$C_{实}=C_{测}+(20-t)\times 0.4$$

式中,$C_{实}$为乙醇的实际浓度(%);$C_{测}$为乙醇计测得的浓度(%);t为测定时乙醇本身的温度。

④密闭冷藏与处理:药液加至所需含醇量后,将容器口盖严,以防乙醇挥发。待含醇药液慢慢降至室温时,再移至冷库中,于5~10℃下静置12~24h,若含醇药液降温太快,微粒碰撞机会减少,沉淀颗粒较细,难于滤过。充分静置冷藏后,先虹吸上清液,可顺利滤过,下层稠液再慢慢抽滤。

2.醇提水沉法　先以适当浓度的乙醇提取中药成分,再加适量的水,以除去水不溶性成分。其基本原理与操作要点同水提醇沉法。适于提取药效物质为醇溶性或在醇水中均有较好溶解性的中药,可避免中药中大量淀粉、蛋白质、黏液质等高分子杂质的浸出;水处理又可较方便地将醇提液中的树脂、油脂、色素等杂质沉淀除去。应特别注意,如果药效成分在水中难溶或不溶,则不可采用水沉处理。

3.盐析法　盐析法是指在药物溶液中加入大量的无机盐,使某些高分子物质的溶解度降低沉淀析出，而与其他成分分离的方法。主要适用于蛋白质的分离纯化。此外，也常用于提高中药蒸馏液中挥发油的含量及蒸馏液中微量挥发油的分离。

盐析常用中性盐有：氯化钠、硫酸钠、硫酸镁、硫酸铵等。影响盐析作用的因素很多，除盐的浓度外，还有离子浓度、氢离子浓度（等电点）、蛋白质浓度和性质、盐析温度等。

盐析法用于挥发油提取时，常用氯化钠，用量一般为 20%～25%。通常于中药的浸泡水中或蒸馏液中加入一定量的氯化钠，蒸馏时可加速挥发油的馏出，提高馏分中挥发油的浓度；也可于重蒸馏液中直接加入一定量的氯化钠，使油水分离。盐析后，需用透析法或离子交换法进行脱盐处理。

4. 酸碱法　酸碱法是针对单体成分的溶解度与酸碱度有关的性质，在溶液中加入适量酸或碱，调节 pH 值至一定范围，使单体成分溶解或析出，以达到分离的方法。如生物碱一般不溶于水，加酸后生成生物碱盐而溶于水，再碱化后又重新生成游离生物碱而从水溶液中析出，从而与杂质分离。有时也可用调节浸出液的酸碱度来达到去除杂质的目的，如在浓缩液中加新配制的石灰乳至呈碱性，可使大量的鞣质、蛋白质、黏液质等成分沉淀除去，但也可使酚类、极性色素、酸性树脂、酸性皂苷、某些黄酮苷和蒽醌苷，以及大部分多糖类等成分沉淀析出。因此，应根据纯化目的确定是否选用该法。

5. 大孔树脂吸附法　大孔树脂吸附法是利用其多孔结构和选择性吸附功能将中药提取液中的有效成分或有效部位吸附，再经洗脱回收，以除去杂质的一种纯化方法。大孔树脂由聚合单体和交联剂、致孔剂、分散剂等添加剂经聚合反应制备而成，是吸附树脂的一种。聚合物形成后，致孔剂被除去，在树脂中留下了大大小小、形状各异、互相贯通的孔穴，在干燥状态下其内部具有较高的孔隙率，孔径在 100～1000nm 之间。

四、浓缩

浓缩是采用适当的技术和方法，使溶液中部分溶剂气化或被分离移除，以提高溶液的浓度或使溶液达到饱和而析出溶质的过程。浓缩是中药制剂原料成型前处理的重要操作单元。

浓缩可分为蒸发浓缩、反渗透浓缩和超滤浓缩三种。目前在中药的浓缩过程中大多采用蒸发浓缩，即在沸腾状态下进行的传热传质过程，包括常压浓缩、减压浓缩、薄膜浓缩和多效浓缩等不同方式，应根据中药提取液的性质和蒸发浓缩的要求选择适宜的浓缩方法和设备。

（一）影响浓缩效率的因素

生产中蒸发浓缩是在沸腾状态下进行的，浓缩过程包括传质过程和传热过程。在传质过程中，热能传给稀溶液后，不断使其部分溶剂气化，并由热空气带走除去。在传热过程中，加热后不断向稀溶液提供热能，使其温度逐渐升高，直至高于溶液沸点后，溶液沸腾蒸发。沸腾蒸发的效率常以蒸发器的生产强度来表示。即单位时间、单位传热面积上所蒸发的溶剂或水量。可用下式表示：

$$U=\frac{W}{A}=\frac{K\cdot\triangle t_m}{r}[kg/m^2\cdot h]$$

式中，U 为蒸发器的生产强度；W 为蒸发量（kg/h）；A 为蒸发器的传热面积（m^2）；K 为蒸发器传热总系数[kJ/（$m^2\cdot h\cdot$℃）]；$\triangle t_m$ 为加热蒸气的饱和温度与溶液沸点之差（℃）；r 为二次蒸气的汽化潜能(kJ/kg)。

由上式可以看出,生产强度与传热温度差($\triangle t_m$)及传热系数 K 成正比,与二次蒸气的汽化潜能成反比。

1. 传热温度差的影响　分子运动学说指出,气化是分子通过获得足够热能使其振动能力超过分子间的内聚力而产生,故浓缩过程中必须不断给料液供热。

提高的方法:①提高加热蒸气的压力,但易导致热敏成分的破坏。②降低溶液沸点,可借助减压方法适当降低冷凝器中的二次蒸气压力,也可及时移去蒸发器中的二次蒸气。

注:①真空度不宜过高,否则会增加能量消耗,且溶液易因沸点降低而黏度增加,使传热系数降低。②加热温度一般恒定,溶剂蒸发后,溶液的浓度增加而沸点升高,导致减小。③由于静压的影响,液层底部的沸点高于液面,变小,可通过控制液面的深度而改善。

2. 传热系数的影响　一般而言,增大传热系数(K)是提高蒸发浓缩效率的主要因素。

$$K=\frac{1}{\frac{1}{\alpha_0}+\frac{1}{\alpha_i}+R_w+R_s}$$

式中,α_0 为管间蒸汽冷凝传热膜系数;α_i 为管内溶液沸腾传热膜系数;R_w 为管壁热阻;R_s 为管内垢层热阻。

①通常 R_w 很小,可略去不计。

②一般情况下,由于 $\alpha_0<\alpha_i$,蒸汽冷凝侧的热阻在总热阻中占的比例不大,但操作中应注意不凝气体的排除,否则,α_0 变小,热阻增大。

③对于易结垢或结晶的料液,R_s 则是影响 K 值的重要因素。为了减少垢层热阻,除了加强搅拌和定期除垢,还可从设备结构上改进。

④不易结垢或结晶的料液,影响 K 值的主要因素为 α_i,α_i 与溶液性质、操作条件、蒸发器类型有关。若升膜式、降膜式、刮板式薄膜蒸发器料液预热至沸腾进入蒸发器作膜状快速流动,则具有很大的 α_i 值,可提高蒸发效率。

因此,可通过定期除垢,改进蒸发器结构,建立良好的溶液循环流动,排除加热管内不凝性气体,以提高蒸发效率。

(二)浓缩方法与设备

1. 常压浓缩　常压浓缩是指液体在一个大气压下蒸发的方法。该法耗时较长,易导致某些成分破坏。适用于对热较稳定的药液的浓缩。若以水为溶剂的提取液多采用敞口倾倒式夹层蒸发锅,若以含乙醇或其他有机溶剂的提取液,多采用常压蒸馏装置。

2. 减压浓缩　减压浓缩是在密闭的容器内,抽真空降低内部压力,形成负压,使料液的沸点降低的方法。

减压浓缩的特点为:①沸点降低,能防止或减少热敏性物质的分解。②增大传热温度差,提高蒸发效率。③能不断地排除溶剂蒸汽,有利于蒸发。④可利用低压蒸汽或废气作加热源。⑤缺点是耗能大,气化潜热增大,比常压浓缩消耗的热蒸汽量多。减压浓缩适用于含热敏成分药液的浓缩及需回收溶剂的药液的浓缩。

在实际生产中,减压浓缩与减压蒸馏所用设备往往是通用的,如图 5－4 为减压蒸馏装置,又称减压浓缩装置。料液需回收溶剂时多采用此种减压蒸馏装置。对于以水为溶剂提取的药液，目前许多药厂使用真空浓缩罐进行浓缩，如图5—5。

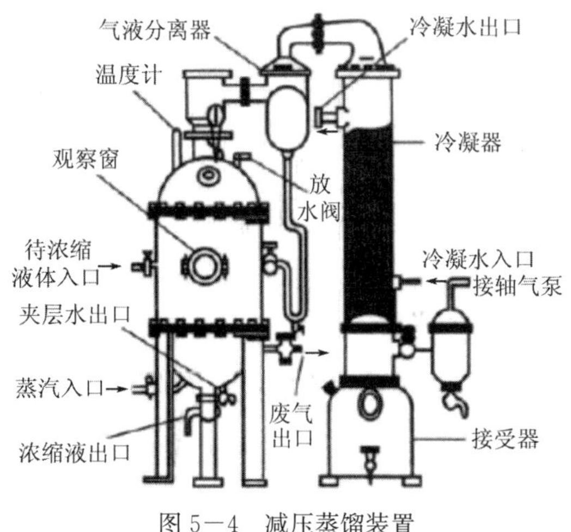

气液分离器
温度计
冷凝水出口
冷凝器
观察窗
放
水阀
待浓缩
液体入口
冷凝水入口
接轴气泵
夹层水出口
蒸汽入口
废气
出口
浓缩液出口
接受器

图5—4　减压蒸馏装置

止逆阀
水流
抽气泵
视孔
放气阀
气液
分离器
加热管
蒸汽
出
料
离心水泵
水槽
取样口
出料口

图5—5　真空浓缩罐

3.多效浓缩　将第一效蒸发器汽化的二次蒸汽作为热源通入第二效蒸发器的加热室作加热用，以此类推，依次进行多个串接，则称为多效浓缩。由于二次蒸汽的反复利用，多效浓缩器是节能型浓缩器，节约热蒸汽和冷凝水，目前在制药企业应用较多的是二效或三效浓缩，如三效浓缩罐，但是因药液受热时间长，不适于热敏性药物；另外该设备生产强度较低，设备复杂，清洗困难。

4.薄膜浓缩　薄膜浓缩是使料液沿加热壁呈薄膜状快速流动，同时与剧烈沸腾时所产生的大量泡沫相结合，达到增加料液的气化面积，提高蒸发浓缩效率的方法。其特点是蒸发速度快，受热时间短；不受液体静压和温度过高的影响，药物成分不易被破坏；可在常压或减压下连续操作；溶剂可回收重复使用；缺点是蒸发速度与热量供应平衡较难掌握，易造成料液变稠后黏附于加热面，影响蒸发。

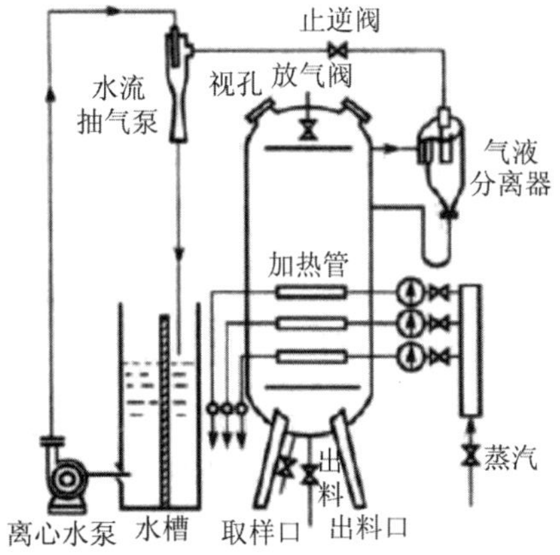

薄膜浓缩常用设备主要分为升膜式蒸发器、降膜式蒸发器、刮板式薄膜蒸发器和离心式薄膜蒸发器四种。

(1)升膜式蒸发器:预热的药液经列管式蒸发器底部进入,受热立即沸腾汽化生成的大量泡沫及二次蒸汽,沿加热管高速上升,通过加热管并在内壁上形成液膜,被快速蒸发浓缩。适用于蒸发量较大,热敏性、黏度适中和易产生泡沫的料液,不适用于高黏度、有结晶析出或易结垢的料液。中药提取液经此种薄膜蒸发器处理,一般可浓缩至相对密度1.05～1.10。

(2)降膜式蒸发器:与升膜式蒸发器的区别是料液由蒸发器的顶部加入,适于蒸发浓度较高、黏度较大的药液,蒸发量较小的情况。由于降膜式蒸发没有液体静压强作用,沸腾传热系数与温度差无关,即使在较低传热温度差下,传热系数也较大,因此,对热敏性药液的浓缩更有益。不适用于蒸发易结晶或易结垢的料液。

(3)刮板式薄膜蒸发器:系利用高速旋转的刮板转子,将料液分布成均匀的薄膜而进行蒸发的一种高效浓缩设备。适于高黏度、易结垢、易起泡沫、热敏性药液的蒸发浓缩。

(4)离心式薄膜蒸发器:它是综合离心分离和薄膜蒸发2种原理的新型高效蒸发设备。将料液加到锥形盘的传热面中央,借高速旋转的离心力将其分散成厚度为0.05～1mm的薄膜进行蒸发。其特点是液膜厚度薄,传热系数高,设备体积小,蒸发强度大,浓缩比高,物料受热时间短(约1s),不易起泡和结垢,蒸发室便于拆洗等。适用于高热敏性物料的蒸发浓缩。如中药提取液、维生素、抗生素、脏器生化制品及食品等,其缺点是结构复杂,价格较高。

五、干燥

干燥是利用热能或其他方式除去固体物质或膏状物中所含的水分或其他溶剂,获得干燥物的操作。其目的在于提高药物的稳定性、便于进一步加工处理,保证中药的内在质量。

(一)干燥的基本原理

1.物料中所含水分的性质

(1)结晶水:结晶水是化学结合水,一般用风化方法去除,在药剂学中不视为干燥过程。如芒硝($Na_2SO_4 \cdot 10H_2O$)经风化,失去结晶水而成玄明粉(Na_2SO_4)。

(2)结合水与非结合水:结合水指存在于细小毛细管中的水分和渗透到物料细胞中的水分。此种水分难以从物料中去除。非结合水存在于物料表面的润湿水分、粗大毛细管中的水分和物料孔隙中的水分。此种水分与物料结合力弱,易于去除。

(3)平衡水分与自由水分:物料与一定温度、湿度的空气相接触时,将会发生排除水分或吸收水分的过程,直到物料表面所产生的蒸气压与空气中的水蒸气分压相等为止,物料中的水分与空气处于动态平衡状态,此时物料中所含的水分称为该空气状态下物料的平衡水分。平衡水分与物料的种类、空气的状态有关。物料不同,在同一空气状态下的平衡水分不同;同一种物料,在不同的空气状态下的平衡水分也不同。

物料中所含的总水分为自由水分与平衡水分之和,在干燥过程中可除去自由水分(包括全部非结合水和部分结合水),不能除去平衡水分。自由水分和平衡水分的划分除与物料有关外,还取决于空气的状态。

自由水、平衡水、结合水、非结合水及物料总水分之间的关系见图5-6。干燥效率不仅与物料中所含水分的性质有关,而且还取决于干燥速率。

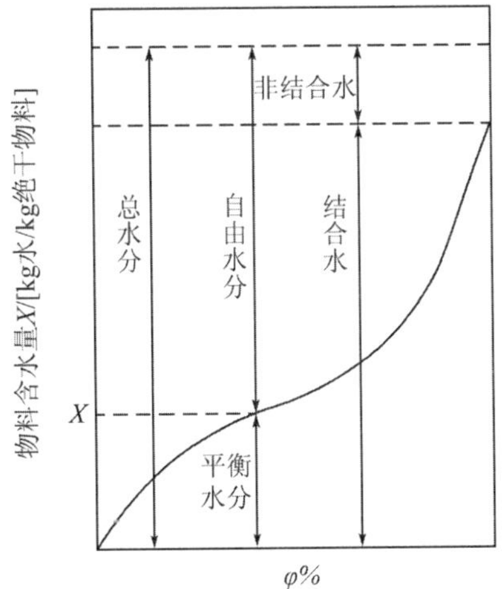

图 5－6　固体料中水分的区分

2. 干燥速率与干燥速率曲线　干燥速率是指在单位时间内，在单位干燥面积上被干燥物料中水分的汽化量。可用下式表示：

$$U = dw/(s \cdot dt)$$

式中，U 为干燥速率[$kg/(m^2 \cdot s)$]；s 为干燥面积(m^2)；w 为汽化水分量(kg)；t 为干燥时间(s)。

当湿物料与干燥介质接触时，物料表面的水分开始汽化，并向周围介质传递。干燥过程是被汽化的水分连续进行内部扩散和表面汽化的过程，因此干燥速率取决于内部扩散速率和表面汽化速率，可以用干燥速率曲线来说明。如图 5－7 所示，为干燥介质状态恒定时典型的干燥速率曲线，其横坐标为物料的湿含量 C，纵坐标为干燥速率 U_0 从干燥曲线可以看出，干燥过程明显地分成两个阶段，等速阶段和降速阶段。在等速阶段，干燥速率与物料湿含量无关。在降速阶段，干燥速率近似地与物料湿含量成正比。干燥曲线的折点所示的物料湿含量是临界湿含量 C_0，与横轴交点所示的物料湿含量是平衡水分 $C_{平}$。因此，当物料湿含量大于 C_0 时，干燥过程属于等速阶段；当物料湿含量小于 C_0 时，干燥过程属于降速阶段。

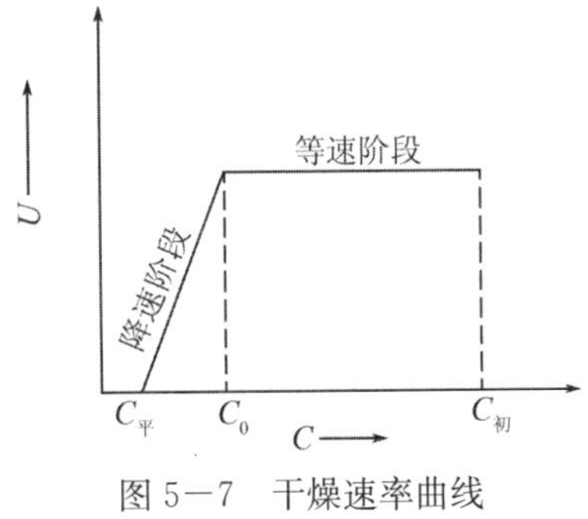

图 5－7　干燥速率曲线

第一阶段：为恒速干燥阶段，干燥速率被物料表面上的水分的汽化速率控制，故此阶段也称为表面汽化控制阶段。在此阶段，干燥介质传给物料的热量全部用于水分的汽化，物料表面的温度和水蒸气分压维持恒定，故干燥速率恒定不变。

第二阶段为降速干燥阶段，当物料被干燥达到临界湿含量后，便进入降速干燥阶段，此时物料中所含水分较少，水分自物料内部向表面传递的速率低于物料表面水分的汽化速率，干燥速率受水分在物料内部的传递速率所控制。故此阶段也称为内部迁移控制阶段，随物料湿含量减少，物料内部水分的迁移速率也逐渐减少，故干燥速率不断下降。

（二）影响干燥的因素

1.影响干燥的等速和降速阶段的因素

（1）等速阶段：在等速阶段，凡是能影响表面汽化速率的因素都可以影响等速阶段的干燥。例如：干燥介质的种类、性质、温度、湿度、流速、固体物料层的厚度、颗粒的大小，空气和固体物料间的相互运动方式等。

（2）降速阶段：在降速阶段，干燥速率主要与内部扩散有关。因此，药材物料的厚度、干燥的温度等可影响降速阶段的干燥。

2.影响干燥的具体因素

（1）被干燥物料的性质：系最主要的因素。湿物料的形状、大小及料层的厚薄、水分的结合方式都会影响干燥速率。一般说来，物料呈结晶状、颗粒状、堆积薄者，较粉末状及膏状、堆积厚者干燥速率快。

（2）干燥介质的温度、湿度与流速：在适当范围内，提高空气的温度，可加快蒸发速度，有利于干燥。但应根据物料的性质选择适宜的干燥温度，以防止某些热敏性成分被破坏。

空气的相对湿度越低，干燥速率越大。降低有限空间的相对湿度可提高干燥效率。实际生产中常采用生石灰、硅胶等吸湿剂吸除空间中的水蒸气，或采用排风、鼓风装置等更新空间气流。

空气的流速越大，干燥速率越快。空气的流速加快，可减小气膜厚度，降低表面汽化阻力，提高等速阶段的干燥速率，但空气流速对内部扩散无影响，故对降速阶段的干燥速率影响较小。

（3）干燥速度与干燥方法：在干燥过程中，首先是物料表面液体的蒸发，然后是内部液体逐渐扩散到表面继续蒸发，直至干燥完全。当干燥速度过快时，物料表面的蒸发速度大大超过内部液体扩散到物料表面的速度，致使表面粉粒黏着，甚至熔化结壳，从而阻碍了内部水分的扩散和蒸发，形成假干燥现象。假干燥的物料不能很好地保存，也不利于继续制备操作，此问题常见于静态干燥中。动态干燥法使颗粒处于跳动悬浮状态，可大大增加其暴露面积，有利于提高干燥效率，但必须及时供给足够的热能，以满足蒸发和降低干燥空间相对湿度的需要。沸腾干燥由于采用了流态化技术，且先将气流本身进行干燥或预热，使空间相对湿度降低，温度升高，故干燥效率显著提高。

（4）压力：压力与蒸发量成反比。减压是改善蒸发，加快干燥的有效措施。真空干燥能降低干燥温度，加快蒸发速度，提高干燥效率，产品疏松易碎，质量稳定。

（三）干燥方法与设备

在制药工业中，被干燥物料的形状是多种多样的，有颗粒状、粉末状及丸状固体，也有浆状(如中药浓缩液)、膏状(如流浸膏)流体;物料的性质各不相同,如热敏性、酸碱性、黏性、易燃性等;对干燥产品的要求也各有差异,如含水量、形状、粒度、溶解性及卫生要求等;生产规模及生产能力各不相同。因此,采用的干燥方法与设备也是多种多样的。下面重点介绍制药工业中最常用的几种干燥方法与及其适用对象。

1.常压干燥　常压干燥是在常压下利用热的干燥气流通过湿物料的表面使水分汽化进行干燥的方法。

(1)烘干干燥:烘干法是在常压下,将湿物料摊放在烘盘内,利用热的干燥气流使湿物料水分汽化进行干燥的一种方法。适用于对热稳定的药物,稠浸膏、糖粉、丸剂、颗粒剂等多采用此法。此法干燥速度较慢,干燥时间长,易引起成分的破坏,干燥品较难粉碎。常用的设备有烘箱和烘房。

(2)鼓式干燥:鼓式干燥是将湿物料涂布在热的金属转鼓上,利用热传导方法使物料得到干燥的一种方法。适于浓缩药液及黏稠液体的干燥;可连续生产,根据需要调节药液浓度、受热时间(鼓的转速)和温度(蒸汽);对热敏性药物液体可在减压情况下使用;干燥物料呈薄片状,易于粉碎。常用于中药浸膏的干燥和膜剂的制备。设备分单鼓式和双鼓式两种。

(3)带式干燥:带式干燥是将湿物料平铺在传送带上,利用干热气流或红外线、微波等加热干燥物料的一种方法。在制药生产中,某些易结块和变硬的物料、中药饮片、颗粒剂、茶剂的干燥灭菌等多采用带式干燥设备。带式干燥设备是一种连续进料、连续出料形式的接触式干燥设备,可分为单带式、复带式和翻带式等。传送带可用帆布带、橡胶带、涂胶布带或金属丝网等制成。

2.减压干燥　减压干燥又称真空干燥。它是在密闭的容器中抽去空气减压而进行干燥的一种方法。其特点是干燥的温度低,速度快;减少了物料与空气的接触机会,避免物料被污染或氧化变质;产品呈松脆的海绵状,易于粉碎。适于稠膏及热敏性或高温下易氧化,或排出的气体有使用价值、有毒害、有燃烧性的物料的干燥。浸膏等黏稠物料干燥时,装盘量不宜太多,以免起泡溢出盘外,污染干燥器,浪费物料。同时应控制真空度不能过高,真空管路上的阀门应徐徐打开,否则易发生起泡现象。一般真空度为3.3～6.6kPa。

3.流化干燥

(1)沸腾干燥法:它是利用从流化床底部吹入的热气流使湿颗粒悬浮,呈流化态,如“沸腾状”,热气流在悬浮的颗粒间通过,在动态下进行热交换,带走水分,达到干燥的一种方法,适于湿粒性物料,如片剂、颗粒剂制备过程中湿粒的干燥和水丸的干燥(见图5－8)。若采用减压沸腾干燥,干燥效率更高。特点是气流阻力较小,物料磨损较轻,热利用率较高;干燥速度快,产品质量好。此法干燥时不需翻料,自动出料,节省劳力,适于大规模生产,但热能消耗大,清扫设备较麻烦。

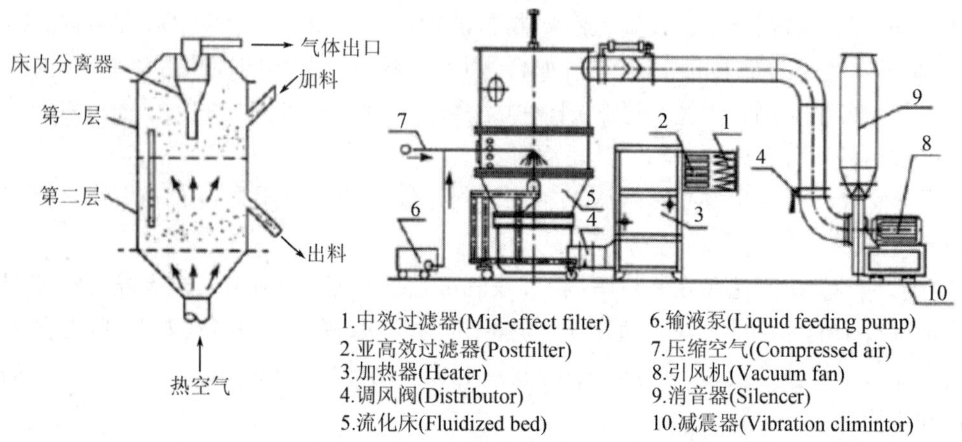

图 5—8　多层圆筒沸腾床干燥器

目前在制药工业生产中应用较多的为负压卧式沸腾干燥装置，此种沸腾干燥床流体阻力较低，操作稳定可靠，产品的干燥程度均匀，且物料的破碎率低。

(2)喷雾干燥法：喷雾干燥是用于液态物料干燥的流态化技术，是将液态物料浓缩至适宜的密度后，使之雾化成细小雾滴，与一定流速的热气流进行热交换，使水分迅速蒸发，物料干燥成粉末状或颗粒状的方法。

喷雾干燥法的特点：药液瞬间干燥；受热时间短、温度低，操作流程管道化，符合 GMP 要求；产品质量好，多为疏松的细颗粒或细粉，溶解性能好，可保持原来的色香味。适用于液体物料，特别是含热敏性成分的液体物料的直接干燥，干燥后的制品可制得 180 目以上的极细粉，且含水量≤5%；对改善某些制剂的溶出速度具有良好的作用。喷雾干燥不足之处是进风温度较低时，热效率只有 30%～40%，设备清洗较麻烦。喷雾干燥机结构见图 5—9。

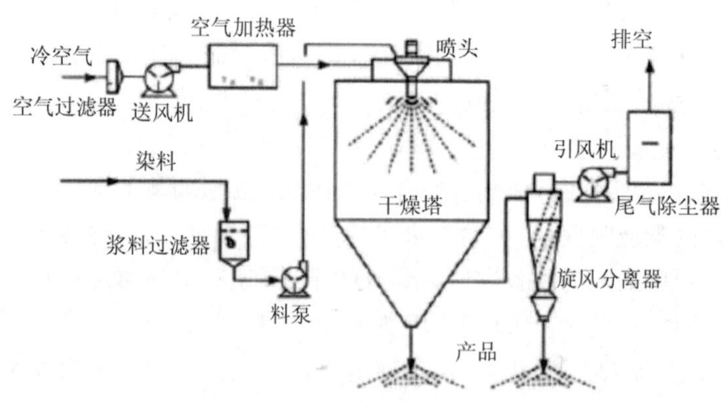

图 5—9　喷雾干燥机结构示意图

4. 冷冻干燥　冷冻干燥是将被干燥液体物料冷冻成固体，在低温减压条件下利用冰的升华性能，制品的冷冻干燥过程主要包括预冻、升华和干燥等阶段。药液物料在冻干前，需经滤过等预处理。

(1)预冻:快速预冻是必要的步骤,可使物料在干燥后很好地保持原有的性质,而且冻结后获得的药品要有合理结构(必须实现玻璃化冻结),有恰当的容装量,以利于水分的升华。预冻效果主要由预冻速度、预冻最低温度、预冻时间决定。

(2)升华干燥:首先是恒温减压,然后是在抽气条件下,恒压升温,使固态水升华逸去。升华干燥根据升华次数分为两种:一次升华法和反复冷冻升华法。前者适用于溶液黏度不大,共熔点在−10℃～−20℃的制品,后者适用于结构较复杂、稠度大及共熔点较低的制品。其中,重要参数之一为低共熔点,对于溶液来说,即是溶质和溶媒共同的熔化点。由冷冻干燥原理可知,若要保持制品的固体形态,要求温度保持在低于低共熔点的温度,以保持冻干过程中制品不融化而得到较好成型的固体粉末,温度常选择低于低共溶点−15℃。

(3)再干燥:升华完成后,温度继续升高至0℃或室温,并保持一段时间,可使已升华的水蒸气或残留的水分除尽。再干燥可保证冻干制品含水量<1%,并有防止吸潮的作用。

注:①在药品制剂冻干过程中,每一产品的系统真空度、搁板温度都随着时间而变化,为确保方法的稳定性,需制订冻干曲线作为冷冻干燥过程控制的基本依据以冷冻时间为横坐标,制品温度和搁板温度为纵坐标,绘制曲线。不同仪器、不同产品,冻干曲线不同。②一些黏稠药液由于结构过于致密,在冻干过程中内部水蒸气逸出不完全,冻干结束后,制品因潮解而萎缩,故常在制剂处方中添加骨架剂(填充剂),如甘露醇、氯化钠、乳糖等,并采用反复预冻法,以改善制品的通气性,产品外观可得到使物料低温脱水而达到干燥目的的一种方法,故又称升华干燥。

冷冻干燥的特点:物料在高真空和低温条件下干燥,成品多孔疏松,易溶解;含水量低,一般为1%～5%,有利于药品长期贮存;设备投资大,生产成本高。适于极不耐热物料的干燥,如血浆、血清、抗生素等。

5.红外线干燥　红外线干燥是利用红外线辐射器产生的电磁波被含水物料吸收后,直接转变为热能,使物料中水分汽化而干燥的一种方法,属于辐射干燥。红外线的波长在0.76～1000μm范围,是介于可见光和微波之间的电磁波,其中波K为0.76～2.5μm之间的称为近红外线,5.6～1000μm的为远红外线。其特点是干燥速率快,热效率较高,适用于热敏性药物的干燥,特别适宜于熔点低、吸湿性强的药物,以及某些物体表层(如橡胶硬膏)的干燥。成品质量好,但电耗大。目前在制药、食品等行业中已广泛应用。红外线干燥的设备常用振动式远红外干燥机,多用于中药材、饮片等的烘干、灭菌及颗粒剂湿颗粒的干燥。

6.微波干燥　微波是一种高频波,制药工业上微波加热干燥只用915MHz和2450MHz两个频率,后者在一定条件下兼有灭菌作用。微波干燥的特点为:物料内外加热均匀,热效高,干燥时间短,对药物成分破坏少,且兼有杀虫及灭菌作用。适用于中药饮片、散剂、水丸、蜜丸、袋泡茶等制剂与物料的干燥。

第五节　浸出药剂

一、汤剂

(一)汤剂的含义

汤剂又称“汤液”,系指将处方饮片或粗颗粒加水煎煮,去渣取汁制成的液体药剂。患者内服或外用。其中以药材粗颗粒制备的汤液又称“煮散”;以沸水浸泡药物,服用时间和剂量不定或宜冷饮者,又称“饮”。汤剂主要供内服,也可供含漱、熏蒸、洗浴之用。

(二)汤剂的特点

汤剂是中药应用领域最早、最广泛的一种剂型,具有以下特点。

1.优点

(1)以水为溶剂,制法简单,吸收与奏效较为迅速,目前仍为中医临床广泛应用的剂型。

(2)组方灵活,适应中医临床辨证施治,随证加减用药的需要。

(3)中药复方多种活性成分组成的复合分散体系(药物以离子、分子或液滴、不溶性固体微粒等多种形式存在于汤液中)充分发挥复方综合疗效。

2.缺点

(1)以水为溶剂,挥发性及难溶性成分提取率或保留率低,可能影响疗效。

(2)味苦量大,服用不方便,特别不适于儿童。

(3)治疗急症、重症不方便。

(4)大量制备易霉败变质,不宜久储。

(三)汤剂的制法与影响汤剂质量的因素

1.汤剂的制法　汤剂一般采用煎煮法制备。工艺过程如图 5－10 所示。

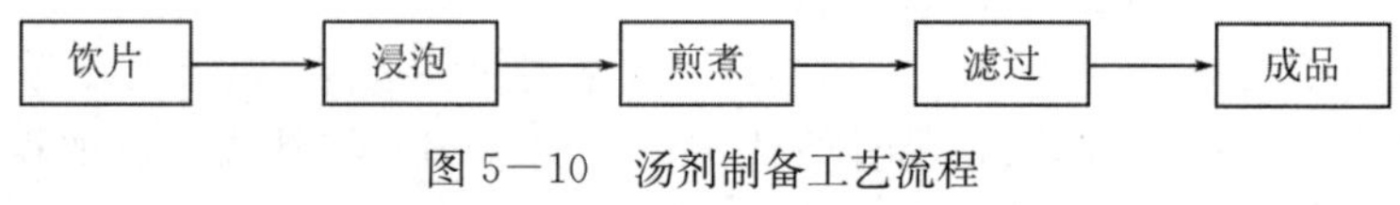

图 5－10　汤剂制备工艺流程

取中药饮片,置于适宜的容器中,加水浸泡 20～60min,加热至沸,保持微沸一定时间,分离煎出液,药渣再煎煮 1～2 次,各次煎出液混合,即为汤剂。

2.影响汤剂质量的因素　汤剂的质量主要受以下因素的影响。

(1)煎药器具:煎药器具与汤剂的质量密切相关。历代医家对此也很重视,如陶弘景“温汤忌用铁器”。李时珍“煎药并忌用铜铁器,宜银器、瓦罐”。铜铁器性质活泼,易与中药成分发生反应,忌用;砂锅和陶器(瓦罐)化学稳定性好,具有传热缓和均匀、保温性好、水分蒸发量少、价廉易得等优点,但其纹理粗糙,易吸附中药成分造成“串味”;搪瓷器皿和不锈钢锅,能抗酸碱,性质稳定,大量制备时多选用;铝锅不耐强酸强碱,从 pH 值 1～2 和 pH 值 10 以上的煎液中可检出铝离子,酸碱性不太强的复方汤剂可以选用,但不是最佳器具。

(2)煎煮火候:传统直火加热法,先用“武火”,沸腾后改用“文火”,保持微沸,减少水分损失。该法优点为火候、煎出量容易掌握。但直火加热易焦化,特别是含淀粉、黏液质多的药材。后又尝试了砂浴炖法、蒸笼蒸药法、高压蒸汽法、夹层蒸汽煎煮法、远红外煎煮法等,诸法均按传统方法调节温度。经广泛研究,高压蒸汽法加热,药液质量好,煎出率高、时间短。

(3)煎煮用水:煎煮用水最好是软化水或纯化水,以减少杂质,防止水中钙、镁等离子对中药成分的影响;水的 pH 值对成分溶出和稳定性也有影响;用水量应适当,避免成分溶出不完全或服用体积过大等,一般用水量为饮片量的 6～10 倍,或没过药面 2～5cm,或根据药材性质、煎煮时间、煎煮温度以及有效成分提取率等来决定。

(4)煎煮次数:多次煎煮可提高成分浸出率,但不是次数越多越好,一般煎煮 2～3 次即可。煎煮次数过多,耗能耗工,且溶出大量杂质,增加服用体积。

(5)煎煮时间:多数中药在煎煮之前应加冷水浸泡适当时间(30～60 min),使中药组织润湿浸透,以利于有效部位(成分)的溶解和浸出。煎煮时间应根据饮片的性质、质地、投料量等确定,解表药时间短,滋补药、毒剧药时间长;饮片松泡、用量少、成分易溶的时间短,饮片致密、用量大、成分难溶的时间长。时间过长会破坏有效成分,增加杂质的溶出,且耗能耗工。

(6)特殊中药的处理:汤剂制备时,有些中药需要进行特殊的处理,方能增加药效减低毒性。

①先煎:是将部分中药先于其他药材进行煎煮一定时间的操作。a. 矿物药、贝壳类、角甲类等,因质地坚硬,有效成分难以煎出,如寒水石、赤石脂、牡蛎、鳖甲、水牛角等,可先煎 30min。b. 有毒中药,如乌头、附子、雪上一枝蒿、商陆等,要先煎 1～2h,以降低毒性,增加疗效。附子久煎不仅降低毒性,还可释放出钙离子,协同消旋去甲基乌头碱的强心作用。c. 有些中药先煎才有效,如石斛、天竺黄、藏青果、火麻仁等。石斛所含内酯类生物碱,只有久煎水解才有效。

②后下:a. 气味芳香,含有挥发性成分的中药,如薄荷、藿香、沉香、青蒿、细辛等,应在中药汤剂煎好前 5～10min 入煎,防止挥发性成分挥散损失。b. 不宜久煎的中药,如钩藤、杏仁、大黄、番泻叶等,后下可防止所含成分水解,药效降低。c. 含有共存酶的中药,如黄芩等,在沸后入煎,可以灭酶保苷,提高疗效。

③包煎:是将中药用滤过介质包裹后入煎的操作。a. 颗粒细小的花粉类中药,如松花粉、蒲黄;种子类,如葶苈子、菟丝子、苏子;中药细粉,如六一散、黛蛤散等,因其比表面积大,易浮于水面或沉入锅底,需用纱布包裹后与其他中药同煎。b. 含淀粉、黏液质较多的中药,如车前子、浮小麦、秫米等在煎煮过程中易粘锅底焦糊,并可导致汤剂黏度增加,不利于有效成分溶出和滤过,故需包煎。c. 附绒毛的中药,如旋覆花等,包煎可防止绒毛脱落进入汤剂刺激咽喉。

④另煎兑入:是将单味中药单独煎煮,煎出液兑入汤剂共服的操作。贵重中药,为防止其他药渣吸附导致成分损失,可单独煎煮取汁,兑入煎好的汤剂中一起服用。如人参、西洋参、鹿茸等。

⑤榨汁:一些需取鲜汁的中药,可直接榨取汁液兑入煎好的汤剂中。如鲜生地、生藕、梨、韭菜、鲜姜、鲜白茅根等。竹沥直接兑入汤剂服用即可。

⑥烊化：胶类及一些易溶性中药可用开水溶化后兑入。如阿胶、龟甲胶、鹿角胶、鸡血藤膏、蜂蜜、饴糖等，若与其他中药共煎，不但使煎液黏度增大，其本身也易被药渣吸附损失。芒硝、玄明粉等亦可溶化后兑入。

⑦冲服：一些难溶于水的贵重药可制成极细粉兑入汤剂或用汤剂冲服。如牛黄、三七、麝香、羚羊角、朱砂等。

除上述影响汤剂质量的因素外，对于汤剂疗效的发挥，还与服药方法、剂量、时间、服药时的饮食情况等因素有关。

（四）煎煮过程对药效的影响

中药汤剂多为复方，复杂的多样成分在煎煮时会发生一系列的物理化学变化，成分增溶而增效，成分挥发或沉淀、药渣吸附而减效，产生新的化合物等。

1. 成分增溶而增效　复方合煎时，成分间可因增溶而增加某些难溶成分的提取率。如对当归承气汤的研究发现，增加当归的用量，汤液中磷脂的含量增加，大黄总蒽醌的溶出率也随之增加；麻黄、金银花与当归配伍，麻黄碱和绿原酸的溶出率也随当归用量的增加而增加，比无当归组增加 80%～100%。

2. 成分挥发或沉淀、药渣吸附而减效　挥发性成分在煎煮过程中挥散，受热时间越长损失越大。如柴胡桂枝汤中的桂皮醛煎出量仅为原中药的 5%以下，而回流提取可达 54%；有些成分间还可形成不溶性的沉淀而被滤除，如小檗碱和甘草酸、黄芩苷、鞣质等能产生沉淀；黄芩苷与麻黄生物碱也能生成沉淀。群药共煎，药渣吸附有效成分造成损失。贵重药应单煎或原药粉兑入。

3. 产生新的化合物　汤剂在煎煮过程中，复方成分自身或成分间可发生相互作用，产生新的化合物。如麻黄汤中的麻黄碱和桂皮醛、氰基苯甲醛等成分生成新的化合物；生脉饮方中群药合煎，原来微量的人参皂苷 Rg_3、Rh_1、Rh_2 的含量高出单味人参煎剂含量的 54.83%、52.40%、113.64%。

另外，混煎可以增加某些成分的稳定性，从而提高疗效。如柴胡皂苷 D 在酸性环境中不稳定，若在方中配有龙骨、牡蛎等制酸物质，可增加柴胡皂苷 D 的稳定性，增加其在汤剂中的含量。

总之，中药的煎煮过程是一个极复杂的过程，方药单煎合并不能完全等效于群药合煎。

二、中药合剂（含口服液）

（一）中药合剂的含义

中药合剂系指中药饮片用水或其他溶剂，采用适宜的方法提取制成的口服液体制剂，单剂量包装者又称“口服液”。合剂一般采用煎煮法、渗漉法来制备，必要时酌加防腐剂和矫味剂，含糖量不得高于 20%。

（二）中药合剂的特点

中药合剂与口服液是在汤剂的基础上改进和发展起来的中药剂型，中药合剂一般选用疗效可靠、应用广泛的方剂制备，其特点是：

1. 优点

(1)能综合浸出饮片中的多种有效成分，保证制剂的综合疗效。

(2)与汤剂一样，吸收快，奏效迅速。

(3)克服了汤剂临用煎煮的麻烦，使用方便。

(4)经浓缩工艺，服用量小，且加入矫味剂，外观和口感都较易接受。

(5)成品中多加入适宜的防腐剂，并经灭菌处理，密封包装，质量稳定。

2. 缺点

(1)合剂为水性液体制剂，属于复合分散系统，具有不稳定性，常有沉淀析出。

(2)不能随证加减，浓缩受热时间长，有效成分可能被破坏。

(3)生产工艺较复杂，生产设备、工艺条件要求较高。

(二)中药合剂的制法

中药合剂制备工艺流程见图5—11。

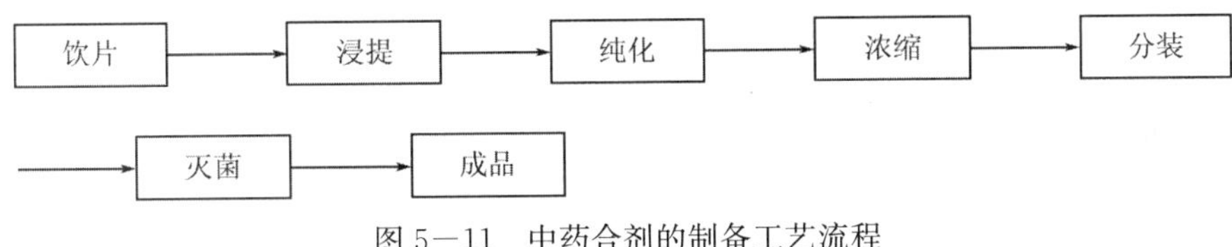

图5—11　中药合剂的制备工艺流程

1. 浸提　一般采用煎煮法，因合剂投料较多，生产上多用具有一定规模的多功能提取罐，煎煮时间较长。含挥发性成分饮片用“双提法”，或超临界流体提取收集挥发性成分，药渣与其他药材一起煎煮。热敏性成分多采用渗漉法，减压浓缩。

2. 纯化　现行版《中国药典》规定，中药合剂贮藏期间只允许有少量轻摇易散的沉淀。为减少沉淀量，多需要纯化处理。可将煎出液放置，热处理冷藏，滤出不溶物；或用乙醇沉淀部分杂质，但需注意因沉淀包裹或吸附造成的成分损失；也可用超滤、离心、絮凝(甲壳素、明胶单宁、果汁澄清剂等)、酶解等方法进行净化。无论采用哪种纯化方法，都应注意对中药有效成分的影响。

3. 浓缩　净化后的提取液进行浓缩，浓缩程度一般以每日用量在30～60mL为宜，若太浓，分装困难；若太稀，服用量太大。煎出液经乙醇处理的应先回收乙醇，热敏性成分浓缩时应采用减压浓缩。

4. 配液　分装前可合理选加矫味剂和防腐剂。常用的矫味剂有蜂蜜、单糖浆、甘草甜素、甜菊苷、蛋白糖等，也可加入天然香料；常用的防腐剂有山梨酸、苯甲酸、对羟基苯甲酸酯类，使用防腐剂应注意药液pH值的适宜性。

加入矫味剂和防腐剂后，搅匀，可按注射液制备工艺要求进行粗滤、精滤后，即得成品。处方中如含有酊剂、醑剂、流浸膏，应以细流缓缓加入药液中，随加随搅拌，使析出物细腻，分散均匀。配液时可根据需要加入适量的乙醇。

5. 分装　配液好的药液应及时灌装于无菌洁净的干燥容器中，单剂量包装或多剂量包装。

6.灭菌　一般采用煮沸法和流通蒸汽法进行灭菌。亦可在严格避菌条件下，灌装后不经灭菌，直接包装。

中药合剂制备时还应注意：①制备过程严格避菌操作，减少污染，尽可能缩短时间。②标签应标明“服时摇匀”。③成品应贮存于阴凉干燥处。

(四)合剂的质量检查

1.合剂的质量要求　除另有规定外，合剂应澄清。在贮存期间不得有发霉、酸败、异物、变色、产生气体或其他变质现象，允许有少量摇之易散的沉淀。药液的 pH 值、相对密度以及装量、微生物限度均应符合规定要求。

2.合剂的质量检查

(1)pH 值：照现行版《中国药典》pH 值测定法测定。

(2)相对密度：照现行版《中国药典》相对密度测定法测定。

(3)装量：取单剂量灌装的合剂供试品 5 支，将内容物分别倒入经标化的量入式量筒中，在室温下检视，每支装量与标示量相比较，少于标示量的不得多于 1 支，并不得少于标示量的 95%。

多剂量灌装的合剂，照现行版《中国药典》最低限度检测法检查。

(4)微生物限度：照现行版《中国药典》微生物限度检测法检查。

三、糖浆剂

(一)糖浆剂的含义

糖浆剂是指含有中药饮片提取物的浓蔗糖水溶液，一般含糖量不得低于 45%(g/mL)。糖浆剂供内服。

(二)糖浆剂的特点

糖浆剂具有味甜量小，服用方便，吸收较快的特点，因含有糖和芳香性物质，口感较好，尤其适合于儿童用药；因含糖等营养物质，在制备和贮存过程中极易被微生物污染，制剂中需加入防腐剂；含糖量多，不适于糖尿病患者服用。

(三)糖浆剂的分类

根据糖浆剂的组成及用途可以分为以下几类。

1.单糖浆　蔗糖的近饱和水溶液，其浓度为 85.0%(g/mL)或 64.71%(g/g)。

不含任何药物，可用作矫味剂、助悬剂、黏合剂等。

2.芳香糖浆　含芳香性物质或果汁的浓蔗糖水溶液。不作药用，主要用作矫味剂。如橙皮糖浆。

3.药用糖浆　含有饮片或中药提取物的浓蔗糖水溶液，用于治疗。如复方百部止咳糖浆具有清肺止咳作用，五味子糖浆具有益气补肾、镇静安神作用。

(四)糖浆剂的制法

中药糖浆剂的制备工艺过程见图 5－12。

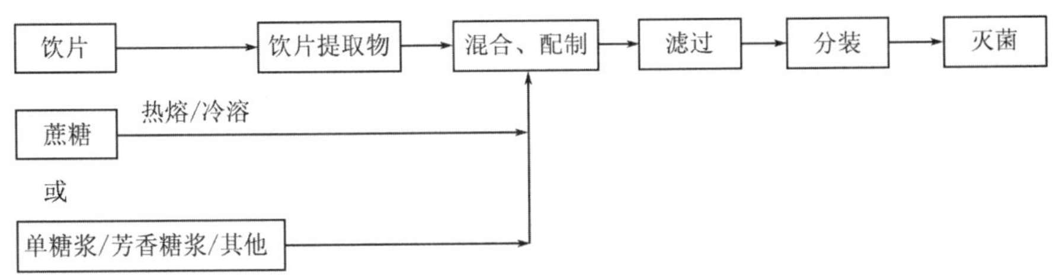

图 5－12　中药糖浆剂的制备工艺流程

浸提、纯化、浓缩内容详见"中药合剂"相应项下。根据配制过程中蔗糖的加入方式，可分为溶解法和混合法，溶解法又包括热溶法和冷溶法。所用蔗糖应符合现行版《中国药典》规定。

1. 热溶法　将蔗糖加到沸腾的蒸馏水（或饮片浓煎液）中溶解、加入可溶性药物，搅拌溶解后，趁热滤过，自滤器上加蒸馏水至全量即得。若趁热滤过仍有困难者，可用滤纸浆、滑石粉等助溶剂，以吸附杂质，提高澄清度。

加热溶解时间不宜太长（一般沸后 5min 即可），温度也不宜超过 100℃，避免蔗糖转化（蔗糖在加热或酸性条件下易水解成一分子果糖和一分子葡萄糖，果糖和葡萄糖 1∶1 的混合物也叫转化糖），果糖受热易转化成有色物质，制品颜色加深，微生物在单糖中也容易滋生。

此法优点是蔗糖溶解速度快，药液流动性好，容易滤过；加热可使糖中的蛋白质变性凝固，便于去除；可杀灭微生物，利于保存。适于单糖浆、不含挥发性成分的糖浆、热稳定性药物的糖浆剂及有色糖浆剂。但对挥发性、不耐热的药物不适合。

2. 冷溶法　将蔗糖在室温下溶解于蒸馏水或药物溶液中，滤过，即得。

此法优点是不加热，含转化糖少，色泽浅。但溶解温度低，时间长，易污染微生物，不利于成品保存，故较少应用。

适用于单糖浆和不宜加热的糖浆剂，如含挥发性成分、热敏性成分的药物。

3. 混合法　将药物与计算量的单糖浆直接混合或溶解制备糖浆剂的方法。根据药物的性质可分为以下几种情况。

（1）水溶性固体药物：水中溶解度大的，先用少量蒸馏水制成浓溶液；水中溶解度小的，加适宜的辅助剂使溶解后与单糖浆混合。

（2）药物为液体：水性液体可直接与单糖浆混匀；含乙醇液体与单糖浆混合时易产生浑浊，可加入适量的甘油，或加助滤剂滤过至澄清；若为挥发油，可先溶于少量的乙醇或应用增溶剂，溶解后与单糖浆混合。

（3）饮片：应先提取、精制后加入单糖浆中；干浸膏先粉碎成细粉，加少量的甘油或其他稀释剂，在研钵中研匀后与单糖浆混合。

中药糖浆剂一般从中药饮片开始，经提取、净化、浓缩至适当浓度，将浓缩液与糖或单糖浆、防腐剂、矫味剂等混合均匀，加水到全量，静置 24h，滤过即得成品。配制时应在清洁避菌的环境中进行，并应及时灌装于灭菌的洁净干燥容器中。

四、煎膏剂

（一）煎膏剂的含义

煎膏剂（膏滋）系指中药饮片用水煎煮，取煎煮液浓缩，加炼蜜或糖（或转化糖）制成的半流体制剂。煎膏剂以滋补为主，兼有缓慢的治疗作用，故又名膏滋。多用于慢性疾病，如益母草膏、养阴清肺膏等。

（二）煎膏剂的特点

1. 优点

（1）药物浓度高，有良好的保存性。

（2）体积小，便于服用。

（3）含有蜂蜜、蔗糖而味美适口，病者乐于服用。如枇杷蛇胆川贝膏等。

2. 缺点　经过长时间的加热浓缩，成分易挥发或破坏。因而热敏性药物及挥发性成分为主的饮片不宜制成煎膏剂。

（三）煎膏剂的制法

煎膏剂用煎煮法提取，其一般工艺流程见图5－13。

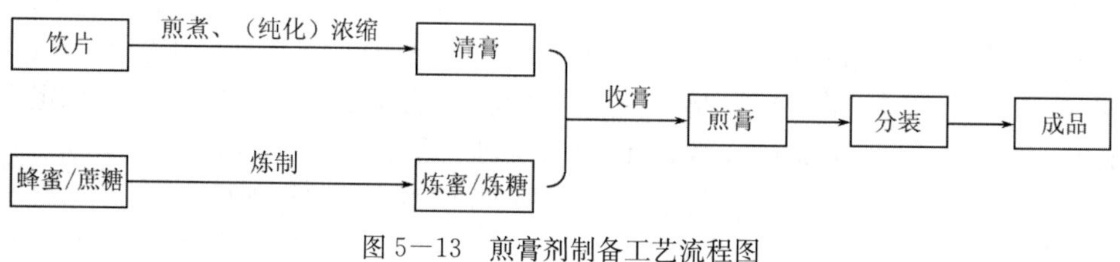

图5－13　煎膏剂制备工艺流程图

1. 煎煮　根据处方饮片的性质，加水煎煮2～3次，每次2～3h，滤过，合并滤液，静置，滤过。

处方中若含胶类，如阿胶、鹿角胶等，除发挥治疗作用外，还有助于药液增稠收膏，应烊化后在收膏时加入。贵重细料药可粉碎成细粉待收膏后加入。

2. 浓缩　将滤液浓缩至规定的相对密度，或趁热蘸取浓缩液滴于桑皮纸上，以液滴周围无渗出水迹为度。即得“清膏”。浓缩过程应注意防止焦糊。

3. 炼糖（炼蜜）　煎膏剂中的蔗糖和蜂蜜必须在炼制之后加入。炼糖（炼蜜）的目的在于除去杂质，杀灭微生物，减少水分，防止“返砂”（“返砂”是指煎膏剂贮藏过程中析出糖晶的现象。其可能原因是煎膏剂中总糖量过高或炼糖的转化率过低或过高所致。炼糖在于使蔗糖部分转化成转化糖）。

炼糖的方法：取蔗糖适量，加入糖量50％的水和0.1％酒石酸，加热溶解，保持微沸，炼至“滴水成珠，脆不黏牙，色泽金黄”，使糖的转化率达到40％～50％，即得。冰糖含水量较小，炼制时加水量适当增加以防焦化，炼制时间相对较短。饴糖含水量较大，炼制时可少加水，炼制时间相对较长。

4. 收膏　除另有规定外，取清膏，于100℃以下加入不超过清膏3倍量的炼糖或炼蜜。收膏时煎膏剂的相对密度一般为 1.4 左右。亦可采用经验方法判断：①沸腾时，膏滋表面出现“龟背纹”，用细棒或膏滋板趁热取样挑起，出现“挂旗”现象。②取样将膏液蘸于食指与拇指上共捻，能拉出约 2cm 左右的白丝（俗称“打白丝”）。③用细棒趁热蘸取膏液滴于桑皮纸上，不现水迹等。收膏时膏的稠度经验指标，总体而言冬季稍稀些，夏季稍稠些。

5. 分装　煎膏剂半流体状，黏稠度高，为便于分装和取用，多用大口瓶盛装。容器应洁净卫生。待煎膏剂冷至室温后分装，或分装后瓶口朝下放置，冷到室温后再正向存放。避免水蒸气回流到煎膏剂表面，久贮产生霉败现象。

（四）煎膏剂的质量检查

1. 煎膏剂的质最要求　煎膏剂应质地细腻，无焦臭异味，无糖的结晶析出，不得霉败。检查方法：一般取煎膏剂 5g，加热水 200mL，搅拌溶化，3min 后观察，不得有焦屑等异物（微量细小纤维、颗粒不在此限）。

返砂等问题的讨论：煎膏剂贮存期间常会析出一些结晶，俗称“返砂”。返砂问题与煎膏剂中的总糖量和糖的转化率有关。一般控制总糖量在 85％以下为宜。炼糖的转化率应控制在 40％～50％，若转化率低于 35％，易出现以蔗糖为主的结晶；转化率高于 60％，易出现以葡萄糖为主的结晶。蔗糖的转化易在加热和酸性条件下进行，收膏时尽量缩短加热时间和温度，必要时调整药液的 pH 值，防止蔗糖进一步转化。

2. 煎膏剂的质量检查

（1）相对密度：除另有规定外，取供试品适量，精密称定，加水约 2 倍，精密称定，混匀，作为供试液。照现行版《中国药典》相对密度测定法测定。凡加入饮片药粉的煎膏剂，不检查相对密度。

（2）不溶物：取供试品 5g，加热水 200mL，搅拌使溶化，放置 3min 后观察。加饮片细粉的煎膏剂应在未加入药粉前检查，符合规定后，方可加入药粉，加入药粉后不再检查不溶物。

（3）装量：照现行版《中同药典》最低限度检测法检查。

（4）微生物限度：照现行版《中国药典》微生物限度检测法检查。

五、浸出药剂容易出现的质量问题

浸出药剂成分组成复杂，属于混合分散体系，在贮存过程中易发生各种物理和化学变化，影响制剂的安全性和有效性。

（一）长霉发酵

糖浆剂、合剂、口服液等含有糖、蛋白质等微生物的营养物质，且水分含量大，在适宜的温度、pH 值等条件下，微生物易大量繁殖。应严格执行生产工艺管理，采取严格的防菌措施，避免微生物的污染；必要时可适当加入防腐剂。

含乙醇的制剂，乙醇含量在 20％以上可以达到防腐效果。

（二）浑浊沉淀

液体浸出药剂成分复杂，既含有高分子杂质，也含有溶解度不同的各类小分子物质，因而在贮存过程中存在胶体分子的陈化和难溶性成分的析出现象；含乙醇药剂，因乙醇挥发导致醇度下降，溶解范围发生改变而产生浑浊或沉淀；因包装材料或光线、温度等因素的影响，导

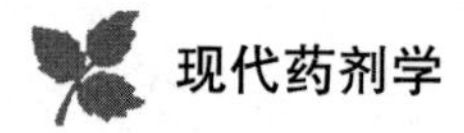

致成分发生水解或其他反应;药剂的 pH 值改变,也会使某些成分的溶解度下降。

为减少浑浊或沉淀,应加强精制,除杂彻底;制剂密闭包装,减少含乙醇药剂乙醇的挥发;溶解度小的药物成分可以加辅助溶剂或环糊精包合;包装材料使用前进行内表面的处理等。根据沉淀出现的原因,有针对性地采取措施。

(三)成分水解

有些中药成分在水中易水解,导致疗效降低或失效。水解往往与 pH 值、酶、温度等因素有关。调整药液的 pH 值、加热以杀灭酶的活性、低温保存、添加乙醇或其他有机溶剂等可抑制水解的进行。

第六章　神经及精神疾病药物

神经系统疾病是一类多种原因波及脑血管及神经组织等的急慢性、进行性加重的疾病。大多数患者的病因不详，但是药物治疗基本有效。近年来随着生活水平的提高和不合理的饮食结构、生活习惯、社会压力等诸多因素导致此类疾病呈逐年上升趋势，其发病率较高、危险性大，已成为威胁人类健康和严重影响人类生活质量的重要疾患。本章主要介绍神经系统疾病中常见的脑血管病、癫痫和帕金森病的药物治疗。

第一节　脑血管病

脑血管病是指脑部动脉或支配脑的颈部动脉发生病变，从而引起颅内血液循环障碍，脑组织受损的一组疾病。临床上常以患者猝然昏倒、不省人事，或伴有口眼歪斜、言语不利和偏瘫为主要表现。脑血管病按其进程可分为急性脑血管病和慢性脑血管病两种。急性脑血管病包括短暂性脑缺血发作（TIA）、脑血栓形成、脑栓塞、高血压脑病、脑出血和蛛网膜下腔出血等。慢性脑血管病包括脑动脉硬化、脑血管病性痴呆、脑动脉盗血综合征等。脑血管病按其性质可分为缺血性脑血管病和出血性脑血管病两种。

一、缺血性脑血管病

缺血性脑血管病是由于脑动脉硬化等原因，使脑动脉管腔狭窄，血流减少或完全阻塞，脑部血液循环障碍，脑组织受损而发生的一系列症状，临床较多见，约占全部脑血管病患者的70%～80%，其中常见类型有 TIA 和脑梗死。TIA 通常是由于远端大的附壁血栓的微栓子脱落引起相应脑动脉系统血流减少或阻断而表现出一种短暂性、局限性神经功能缺失的临床状态，如言语混乱、失语、肢体力弱、瘫痪以及视觉缺失等。脑梗死以不可逆的神经组织损害为特征，其临床症状类似于 TIA，临床分为稳定型、缓解型和进展型。

缺血性脑血管病的治疗主要包括药物治疗、预防治疗和康复治疗三方面，基本以药物治疗为主。迅速处理识别脑卒中的临床表现并开始治疗，是处理缺血性脑卒中的关键。预防治疗和康复治疗对缺血区神经的结构和功能的维护、恢复非常重要。

（一）药物治疗原则

缺血性脑血管病的治疗包括急性期治疗、进展期治疗、恢复期治疗和预防治疗。急性期和进展期比较有效的药物治疗是溶栓药的应用，如组织型纤溶酶原激活剂（t－PA）联合支持疗法等，而且此法是缺血性脑血管病急性期唯一有效的治疗方法，已广泛应用于临床。恢复期主要集中在治疗抑郁、肢体痉挛状态、神经性膀胱功能障碍及自我保护等问题。抗血小板药阿司匹林、氯吡格雷、阿司匹林/双嘧达莫复方制剂等，则是预防脑卒中的基础药。

（二）治疗药物的选用

1. 缺血性脑血管病治疗药物的分类和作用　缺血性脑血管病的治疗是综合治疗，药物治疗又以抗凝、溶栓治疗为主。按药物作用机制可分为：①抗血小板药，主要通过抑制血栓素A_2（TXA_2）生成、抑制磷酸二酯酶（PDE）活性、促使前列环素（PGI_2）生成、选择性干扰ADP介导的血小板活化而抑制血小板的聚集和黏附，发挥抗凝作用和预防缺血性脑血管病的作用，代表药有阿司匹林、双嘧达莫、噻氯匹定等。②抗凝血药，主要通过灭活凝血酶或对抗维生素K，发挥抗凝作用和防治缺性脑血管病的作用，代表药有肝素、华法林等。③促纤维蛋白溶解药（溶栓药），主要是通过激活纤溶酶原，降解纤维蛋白而发挥溶栓作用和治疗缺血性脑血管病的作用，代表药有链激酶、尿激酶和组织型纤溶酶原激活药等（见表6－1）。

表6－1　常用于治疗缺血性脑血管病药物的用法用量

分类	药物	用法用量
抗血小板聚集药	阿司匹林（ASA）	75～300mg，1次/日，口服
	双嘧达莫	25～100mg，3次/日，口服
	噻氯匹定	250mg，2次/日，口服
抗凝血药	依诺肝素	50mg，1次/日，皮下注射
	华法林	2.5～7.5mg/d，口服
溶栓药	链激酶（SK）	50万U，1次/日，静脉滴注
	尿激酶（UK）	25万～100万U，1次/日，静脉滴注
	阿替普酶（γt－PA）	50mg，1次/日，静脉滴注

2. 缺血性脑血管病的治疗分期和药物选择　缺血性脑血管病的治疗可分为急性期、进展期及预防治疗和康复治疗等阶段。

急性期尤其超早期和进展期，常选用溶栓治疗，如t－PA联合支持疗法，即采用t－PA合用脑保护药等方法，同时对于伴有颅压增高者可适当加用脱水药如甘露醇和利尿药如呋塞米；对于高血压患者还要及时调整血压，但不主张使用降压药物，以免减少脑循环灌注量加重梗死，如平均血压＞130mmHg或收缩压＞220mmHg可慎服降压药物。此外常用的溶栓药还有UK、SK及乙酰化纤溶酶原－链激酶激活药复合物（APSAC）等。也可采用DSA（监视下超选择性介入动脉溶栓法）。

在进展期防止血栓扩展和新血栓形成的抗凝治疗也非常重要，常选用肝素、低分子量肝素（如依诺肝素）及华法林等。用药最初数日内，需每天查凝血酶原时间和活动度以便调整抗凝药物的剂量，使凝血酶原活动度维持在20％～30％为宜，以后每周监测1次，治疗期间注意出血等并发症。

预防治疗，选用抗血小板聚集药可以有效预防缺血性脑血管病。常用药物有阿司匹林、双嘧达莫、噻氯匹定等。

康复治疗，根据不同情况可采用按摩、被动运动、针灸、理疗、体能及技能训练等。大脑缺血部位周围组织的保护是目前研究的热点，据国外大规模的研究结果证实，血液稀释疗法对一般病例无效，但在血黏度过高或血容量不足时，可适当使用低分子右旋糖酐或羟乙基淀粉、糖皮质激素、21－氨基类固醇、N－甲基－D－天(门)冬氨酸受体拮抗药(NMDA)、胞磷胆碱、抗细胞间黏附分子抗体、磷苯妥英、吡拉西坦及神经苷脂 GM－1 等，均对维护中枢神经系统缺血半暗带功能与结构具有一定的疗效。

3. 给药方法的选择　主要根据疾病病程进展程度选择不同的给药方法。一般情况下，对于预防性用药者可选择口服给药，对于急性期和(或)恢复期的患者宜采用静脉给药，但应严格控制滴速和给药时间。

(三)药物不良反应及防治

1. 抗血小板药　常见不良反应是为浅表性胃炎和胃溃疡，表现为上腹部疼痛或便血，可采用饭后服药或服用阿司匹林肠溶片，必要时给予抗酸药。也可用噻氯匹定替代，其预防再次 TIA 和降低可能引起的消化道出血优于阿司匹林。

2. 抗凝血药和溶栓药　常见不良反应是出血，表现为自发性出血，如牙龈出血、视网膜出血等。t－PA 发生率约为 6.4％，肝素约为 7.1％，尿激酶约为 15.4％，与激活纤溶酶原和灭活凝血因子Ⅱ、Ⅶ、Ⅸ、Ⅹ等有关。故应用时严格控制剂量、滴速和时间，监测出血时间或凝血时间，做好解救准备。若患者使用肝素后出血，可选择碱性鱼精蛋白防治；若使用华法林，可选择维生素 K 对抗；若使用 t－PA，可选用氨甲苯酸防治。

(四)药物相互作用

1. 阿司匹林与华法林通过竞争与血浆蛋白结合，提高华法林血浆游离型浓度而引起出血。

2. 阿司匹林与糖皮质激素不但能与血浆蛋白竞争性结合，又有药效学协同作用，更易诱发溃疡及出血。

3. 阿司匹林与呋塞米竞争肾小管主动分泌的载体，增加各自的游离型血药浓度，引起出血和(或)水电解质紊乱。

二、出血性脑血管病

出血性脑血管病由于血管破裂，血液溢出，压迫脑组织，血液循环受阻，患者常表现脑压增高、神志不清等症状，约占脑血管病的 20％～30％。多数发生在大脑半球，少数在脑干和小脑。常见的脑出血和蛛网膜下腔出血由于没有药物能直接有效干预，因而成为病死率最高的疾病之一。脑出血多见于高血压患者，大多在白天活动或情绪激动时发病，患者可有轻度头晕、头痛等短暂脑缺血的先驱症状；但也可在无任何先兆的情况下突然晕倒、呕吐和出现意识障碍；若是大脑半球出血者，早期可出现偏瘫。蛛网膜下腔出血多见于脑血管畸形者，大部分患者出血前无症状，少数患者既往有偏头痛发作史，或一过性动眼神经麻痹或肢体瘫痪。一般发病急骤，患者突然剧烈头痛、头晕、呕吐、烦躁不安，多数患者可伴有意识障碍，查体有明显的颈项强直和轻微的定向障碍等,CT 扫描可以明确出血部位、出血量。

出血性脑血管病的治疗目前无药物能直接有效干预,治疗的重点应放在支持治疗,以使神经功能的恢复最大化,预防再出血,控制并发症的发生。最有效的方法是控制血压,保护心、肺、肾功能,维持电解质平衡,一般不使用抗凝药物。

(一)药物治疗原则

由于出血性脑血管病的治疗不以药物治疗为主,而是采用预防、手术、理疗和支持疗法等,所以其临床治疗原则是挽救患者生命、减少脑损害、降低病死率、降低神经功能残疾程度、降低复发率。临床上通常选用脱水药、抗纤溶药、扩血管药及营养脑细胞药等作为辅助治疗。

(二)治疗药物的选用

1. 出血性脑血管病治疗药物的分类和作用　由于出血性脑血管病目前无特殊治疗药物,一般以手术止血为主,辅以药物治疗,目的是防止并发症。依据疾病不同时期治疗,临床常用药物大致分为:①脱水药,主要用于降低颅内压,但有颅内活动性出血时则禁用。其作用机制是提高血浆晶体渗透压,产生组织细胞的脱水作用,常用药物有 20%甘露醇、10%甘油等。②抗纤溶药,主要防止并发脑梗死,若无脑梗死发生,一般不主张用此类药物。其作用机制主要是抑制纤溶酶活性,抗纤维蛋白溶解,常用药物有氨基己酸、氨甲苯酸等。③钙通道阻滞药,其作用机制主要是抑制钙离子内流入缺血神经元和重建脑血管自动调节功能,常用药物有尼莫地平等,通常在原发性蛛网膜下腔出血后 96 小时开始用药。④营养脑细胞药,常用于恢复期患者的治疗,其作用机制主要是改善脑细胞代谢,促进脑功能的恢复,常用药物有胞磷胆碱、吡拉西坦等。常用于治疗出血性脑血管病的药物(见表 6—2)。

表 6—2　常用于治疗出血性脑血管病药物的用法用量

分类	药物	用法用量
脱水药	20%甘露醇	250ml,1 次/6～8 小时,快速静脉滴注;也可与呋塞米合用,每次 40mg,静脉注射,2～4 次/日
	10%甘油	500ml,静脉滴注,1 次/日
抗纤溶药	氨基己酸(EACA)	5g,以 1～2g/h 的速度维持静脉滴注
	氨甲苯酸(PAMBA)	100～300mg,静脉注射或静脉滴注
钙通道阻滞药	尼莫地平	60～90mg,4 次/日,口服,持续 21 天
营养脑细胞药	胞磷胆碱	0.25～0.5g,1 次/日,静脉滴注
	吡拉西坦	0.8～1.2g,2～3 次/日,口服

2. 出血性脑血管病的治疗分期和药物选择　出血性脑血管病的治疗分为急性期治疗和恢复期治疗。

(1)急性期治疗:宜早期使用脱水药(多在发病后的 6 小时,若怀疑有持续性出血,则脱水药的使用宜在 24 小时后为妥)降低颅内压和控制脑水肿,常选用甘露醇。与此同时还必须及时控制血压在 150～180/90～100mmHg 左右,血压过高易导致再出血,过低会形成脑供血不足。若收缩压超过200mmHg，可用25%硫酸镁20ml肌内注射，每6～12小时1次，与利尿药联合应用可取得较好效果。若血压过低应使用升压药，以保证充足脑组织血供。若发病1～2周后血压仍持续过高，可系统应用降压药治疗。

（2）恢复期治疗：主要是营养脑细胞，改善大脑中枢神经功能。常用药物有胞磷胆碱、尼莫地平、辅酶A、丹参等。为了加快瘫痪肢体和失语的恢复，同时要加强患肢的被动和主动运动锻炼、理疗、针灸、语言训练等。

3. 给药方法的选择　主要根据患者疾病的病情程度选择不同的给药方法。一般情况下，对于预防性用药者可选择口服给药，对于急性期的患者宜采用静脉给药，但应严格控制每日液体摄入量。

（二）药物不良反应及防治

1. 利尿药和脱水药　常见不良反应是水电解质紊乱，用药期间应定期查血清钾、血清钠、血清氯。

2. 钙通道阻滞药　常见不良反应是脚踝水肿和直立性低血压，使用此类药物时要观察20～30分钟，卧床休息，缓慢变更体位，一旦出现直立性低血压应平卧，采用头低足高位，必要时给去甲肾上腺素，严禁使用肾上腺素。

第二节　癫痫

癫痫是一组由大脑神经元异常放电所引起的短暂中枢神经系统功能失常为特征的慢性脑部疾病。临床表现为突然发生、反复发作的运动、感觉、意识、自主神经、精神等方面的异常。依据临床表现分为全面性强直－阵挛发作（也称癫痫大发作）、失神性发作（又称癫痫小发作）、精神运动性发作、癫痫持续状态以及单纯或复杂性局限性发作等。其中全面性强直－阵挛发作是一种常见的发作类型，患者在发作时意识丧失，跌倒，同时强直的肌肉开始抽搐，可以伴有尖叫、阵挛等。发作后，患者仍有昏睡，头脑可能对时间的变化产生混乱，甚至出现尿失禁。

癫痫的治疗主要包括药物治疗、手术治疗和饮食调整三方面。目前仍以药物治疗为主。早期控制癫痫发作极为重要，以保证患者的正常生活，避免急性的身体伤害，避免与癫痫反复发作有关的长期病态心理。

一、药物治疗原则

绝大多数癫痫发作需药物治疗。通常正确的抗癫痫药物治疗能够控制60%～95%的癫痫发作。但是由于许多抗癫痫药物的有效治疗谱相对较窄，因此用药时应根据癫痫发作的准确分类或癫痫综合征的诊断而选择适宜的抗癫痫药物。抗癫痫药物的治疗原则是：

1. 药物剂量　药物选定后，一般自小剂量开始，逐渐增加至有效控制发作而不出现不良反应，做到用药剂量个体化。对于传统抗癫痫药（AEDs），最好监测血药浓度，以便及时调整剂量。

2.药物合用　由于经典抗癫痫药物之间存在药物相互作用，因此尽量单一用药。对于单药治疗确实不能控制者，才考虑联合用药。

3.规律用药　督促患者坚持长期遵医嘱服药，切勿随意停药，以免导致癫痫持续状态。

4.药物更换　应在原药物的基础上加用新药，当达到稳态浓度及临床发作控制时，逐渐减少及停止原有被认为无效的药物。

5.停药原则　完全停止发作3～5年，脑电图检查无痫性放电，可考虑停药，1～2年内逐渐减药。

6.不良反应监测　大多数抗癫痫药物都有抑制造血系统、损害肝功能的不良反应，所以服药过程中，针对药物不良反应，定期进行血常规、肝功能等检查。

二、治疗药物的选用

1.抗癫痫药物的分类、作用方式　抗癫痫药物可按化学结构和作用方式分类。按化学结构可分为：①乙内酰脲类。②巴比妥类。③苯二氮䓬类。④其他类。按作用方式可分为：①阻止病灶异常放电的扩散，代表药有苯妥英钠、卡马西平、丙戊酸钠、乙琥胺等，此类是目前常用的抗癫痫药物。②加强γ—氨基丁酸(GABA)的抑制功能，提高病灶的发作阈值，防止异常放电扩散，代表药有地西泮、氯硝西泮、苯巴比妥、扑米酮。常用的抗癫痫药物见表6—3。

表6—3　常用抗癫痫药物的半衰期、治疗有效浓度及用法用量

分类	药物	$t_{1/2}$(h)	治疗有效浓度(μg/ml)	用法用量
乙内酰脲类	苯妥英钠	随剂量而不同	9～20	100～300mg/d，分3次服
苯二氮䓬类	氯硝西泮	22～38	0.015～0.05	4～8mg/d，分3～4次服
	地西泮	30～60	0.3～0.7	20～40mg/d，分2～4次服
巴比妥类	苯巴比妥	24～96	20～50	450～900mg/d，分3次服
	扑米酮	3～12	4～14	500～1500mg/d，分3次服
其他类	卡马西平	5～25	2～10	300～1200mg/d，分3次服
	乙琥胺	儿童：30；成人：60	45～90	儿童750～1000mg/d，成人750～1500mg/d，分次服
	丙戊酸钠	10～16	50～100	600～1200mg/d，分2～3次服

2.抗癫痫药物的选择　根据癫痫发作类型和脑电图特征合理选用抗癫痫药物。通常全面性强直—阵挛发作的患者宜选用卡马西平、苯妥英钠、苯巴比妥、丙戊酸钠；精神运动性发作患者宜选用卡马西平；单纯及复杂性局限性发作的患者宜选用扑米酮、卡马西平、苯妥英钠、苯巴比妥；失神性发作的患者宜选用乙琥胺、丙戊酸钠、氯硝西泮；癫痫大发作持续状态的患者则选用地西泮。

三、药物不良反应及防治

1.乙内酰脲类　药物的不良反应较多，表现为：①局部刺激反应，如胃肠道反应和血栓性

静脉炎，通过饭后服药和“Z”型注射可缓解。②齿龈增生，主要是久用导致胶原代谢障碍，引起结缔组织增生，可同服维生素 C，局部按摩防治。③神经系统反应，主要是小脑前庭功能障碍（眼球震颤、眩晕、共济失调等），停药 3～6 个月可消退。④其他，有过敏反应、粒细胞减少、血小板减少、再生障碍性贫血、肝功能损害以及致畸等。

2. 巴比妥类　①后遗效应，表现为服药后次晨出现头昏、困倦、精神不振等。②耐受性和依赖性，长期服用可产生耐受性和依赖性，若突然停药可出现戒断症状，包括焦虑、失眠、震颤，甚至惊厥等。③过敏反应，如皮疹、粒细胞减少、剥脱性皮炎等。④急性中毒，表现为昏迷、血压下降、呼吸抑制等，可采用呼吸兴奋药如尼可刹米等解救。

3. 其他类　如苯二氮䓬类可出现中枢神经反应（头晕、乏力、嗜睡、共济失调等）、呼吸和循环抑制、耐受性和依赖性。卡马西平用药早期可出现消化道反应（恶心、呕吐、胃肠不适等）和神经系统反应（眩晕、嗜睡、眼球震颤、共济失调等），偶见皮疹、粒细胞减少及再生障碍性贫血。若患者耐受性差，尤其出现突出的中枢神经系统副作用（如持续困倦），一般不主张添加或替换巴比妥类或苯二氮䓬类，而选择一种新的抗癫痫药物如加巴喷丁等添加治疗更有意义。

四、药物相互作用

1. 苯妥英钠血浆蛋白结合率高（90％），具有肝药酶诱导作用，可与其他药物产生相互作用（如保泰松、避孕药、糖皮质激素、双香豆素等）。

2. 红霉素可抑制肝药酶，造成卡马西平血药浓度急剧增高出现中毒现象。

3. 丙戊酸钠能显著提高苯妥英钠、苯巴比妥、氯硝西泮和乙琥胺的血药总浓度和游离浓度，苯妥英钠、苯巴比妥、扑米酮和卡马西平则能降低丙戊酸钠的血药浓度和抗癫痫作用。

第三节　帕金森病

帕金森病又称震颤麻痹，是中老年人最常见的一种慢性、进行性中枢神经系统退行性疾病。主要是因位于中脑部位黑质中的细胞发生病理性改变后，多巴胺合成减少，乙酰胆碱的兴奋作用相对增强，导致锥体外系功能紊乱，引起小肌群不自主收缩，而表现为一系列临床症状。由于震颤常作为首发症状出现，初期为单侧，呈“搓药丸”样，所以称之为震颤麻痹症。其临床表现因患者病变累及的神经元不同而异。一类是多巴胺能神经元减少 50％所致的主要运动症状，表现为运动减少或运动不能如“面具脸”，或眨眼减少导致的凝视状态，以及肌肉僵直、静止性震颤、姿势平衡障碍等；另一类是累及非多巴胺能神经元（胆碱能、肾上腺素能、5－羟色胺能、谷氨酸能）所致非运动症状。

对于帕金森病尚无有效治疗，目前的治疗仅为对症治疗。治疗主要包括四个方面，即药物治疗、手术治疗、心理治疗、锻炼和物理疗法。其中药物治疗和手术治疗主要是达到缓解症状的目的。心理因素在疾病治疗和康复过程中有着重要作用，通过心理治疗可以调节患者的情绪，使其减少恐惧感、不安感和陌生感，从而树立对疾病治疗的信心，增加患者的依从性。

同时锻炼、物理疗法以及良好的营养供应,对于早期患者增进灵活性、改善肌力、情绪以及提高适应能力有益。

一、药物治疗原则

帕金森病的药物治疗在疾病的早期可以很好地改善症状,因为帕金森病突出的病理生理学特点是脑内黑质纹状体传导束多巴胺的进行性减少,因此药物治疗的方向主要是补充多巴胺。抗帕金森病药物的治疗原则是:①长期服药,控制症状,几乎所有患者均需终身服药。②对症用药、辨证加减,根据患者的年龄、症状类型和严重程度、功能受损的状态、所给药物的预期效果和副作用等选择药物,同时也要考虑相关疾病进展的情况及药物的价格和供应保证等,来制订治疗方案。③需注意剂量个体化,以最小剂量达到最佳治疗效果。④因为该疾病的慢性进行性进展,长期的个体化治疗方案常常需要依据时间调整剂量,药物剂量增加要缓慢,剂量宜小。⑤权衡利弊、联合用药,左旋多巴制剂是最主要的抗帕金森病药物,尤其与卡比多巴、恩他卡朋等合用可增强疗效、减轻运动波动及降低左旋多巴的剂量等。

二、治疗药物的选用

1. 抗帕金森病药物的分类和作用　依据帕金森病的病因学特点,临床上将抗帕金森病药分为四类。

(1)中枢拟多巴胺药:包括①多巴胺替代药:其作用机制是在多巴脱羧酶的作用下生成多巴胺以及通过抑制外周多巴脱羧酶,减少左旋多巴外周脱羧作用从而增加其脑内脱羧作用,代表药是左旋多巴—卡比多巴普通剂和缓释剂。②多巴胺受体激动药:通过激动多巴胺受体,增强黑质—纹状体多巴胺功能,代表药有溴隐亭、培高利特、普拉克索、罗匹尼罗等。③COMT 抑制药和 MAO—B 抑制药:通过抑制儿茶酚氧位甲基转移酶(COMT)和单胺氧化酶—B(MAO—B),干扰多巴胺的代谢,代表药分别是恩他卡朋、托卡朋、司来吉兰等。④多巴胺递质释放药:通过增加纹状体释放多巴胺,补充其耗竭,代表药是金刚烷胺。

(2)中枢抗胆碱药:通过拮抗 M 受体降低胆碱能神经功能,抑制腺体分泌,以及缓解肌紧张,代表药有苯扎托品、苯海索等。

(3)抗组胺药:通过拮抗 H_1 受体,减少腺体分泌和抑制中枢,改善症状,代表药有苯海拉明、奥芬那君等。

(4)胆碱酯酶抑制药:通过可逆性抑制胆碱酯酶、促进神经末梢释放乙酰胆碱、直接兴奋胆碱受体,以及促进脑组织对葡萄糖的利用而改善中枢神经功能,适用于帕金森病伴痴呆患者或帕金森病合并痴呆患者,代表药有多奈哌齐、石杉碱甲、利斯的明等。常用抗帕金森病药物见表 6—4。

表 6—4　常用抗帕金森病药物的分类及用法用量

<table>
<tr><th colspan="2">分类</th><th>药物</th><th>用法用量</th></tr>
<tr><td rowspan="12">中枢拟多巴胺药</td><td rowspan="3">多巴胺替代药</td><td>左旋多巴</td><td>开始 0.125～0.25g,2～4 次/日,以后每隔 3～7 日增加 0.25～0.75g。通常维持量为 3～5g/d,分 4～6 次饭后服</td></tr>
<tr><td>卡比多巴—左旋多巴(1∶10)</td><td>开始 100mg,3 次/日,以后每 3～7 天增加 110mg,维持量为 330～1650mg/d,分 3～4 次服</td></tr>
<tr><td>卡比多巴—左旋多巴(1∶4)</td><td>开始 125mg,2 次/日,以后每 3～7 天增加剂量,维持量为 250～2500mg/d,分 4 次服</td></tr>
<tr><td rowspan="4">多巴胺受体激动剂</td><td>溴隐亭</td><td>开始 1.25mg,2 次/日,以后每 2～4 周增加 2.5mg,维持量为 10～40mg/d,分 3 次服</td></tr>
<tr><td>培高利特</td><td>开始 0.05mg/d,2 天后,每隔 2 日增加 0.1～0.15mg,第 12 天后可每隔 2 日增加 0.25mg,直至获得满意疗效,维持量为 1～4mg/d,分 3 次服</td></tr>
<tr><td>普拉克索</td><td>开始 0.375mg,3 次/日,以后每周增加 0.125～0.25mg,维持量为 1.5～4.5mg/d,分 3 次服</td></tr>
<tr><td>罗匹尼罗</td><td>开始 0.25mg,3 次/日,以后每周增加 0.25mg,维持量为 3～9mg/d,分 3 次服</td></tr>
<tr><td rowspan="2">COMT 抑制剂</td><td>恩他卡朋</td><td>每次 200mg,与卡比多巴/左旋多巴同服,维持量为 600～1600mg/d</td></tr>
<tr><td>托卡朋</td><td>50～200mg,3 次/日,首次与左旋多巴同服,其后分别于 6h 和 12h 后服第二次、第三次</td></tr>
<tr><td>MAO—抑制剂</td><td>司来吉兰</td><td>开始 5mg,1 次/日,可增至 5mg,2 次/日(早餐时服 5mg,午餐时服 5mg)</td></tr>
<tr><td>多巴胺递质释放药</td><td>金刚烷胺</td><td>开始 100mg,1 次/日,每 1～2 周增加 100mg,最大剂量 400mg/d</td></tr>
<tr><td colspan="2" rowspan="2">中枢抗胆碱药</td><td>苯海索</td><td>开始 1～2mg/d,每 3～5 天增加 1～2mg,维持量为 6～15mg/d,分 2～3 次服</td></tr>
<tr><td>苯扎托品</td><td>开始 0.5mg/d,每 3～5 天增加 0.5mg,维持量为 1～3mg,2～4 次/日</td></tr>
<tr><td colspan="2" rowspan="2">抗组胺药</td><td>苯海拉明</td><td>25～50mg,3～4 次/日</td></tr>
<tr><td>奥芬那君</td><td>100mg,2 次/日</td></tr>
</table>

2. 抗帕金森病药物的选择　应综合考虑患者病变累及的神经元、患者主要临床表现、药物作用特点、药物不良反应、患者个体因素、经济因素等来选择合适的药物。①对于病变累及多巴胺能神经元而主要表现为震颤、肌肉强直等症状的患者,药物治疗可选择中枢拟多巴胺药,如多巴胺受体激动药培高利特、多巴胺递质释放药金刚烷胺、外源性多巴胺的前体药左旋多巴、多巴脱羧酶抑制药卡比多巴,或者 COMT 抑制药恩他卡朋和 MAO—B 抑制药。对于主要表现为运动减少或运动不能、僵直、静止性震颤、姿势调节障碍等症状的患者,尤其在应用多巴胺受体激动药后症状出现或加重者,可直接选用左旋多巴—卡比多巴普通剂或缓释剂。②对于病变累及非多巴胺能神经元表现为肢体麻木、疼痛、痉挛、不安腿综合征、嗅觉障碍等症状或表现为多汗、流涎等自主神经症状的患者,药物治疗可选择中枢抗胆碱药如苯扎托品等。③对于帕金森病伴有抑郁、焦虑、认知障碍、幻觉、淡漠、睡眠紊乱等精神症状的患者,药物治疗时还可加入抗组胺药或酌情加入抗精神病药,但帕金森病晚期或治疗后以痴呆为主要表现的患者,则应避免使用抗胆碱药、抗焦虑药等,可选用新型中枢拟多巴胺药普拉克

索或直接进行心理治疗。

3.给药方法的选择　由于该疾病的慢性进行性进展性质，以口服用药为主。

4.药物治疗分期　通常分为起始治疗、晚期治疗和其他症状的治疗。

(1)起始治疗：目的是尽快缓解患者震颤、肌肉强直等症状，避免肌肉强直累及上肢躯干、颈部、面部等。治疗时依据患者的耐受性逐渐增加药量，可参见表6－4。

(2)晚期治疗：对于晚期帕金森病患者的治疗，左旋多巴仍占主要地位。无论起始治疗采用的是哪种药，几乎所有患者最终都需要使用左旋多巴。因为帕金森病的特点就是脑内多巴胺的缺失，最合理的治疗应该是补充脑内耗竭的多巴胺。

(3)其他症状治疗：随着帕金森病病程的进展，患者可能在治疗同时出现痴呆、抑郁、精神性激越、自主神经系统功能障碍、跌倒和睡眠障碍等症状，可考虑使用非典型抗精神病药如氯氮平等，目的是选择性地作用于边缘系统和大脑皮层的 D_3、D_4、D_5 受体，能在不影响帕金森病症状的前提下控制精神症状。

三、药物不良反应及防治

1.胃肠道反应　治疗初期约80%患者出现恶心、呕吐、食欲减退等症状，饭后服用或缓增剂量可以减轻。

2.心血管反应　治疗早期约30%患者出现轻度直立性低血压，多数无症状，少数出现眩晕，个别甚至产生晕厥。由于患者对此反应有耐受性，继续服药可自然减轻。

3.精神行为异常　常见激动、不安、焦虑、失眠和噩梦等。约15%的患者可产生精神错乱如幻觉、妄想等，可能与多巴胺兴奋大脑边缘系统的多巴胺受体有关。停药或减量可缓解。

4.不自主异常运动　长期大量服用左旋多巴，患者可出现张口、咬牙、伸舌、点头等异动症，减少剂量可缓解。对于症状加重者可以与维生素 B_6 合用。

5.抗胆碱反应　表现为口干、皮肤干燥、便秘、吞咽困难等。

四、药物相互作用

1.左旋多巴与抗精神病药物氯丙嗪、奋乃静等合用，后者具有中枢多巴胺阻滞作用，干扰左旋多巴的多巴胺能效果。

2.左旋多巴与维生素 B_6 合用，因为维生素 B_6 作为左旋多巴脱羧酶的辅酶，可以增加左旋多巴的外周代谢，导致进入脑内的左旋多巴减少。

第四节　精神分裂症

精神分裂症是一组病因未明的精神疾病，具有思维、情感、行为等多方面的障碍，以精神活动与环境不协调为特征。临床主要表现为精神功能亢进的阳性症状，如幻觉、妄想、明显的思维形式障碍、反复的行为紊乱及失控等；精神功能减退或缺失的阴性症状，如思维贫乏、情感淡漠、意志活动减退等。根据临床现象学特征，可分为偏执型、青春型、紧张型、单纯型、未分化型、其他型；根据临床症状，可分为Ⅰ型和Ⅱ型，Ⅰ型以阳性症状为主要临床表现，Ⅱ型以阴性症状为主要临床表现。

精神分裂症的治疗主要包括三方面，即药物治疗、心理治疗和社会康复治疗。以药物治疗为主，特别是在疾病的急性期；心理治疗必须成为精神分裂症治疗的一部分，可以帮助患者改善精神症状、提高自知力、增强治疗的依从性、改善人际关系，特别是在恢复期给予患者心理解释，可改变其病态认知，提高重返社会的能力；社会康复治疗应尽量采用各种条件和措施使患者的精神活动，特别是行为得到最大限度的调整和恢复，能良好地回归社会。

一、药物治疗原则

精神分裂症的治疗以抗精神病药物治疗为主，对出现的抑郁情绪、躁狂状态、睡眠障碍可合并使用抗抑郁药、心境稳定剂、镇静催眠药作为辅助治疗。抗精神病药物治疗的原则是：

1. 药物选择原则　根据临床症状特点、药物作用特点、药物不良反应、患者个体特征等选用第一代或第二代抗精神病药物。目前，《中国精神分裂症防治指南》建议第一代和第二代抗精神病药物均可作为一线药物使用，氯氮平谨慎使用。

2. 单一药物治疗原则　一般主张采用单一药物治疗，如疗效不满意且无严重不良反应，则在治疗剂量范围内适当增加剂量。

3. 换药原则　以下情况可考虑换药：①现用药物剂量充分、疗程充足但疗效仍不满意时，如急性病例经治疗量系统治疗 6～8 周、慢性病例充分治疗 3～4 个月仍无效。②患者遵医嘱用药，在无明显应激情况下仍复发时。③出现难以克服的、无法耐受的不良反应时。④给药途径不为患者接受时。⑤患者没有经济承受能力时。换药应遵循以下原则：①换用与原用药物作用机制不同的药物，作用机制相同的药物原则上不宜合用。②换用与原用药物化学结构不同的药物。③换用与原用药物主要不良反应不同的药物，尤其因不良反应严重而换药时。④换用与原用药物给药途径不同的药物或长效制剂，这适用于依从性差的患者。

4. 合并用药原则　合并用药的指征：①单一药物治疗无效者，同类药物联用时，疗效可能增强，不良反应则因每种药物的剂量减小而可能减轻。②合用作用机制不同的药物，疗效可能互补。③合用的药物对于不同的目标症状，各有特殊作用，合并用药可兼顾全面。合并用药时应选择作用机制、不良反应不同的药物，适当减小合用药物的剂量，注意药物间的相互作用。常见的合并用药有两种吩噻嗪类药物联用、吩噻嗪类药物和其他抗精神病药物联用、长效制剂和短效制剂联用等。

5. 缓慢加减药物剂量与安全原则　一般从小剂量药物开始，缓慢加量，加量速度视药物特性及患者体质而定，一般 2 周左右加至治疗量。待病情缓解后，逐步减少剂量至维持量，一般情况下不能突然停药。加减剂量应缓慢，须密切观察，正确评价疗效，注意药物不良反应并及时处理，保证安全。

6. 个体化用药原则　药物种类、剂量和用法均应注意个体化。

7. 早发现、早治疗原则　发现越早，治疗的针对性越强，预后越好，故一旦明确诊断，应及早开始用药。第 1 次发病是治疗的关键，此时对抗精神病药物的治疗反应最好，所需剂量也少，复原的机会最大，长期预后也最好。影响预后的关键时期是在前驱期至发病后的头 5 年，精神功能的损害至此保持在一个平台期，若处理得当，通常不再进一步恶化。

8. 全程治疗原则　包括急性治疗期、巩固治疗期和维持治疗期。

二、治疗药物的选用

1. 抗精神病药物的分类、作用和特点　抗精神病药物可按化学结构和作用机制分类。按化学结构可分为:①吩噻嗪类。②硫杂蒽类。③丁酰苯类。④苯甲酰胺类。⑤二苯二氮䓬类。⑥其他类。根据作用机制可分为第一代和第二代抗精神病药物。第一代抗精神病药物又称典型抗精神病药物,主要通过拮抗中脑—边缘系统通路和中脑—皮层通路多巴胺 D_2 受体而发挥抗精神病作用,以改善阳性症状和控制兴奋、躁动为主,对阴性症状及伴发的抑郁症状疗效不确切,不良反应较明显,尤其是锥体外系反应和催乳素水平升高等,使用中存在患者耐受性和依从性等问题,代表药物有氯丙嗪、氟哌啶醇等;第二代抗精神病药物又称非典型抗精神病药物,主要拮抗脑内 $5-HT_2$ 受体和 D_2 受体,除对阳性症状有效外,对阴性症状、伴发的抑郁症状等情感障碍、认知障碍等也有明显改善作用,较少引起锥体外系反应和催乳素水平升高等不良反应,患者耐受性和依从性好,有利于长期治疗,故更适用于首发患者、阴性症状明显患者、伴有明显抑郁症状的患者、对药物耐受性差的老年患者、儿童以及青少年患者、身体状况差或伴有躯体疾病的患者,代表药物有氯氮平、利培酮、奥氮平、喹硫平等,目前已将第二代抗精神病药物作为治疗精神分裂症的一线药物。第一代抗精神病药物可进一步按作用强弱分为低效价和高效价两类。低效价者以氯丙嗪为代表,镇静作用强、抗胆碱作用明显、对心血管和肝脏毒性较大、锥体外系不良反应较小、治疗剂量较大;高效价者以氟哌啶醇为代表,抗幻觉妄想作用突出、镇静作用较弱、对心血管和肝脏毒性小、锥体外系较大、治疗剂量较小。

常用抗精神病药物的分类、作用特点及用法用量见表 6—5。

表 6—5　常用抗精神病药物的分类、作用特点及用法用量

分类	药物	效价	镇静	降压	抗胆碱	锥体外系反应	用法用量
第一代							
吩噻嗪类	氯丙嗪	1	高	高	中	中	200～600mg/d,分 3 次服
	奋乃静	10	低	低	低	中	8～50mg/d,分 2～3 次服
	氟奋乃静	50	低	低	低	高	2～20mg/d,分 2～3 次服
	三氟拉嗪	10	低	低	低	高	5～40mg/d,分 2～3 次服
	硫利达嗪	0.7	高	高	高	低	200～600mg/d,分 3 次服
	氟奋乃静癸酸酯	50	低	低	低	高	12.5～50mg/2 周
硫杂蒽类	氯普噻吨	1	高	高	中	中	50～600mg/d,分 2～3 次服
	氟哌噻吨	50	低	低	低	高	5～40mg/d,1 次/日
丁酰苯类	氟哌啶醇	50	低	低	低	高	6～40mg/d,分 3 次服
	氟哌啶醇癸酸酯	50	低	低	低	高	50～200mg/2 周
	五氟利多	20	低	低	低	高	20～120mg/周
苯甲酰胺类	舒必利	1	低	低	低	低	200～800mg/d,分 2～3 次服

（续表）

分类	药物	效价	镇静	降压	抗胆碱	锥体外系反应	用法用量
第二代							
二苯二氮䓬类	氯氮平	1	高	高	高	低	100～450mg/d，分 2～3 次服
	奥氮平	20	中	中	中	低	5～20mg/d，1 次/日
二苯硫氮䓬类	喹硫平	1	高	高	低	低	300～800mg/d，分 2～3 次服
苯丙异噁唑类	利培酮	100	低	中	低	中	2～6mg/d，分 2 次服
苯异硫唑类	阿立哌唑	20	低	低	低	低	10～30mg/d，1 次/日
	齐拉西酮	1.7	中	低	低	低	80～160mg/d，分 2 次服

2. 抗精神病药物的选择　应综合考虑临床症状特点、药物作用特点、药物不良反应、患者个体因素、经济因素等来选择合适的抗精神病药物。①以幻觉、妄想等阳性症状为主要表现的患者，可选择第一代抗精神病药物如氯丙嗪、奋乃静、氟奋乃静、氟哌啶醇、三氟拉嗪等，也可选择第二代抗精神病药物如利培酮、奥氮平、氯氮平、喹硫平等，两类药物对阳性症状的疗效相当。②以淡漠退缩、主动性缺乏等阴性症状为主要表现的患者，首选第二代抗精神病药物，也可选择第一代抗精神病药物的舒必利、氟奋乃静、三氟拉嗪等，大量临床研究证实第二代抗精神病药物对阴性症状的疗效优于第一代抗精神病药物。③以兴奋、激越为主要表现的患者，选用有镇静作用的第一代抗精神病药物如氟哌利多醇、氯丙嗪肌内注射或第二代抗精神病药物口服合并苯二氮䓬类药物注射。④伴有抑郁症状的精神分裂症患者，宜选用第二代抗精神病药物如利培酮、奥氮平、氯氮平、喹硫平或第一代抗精神病药物如舒必利、硫利达嗪，若单用抗精神病药物不能完全改善抑郁症状时可合并使用抗抑郁药物。⑤伴有躁狂症状的精神分裂症患者可首选第二代抗精神病药物，也可选择第一代抗精神病药物如氟哌啶醇、氯丙嗪等，若治疗无效可合并使用心境稳定剂如碳酸锂、丙戊酸钠或卡马西平。⑥以紧张症状群（木僵状态）为主的患者，首选舒必利静脉滴注或肌内注射，3～5 日内用至治疗剂量（200～600mg/d），持续 1～2 周，若治疗有效则继续口服舒必利或第二代抗精神病药物。⑦精神分裂症首发患者对药物不良反应较敏感，药物不良反应的大小直接影响患者对治疗的合作程度和依从性，故首发患者应尽量选择不良反应小的药物如第二代抗精神病药物或第一代抗精神病药物中的奋乃静、硫利达嗪等；复发患者在药物选择上可参考既往用药史，一般情况下，患者既往应用有效的药物，复发时再用仍然有效，故首选既往治疗反应最好的药物和有效剂量，也可适当增加药物剂量，若治疗有效则继续治疗，若治疗无效则可换用其他抗精神病药物。⑧老人、小儿或伴有心、肝、肾等躯体疾病的患者，宜选用疗效肯定、不良反应小、与躯体疾病治疗药物之间相互作用小的第二代抗精神病药物，并且起始剂量宜低，增加剂量应缓慢，尽量做到用药个体化；对妊娠或哺乳的患者，应权衡利弊，若必须使用抗精神病药物时，建议选用最小有效剂量的第二代抗精神病药物或高效价第一代抗精神病药物如氟哌啶醇；对拒药或有藏药企图者，最好选用长效制剂。

3. 给药方法的选择　主要根据患者合作程度和疾病严重程度，从而选择不同的给药方法。一般情况下，对于合作的患者可选择口服给药，对病情严重、不合作或拒绝接受治疗的患者宜采用深部肌内注射，但不宜长期注射，病情稍加控制后改为口服。尽量不要对患者进行静脉给药，如若必需，应严格限定剂量和疗程。不宜皮下注射。

4. 药物治疗分期　通常分为急性治疗期、巩固治疗期和维持治疗期。

(1)急性治疗期：目的是尽快缓解阳性症状、阴性症状、激越兴奋、抑郁焦虑和认知功能减退，争取最佳预后，并预防自杀及防止危害自身或他人的冲动行为的发生。该期药物剂量应充分，重点强调疗效，不能因为能耐受的药物不良反应而减小剂量或缩短疗程。根据各种药物的特点和常规推荐剂量，以获取最大疗效和最小不良反应为适宜剂量，争取最大限度地缓解精神症状，防止病情波动。抗精神病药物的起效时间一般为 2～4 周，不应在短于 4 周时终止已开始的治疗，除非出现严重的、无法耐受的不良反应时，否则应避免频繁换药。急性期一般不建议使用长效制剂，因长效制剂起效慢，常需 2～3 个月，且不适合缓慢加量，同时在体内释放缓慢，不利于控制不良反应，造成患者对治疗的抵触。急性期疗程一般为 6～8 周。

(2)巩固治疗期：目的是巩固疗效，防止已缓解的症状复燃或波动，控制和预防精神分裂症后抑郁和强迫症状，预防自杀，促进社会功能恢复，为回归社会做准备。该期用药原则上仍是应用急性期治疗有效的药物及其剂量。巩固期疗程一般持续 3～6 个月左右，慢性患者疗程可适当延长至 6 个月～1 年。难治性精神分裂症患者以最有效药物的有效剂量继续治疗，疗程 1～2 年。

(3)维持治疗期：目的是预防和延缓精神症状复发，恢复社会功能，回归社会。该期在疗效稳定的基础上可适当减少药量，以减轻不良反应，提高服药依从性，有利于长期维持治疗，但减量须缓慢，可每 6 个月减少原剂量的 20%，直至最小有效维持剂量。维持剂量约是巩固剂量的 1/3～1/2。因给药剂量的减少，为长期服药的方便，在能够耐受不良反应的前提下，可将给药次数改为每日 1～2 次，以提高治疗的依从性。若患者服药依从性差，监护困难，不能口服或口服用药肠道吸收差时，可使用长效制剂维持治疗，包括长效口服制剂如五氟利多和长效注射制剂如氟奋乃静癸酸酯、氟哌啶醇癸酸酯、哌普嗪嗪棕榈酸酯、三氟噻吨癸酸酯。长效制剂一般需 3 个月左右才能达到稳态血药浓度，故换用长效制剂后的几周内原用抗精神病药物应继续使用，并逐渐撤除。应用长效制剂时，通常首次剂量减半，以避免不良反应发生。维持期疗程的长短，因患者的不同情况而异。对于首发的、起病缓慢的患者，维持治疗时间至少需要 2～3 年；急性发作、缓解迅速彻底的患者，维持治疗时间可相应较短；反复发作、经常波动或缓解不完全的患者，常需终身用药。

三、药物不良反应及防治

1. 锥体外系反应(EPS)　为最常见的不良反应，与抗精神病药物拮抗黑质－纹状体通路的 DA 受体有关，主要有四种表现形式：

(1)帕金森综合征：表现为肌张力增高、面容呆板(面具脸)、动作迟缓、肌肉震颤、流涎等。

一般在用药后数周或数月发生，女性比男性更常发生。可加服中枢性抗胆碱药，如苯海索 2～12mg/d，使用数月后应逐渐停用。

(2)急性肌张力障碍：表现为局部肌群的持续强直性收缩，继而出现各种奇怪动作和姿势如张口、伸舌、斜颈、眼上翻、头后仰、面部怪相和扭曲、呼吸运动障碍、吞咽困难、脊柱侧弯等。多出现在用药的第 1～5 天，男性和儿童比女性更常发生。可肌内注射东莨菪碱 0.3mg 或地西泮 10mg 或异丙嗪 25～50mg，缓解后加服苯海索。对反复发作者，可减量或换药。

(3)静坐不能：患者自觉心神不宁，主观感觉必须来回运动，表现为坐立不安、反复徘徊或原地踏步，显得烦躁不安。在治疗 1～2 周后最为常见。可加服 β 受体拮抗药如普萘洛尔 10mg 或苯二氮䓬类药如地西泮 2.5～5mg，每日 2～3 次。也可口服抗胆碱药，但效果较差。必要时可减量或换药。

(4)迟发性运动障碍：多见于持续用药几年后。表现为不自主的、有节律的刻板式运动，出现吸吮、舐舌、咀嚼等口－舌－颊三联征，严重时构音不清、影响进食，也可出现手指、手臂、腿和躯干的广泛性舞蹈样动作。女性稍高于男性，老年和脑器质性病变患者多见。若早期发现、及时停药，部分患者可恢复，但仍有部分患者停药后仍持久存在甚至恶化。尚无有效治疗药物，关键在于预防。用抗胆碱药治疗反使之加重，抗 DAS 可使之减轻。可对症治疗，利血平 0.25mg 口服，每日 1～3 次；异丙嗪 25～50mg 肌内注射，每日 1 次，连续注射 2 周；地西泮 2.5～5mg 口服，每日 2～3 次。必要时可减量或换用锥体外系反应轻的药物。

2. 过度镇静和嗜睡　许多抗精神病药物产生过度镇静，通常很快因耐受而消失。一般不必处理，但患者精神反应较迟钝，表情也较呆板，可通过安排有规律的生活、增加户外活动或体育锻炼来减轻。

3. 恶性综合征　是一种少见的、严重的不良反应。临床特点是严重的肌强直，自主神经功能紊乱包括高热、心动过速、血压升高、出汗等，意识障碍。常有血清肌酸磷酸激酶升高。也可能发生急性肾衰竭，病死率约 20%～30%，用长效制剂者病死率较高。用氟哌啶醇类高效价药、大剂量或加量过快、男性及年轻患者较易发生。处理：一旦发现，应立即停药，并给予对症治疗和支持治疗，包括使用肌肉松弛药丹曲林 100～400mg/d 和中枢拟多巴胺药溴隐亭 7.5～20mg/d 分次口服或 5～60mg/d 肌内注射(不宜用抗胆碱药)，大剂量胞磷胆碱增加 DA 受体活性，以及补液、降温、预防感染、吸氧等。患者恢复后可重新开始抗精神病药物治疗。

4. 内分泌与代谢不良反应　①催乳素分泌增加：是最常见和最主要的内分泌系统反应，与抗精神病药拮抗结节－漏斗通路的 DA 受体有关。女性患者常表现为乳房肿大、泌乳、月经紊乱、闭经、不排卵和不育，男性常表现为性欲丧失、勃起困难和射精障碍。低效价药物较多见，常与剂量有关。乳腺增生症、乳腺癌患者禁用。②糖代谢障碍：抗精神病药物可引起糖耐量异常、血糖升高和尿糖阳性，导致糖尿病的发生，可能与抑制胰岛素分泌有关。第二代抗精神病药物较第一代多见。治疗过程中应检测血糖，若发生糖代谢障碍可换药。③脂代谢障碍与体重增加：有相当一部分患者用药一段时间后出现体重增加，可能与拮抗组胺 H_1 受体以及通过下丘脑机制中介的糖耐量和胰岛素释放改变有关。第二代抗精神病药物(尤其氯氮平）和低效价第一代抗精神病药物较常见。无相应治疗措施，可鼓励患者适当节食、多活动，治疗过程中检测体重及血脂，若发生脂代谢障碍与体重增加可换药。

5. 自主神经系统反应　①抗胆碱能不良反应：因抗精神病药拮抗 M 受体所致，表现为口干、便秘、视力模糊、排尿困难，严重者可引起尿潴留、麻痹性肠梗阻，尤其是合用治疗锥体外系反应的抗胆碱药或三环类抗抑郁药时更易发生。一般无须特殊处理，宜注意患者的两便情况，及时润肠通便，尿潴留经诱导仍不能排出时可用新斯的明 1mg 肌内注射。②抗肾上腺素能不良反应：表现为直立性低血压、反射性窦性心动过速。直立性低血压是因抗精神病药拮抗 α 受体所致，在治疗的头几天最为常见。此时患者立即平卧，即可好转；严重者应使用去甲肾上腺素、间羟胺等升压，但禁用肾上腺素。预防主要是增加药物剂量要缓慢，大剂量口服或注射后要让患者卧床 1～2 小时，嘱咐患者起床或起立时动作要缓慢。窦性心动过速则不必作特殊处理，必要时可口服普萘洛尔 10mg，每日 2～3 次。

6. 其他　①粒细胞减少与缺乏：氯氮平发生率较高，约 0.1%～0.7%，严重者可有生命危险，故用药前和用药期间应定期做白细胞计数检查。一旦发现，立即停用，并用抗生素预防感染和使用升白细胞药。②肝损害：主要为谷丙转氨酶升高，多为一过性、可自行恢复，一般无自觉症状。轻者不必停药，重者或出现黄疸者应立即停药，并采取保肝治疗。③过敏反应：常见皮疹、接触性皮炎，严重者可发生剥脱性皮炎，应立即停药并积极处理。

7. 惊厥与癫痫　抗精神病药能降低惊厥阈值而诱发癫痫，表现为少数患者用药过程中出现局部或全身抽搐，脑电有癫痫样放电，多见于氯氮平、氯丙嗪等抗胆碱作用强的药物治疗时。有惊厥或癫痫史者更易发生，应慎用。必要时加用抗癫痫药。

8. 过量中毒　精神分裂症患者常常企图服用过量抗精神病药物自杀，意外过量见于儿童。中毒症状多表现为嗜睡、进行性意识障碍、直至昏迷，同时血压下降、心动过速、体温降低，如不及时抢救，可致呼吸循环器官功能衰竭。处理：首先反复洗胃、大量输液、利尿，同时用去甲肾上腺素升压、吸氧、抗感染、维持水电解质及酸碱平衡。

四、药物相互作用

1. 抗精神病药物与抗抑郁药　①抗精神病药物可增加三环类抗抑郁药的血药浓度，诱发癫痫、加剧抗胆碱能不良反应，并增强中枢神经系统抑制作用。②吩噻嗪类药物与单胺氧化酶抑制剂合用可增加药源性恶性综合征发生的危险、增加抗胆碱能和锥体外系不良反应。③某些选择性 5－羟色胺再摄取抑制剂如氟西汀、帕罗西汀和氟伏沙明可抑制肝药酶，增加抗精神病药物的血药浓度，导致不良反应发生或加剧，西酞普兰和舍曲林抑制肝药酶的作用较弱，与抗精神病药物的相互作用较轻，可供选用。

2. 抗精神病药物与锂盐　锂盐可明显降低氯丙嗪和氯氮平的血药维度，并增加氯氮平等发生药源性恶性综合征的危险。锂盐与氟奋乃静、硫利达嗪等合并用药时可能增加锥体外系反应。

3. 抗精神病药物与卡马西平　①抗精神病药物可减低惊厥阈值，影响卡马西平抗痉挛效果。②卡马西平是肝药酶诱导剂，会降低抗精神病药物的血药浓度。③卡马西平可增加利培酮的清除率。

4. 抗精神病药物与中枢抑制药　抗精神病药物与其他中枢抑制药如镇静催眠药、抗组胺药、镇痛药、乙醇合用时可增强中枢抑制作用，用量应减少。

5. 抗精神病药物与β受体拮抗药及钙通道阻滞药　合用时可导致低血压。

6. 抗精神病药物与抗胆碱药物　合用时使抗胆碱作用相互加强，可能增加药源性恶性综合征的危险，可降低阳性症状的改善程度。

7. 其他　抗精神病药物可逆转肾上腺素的升压作用，可对抗左旋多巴的抗帕金森病作用；抗酸药可以影响抗精神病药物的吸收；吸烟可降低某些抗精神病药如氯氮平的血药浓度。

第五节　焦虑症

焦虑症以广泛和持续性焦虑或反复发作的惊恐不安为主要特征，常伴有自主神经功能紊乱、肌肉紧张与运动性不安。临床分为广泛性焦虑障碍与惊恐障碍两种主要形式。

焦虑症的治疗应采取药物治疗、心理治疗以及其他治疗方法相结合的全程综合性治疗原则。药物治疗可选用抗焦虑药、抗抑郁药等药物，心理治疗最常采用认知治疗、行为治疗或认知一行为治疗等。一般来讲，药物治疗侧重于对症，心理治疗侧重于对因。治疗方法可因不同临床类型而有所侧重，如广泛性焦虑障碍应在心理咨询后，若仍存在明显焦虑症状时采用药物治疗；惊恐发作应在药物控制惊恐发作和焦虑的基础上适当配合心理治疗。

一、药物治疗原则

焦虑症的药物治疗应遵循以下原则：

1. 以抗焦虑药物和抗抑郁药物治疗为主　广泛性焦虑侧重于前者，惊恐发作侧重于后者。

2. 个体化用药原则　依据疾病临床特征、个体情况、治疗阶段、药物作用特点及不良反应等选择抗焦虑药和抗抑郁药，如在焦虑症的早期，症状处于不稳定阶段，应首选起效快的苯二氮䓬类药物；进入迁延期后，应首选 TCAs。

3. 小剂量开始用药、剂量逐步递增的原则　尽可能使用最低有效剂量，可使患者的不良反应减至最少，从而提高患者服药依从性；小剂量疗效不佳时，可根据不良反应和患者耐受情况逐渐增至足量（有效药物剂量上限）和足够长的疗程（10～12 周）。

4. 换药原则　如足量治疗 4～6 周仍无效，可考虑换用同类药物中的另一种药或作用机制不同的另一类药。

5. 合并用药原则　一种抗焦虑药物疗效不佳时，可合用抗抑郁药或抗精神病药等。

6. 缓慢减量原则　在停药时应逐渐缓慢减量，不宜骤停，以防症状反跳。

7. 全程治疗原则　包括急性期治疗、巩固期治疗和维持期治疗。

二、治疗药物的选用

1. 治疗药物的分类和作用　抗焦虑药物是用于减轻或消除恐惧、紧张、忧虑等焦虑症状的药物。主要包括苯二氮䓬类、阿扎哌隆类、具有抗焦虑作用的抗抑郁药、β受体拮抗药、具有抗焦虑作用的非典型抗精神病药。常用抗焦虑药物的分类和剂量范围见表6－6。

表6－6　常用抗焦虑药物的分类和用法用量

分类	药物	$t_{1/2}$(h)	用法用量
苯二氮䓬类			
长效类	地西泮	30～60	5～15mg/d,分2～3次服
	氟西泮	50～100	15～30mg/d,睡前服
中效类	硝西泮	8～36	5～10mg/d,分1～2次服
	氯硝西泮	22～38	2～8mg/d,分2～3次服
	阿普唑仑	12～18	0.8～2.4mg/d,分3次服
	艾司唑仑	10～24	2～6mg/d,分3次服
	劳拉西泮	10～18	1～6mg/d,分2～4次服
短效类	奥沙西泮	5	30～90mg/d,分3次服
	咪达唑仑	2～5	15～30mg/d,分2次服
	三唑仑	1.5～5.5	0.25～0.5mg/d,睡前服
阿扎哌隆类	丁螺环酮	2～3	15～30mg/d,分3次服
	坦度螺酮	1.2～1.4	30～60mg/d,分3次服
β受体拮抗药	普萘洛尔	2～5	30～60mg/d,分3次服
	倍他洛尔	16～20	20～40mg/d,1次/日

苯二氮䓬类的主要药理作用是抗焦虑、镇静催眠、抗惊厥、中枢性肌松作用,其中枢抑制作用是通过与中枢神经系统苯二氮䓬受体结合、从而增强中枢GABA能神经的功能而产生的。阿扎哌隆类药物的代表药是丁螺环酮,具有与苯二氮䓬类相似的抗焦虑作用,且有抗抑郁作用,但没有镇静催眠、抗惊厥和中枢性肌松作用,其抗焦虑作用是通过影响突触前膜和突触后膜的5－HT_{1A}受体、从而使5－HT功能降低而产生的。

2. 治疗药物的选择

(1)苯二氮䓬类药物:苯二氮䓬类为目前临床应用最广泛的抗焦虑药,起效快、作用强、毒性低、安全范围大。选药原则为:①根据焦虑特征和药物作用时间长短选药:发作性焦虑选用短、中效药物,持续性焦虑则多选用中、长效药物;入睡困难者选用短、中效药物,易惊醒或早醒者,选用中、长效药物。②根据临床症状和药物作用特点选药:抗焦虑作用以氯硝西泮、阿普唑仑、艾司唑仑为佳,抗惊恐作用以阿普唑仑、硝西泮、地西泮、劳拉西泮为佳,镇静催眠作用以氟西泮、硝西泮、地西泮和艾司唑仑为佳,肌肉松弛作用以地西泮、氯硝西泮为佳。③根据患者个体情况和药物的药动学特点选药:肝病或老年患者常选用不需在肝脏代谢的劳拉西泮和奥沙西泮。

苯二氮䓬类应从小剂量开始用药，逐渐增加至焦虑得到良好控制为止。治疗广泛性焦虑的剂量一般小于治疗惊恐障碍的剂量。一般采用口服给药，疗程一般不宜超过 6 周。停药时应缓慢减量，停药过程不应短于 2 周，否则可出现停药综合征。苯二氮䓬类长期应用的最大缺点是产生耐受性和依赖性，且各药物之间有交叉耐受性和交叉依赖性，目前很少单独应用作为一种长期治疗手段，宜短期或间断性用药。对有药物依赖的患者，最好不选用苯二氮䓬类，应首先考虑选用其他种类的抗焦虑药。严重心血管疾病、肾脏疾病、青光眼、重症肌无力、使用中枢抑制剂、老年、儿童患者慎用，孕妇和哺乳妇禁用。

(2)丁螺环酮：主要用于广泛性焦虑障碍，能缓解同时存在的抑郁症状。起效较慢，需用药 2～4 周才显效，治疗初期一般合用苯二氮䓬类药物。至少连续应用 6 周以上才能决定是否有效。无镇静作用，对焦虑伴严重失眠者，需合用速效镇静催眠药。对惊恐障碍无效。无耐受性、无依赖性、无戒断症状、不引起记忆障碍、不影响精神运动功能。老年人、儿童用药较安全。起始剂量为 5mg，一日 3 次口服，一周后根据病情和耐受情况每 2～3 天增加 5mg，最高剂量不超过 60mg/d。严重肝肾疾病、青光眼、重症肌无力、孕妇禁用。

(3)抗抑郁药物：SSRIs、SNRIs、SARIs、NaSSAs、TCAs、MAOIs 类抗抑郁药物具有与苯二氮䓬类相似的抗焦虑作用。对精神性焦虑和躯体性焦虑均有较好疗效，且无依赖性，目前有取代苯二氮䓬类的趋势。惊恐障碍患者常伴抑郁症状，治疗时常首先使用抗抑郁药物。SSRIs 是惊恐障碍的一线治疗药物，文拉法辛和帕罗西汀是广泛性焦虑症的一线治疗药物。抗抑郁药物起效常需 1～2 周，故常在治疗初期合用苯二氮䓬类药物。

(4)β 受体拮抗药：对减轻焦虑症伴有的躯体症状如心悸、震颤等有较好疗效，但对减轻精神焦虑和防止惊恐发作效果不大。能减轻苯二氮䓬类的撤药反应。常用普萘洛尔，常用量 10～20mg，一日 3 次，但个体差异大，须严密观察调整剂量。禁用于窦性心动过缓、严重心功能不全、重度房室传导阻滞、支气管哮喘患者。

三、药物不良反应及防治

1. 苯二氮䓬类药物

(1)中枢神经系统反应：治疗量连续应用，患者可出现头昏、嗜睡、乏力和记忆力下降，长效类尤易发生。大剂量偶致共济失调，可影响精细运动的协调性。用药期间，患者不宜驾车、高空作业、操作机械。

(2)耐受性和依赖性：长期应用可产生耐受性，需增加剂量。久用可产生依赖性，突然停药出现反跳现象和戒断症状。药物半衰期短，则撤药反应出现快且重、消失早。一般半衰期短或中等者停药后 2～3 日出现，半衰期长者停药后 10～20 日出现。应避免长期用药，宜短期或间断性用药，尽可能应用能控制症状的最低剂量，停药时应逐渐减量。

(3)急性中毒：静脉注射速度过快或剂量过大可致急性中毒，表现为昏迷、呼吸及循环抑制，可采用催吐、洗胃、导泻、利尿、静脉注射苯二氮䓬受体拮抗药氟马西尼和阿片受体拮抗药纳洛酮解救。氟马西尼起效快、作用强，小剂量即可快速逆转苯二氮䓬类的作用，但作用维持时间短,应多次重复应用。

2. 丁螺环酮　不良反应很少且轻微,主要为头晕、头痛、恶心、神经紧张、失眠、感觉异常等,均不严重,不需特殊处理。

四、药物相互作用

1. 苯二氮䓬类药物　①与乙醇或其他中枢抑制药如镇静催眠药、抗抑郁药、镇痛药、H_1受体拮抗药、全身麻醉药合用,可使中枢抑制作用增强。②与易成瘾的药物合用,成瘾的危险性增加。③与 MAOIs 和 TCAs 合用时,可相互增效。④与钙通道阻滞药或利尿降压药合用时,可增强降压效果。

2. 丁螺环酮　①与乙醇或其他中枢抑制药合用,可使中枢抑制作用增强。②与 SSRIs 和大剂量曲唑酮合用,可能引起 5－HT 综合征。③与 MAOIs 合用可使血压升高。④与氟哌啶醇合用可使后者血药浓度升高,引起锥体外系反应。⑤与氯氮平合用可增加胃肠道出血和高血糖症的危险。

第七章　心血管系统药物

根据我国流行病学调查，近50年来不论在农村或城市，心脑血管疾病的发病率和病死率均呈上升趋势。我国因心脑血管疾病死亡者占总死亡人口的百分比已接近50%。推测到2020年，人类疾病死因排列顺序将有重大变化，但冠心病和脑卒中仍将是人类死因的第一位和第二位。尽管近年来介入治疗和外科手术治疗取得了很大的发展，但药物治疗仍然为心血管疾病治疗的基石。本章重点介绍几种常见心血管疾病，包括冠心病、高血压、高脂血症、心力衰竭和心律失常的药物治疗。

第一节　冠心病

冠心病是指冠状动脉粥样硬化和(或)痉挛，使血管腔狭窄或阻塞，导致心肌缺血缺氧或坏死而引起的心脏病，统称冠状动脉性心脏病，简称冠心病，亦称缺血性心脏病。患者临床主要表现为心绞痛、心律失常、心力衰竭，严重时发生急性心肌梗死或猝死。冠心病的治疗主要包括药物治疗、介入治疗及外科手术治疗三种方式。但由于冠心病的形成是个相当漫长的过程，其病变甚至可以从幼儿期开始，所以消除冠心病的危险因素是防止冠心病发生的重要措施。

本节主要介绍心绞痛与心肌梗死的药物治疗。

一、药物治疗原则

1. 通过减轻心脏前、后负荷，减慢心率，减轻心肌收缩力，以降低心肌耗氧量。

2. 扩张冠状动脉，增加心肌血流量，增加血氧供应。

3. 稳定斑块、预防血栓形成。

治疗的最终目的有两个：一是预防心肌梗死和猝死的发生，改善预后，延长患者的生存期；二是减少缺血发作，缓解症状，提高生活质量。

二、治疗药物的选用

(一)药物的分类、作用及特点

1. 抗心绞痛和抗心肌缺血治疗药物

(1)硝酸酯类：可扩张冠状动脉，增加冠脉血流量；扩张全身血管，减轻心脏前后负荷，降低心脏的耗氧量,从而缓解心绞痛。如硝酸甘油、硝酸异山梨酯、单硝酸异山梨酯。

(2)β受体拮抗药:可拮抗或干扰肾上腺素和去甲肾上腺素对心脏的作用。能降低静息时的心率,能限制运动时心率增加,因而可降低心肌耗氧量。常用药物有美托洛尔、普萘洛尔、阿替洛尔。

(3)钙通道阻滞药(CCB):可防止血管的收缩并能解除冠状动脉痉挛。有些钙通道阻滞药如地尔硫䓬和维拉帕米,还能减慢心率。与β受体拮抗药合用能防止心动过速发作。常用维拉帕米、硝苯地平、尼卡地平、非洛地平、氨氯地平、地尔硫䓬。

(4)代谢类药物:曲美他嗪通过抑制脂肪酸氧化、增加葡萄糖代谢而增加缺氧状态下ATP的合成,治疗心肌缺血,无血流动力学影响。

(5)其他药物:窦房结抑制药(伊伐雷定)、钾通道开放药(尼可地尔)等可作为补充治疗。

2.预防心肌梗死和死亡的药物

(1)抗血小板及其他抗血栓药物:阿司匹林可与血小板不可逆结合,阻止血小板在动脉壁上积聚形成血栓。因此,阿司匹林能够降低冠状动脉疾病的死亡危险。对大多数的冠状动脉疾病患者,推荐使用小儿剂量或半成人剂量或成人剂量阿司匹林。对阿司匹林过敏者,可选用其他替代品如噻氯匹定、氯吡格雷、替格雷诺等。链激酶和尿激酶等纤维蛋白溶解药,能促进纤溶酶原转变成纤溶酶,溶解血栓,可使急性心肌梗死面积缩小,恢复梗死区血液供应。肝素、华法林等抗凝血药,能降低血液凝固性,可用于防止血栓形成和梗死范围的扩大。

(2)降脂药物:胆固醇尤其是LDL-C的降低与冠心病病死率和总病死率的降低有明显关系。他汀类药物可以降低LDL-C,改善内皮细胞功能,抑制炎症、稳定斑块、使部分动脉粥样硬化斑块消退,显著延缓病变进展。常用的他汀类药物有辛伐他汀、阿托伐他汀、瑞舒伐他汀等。

(3)血管紧张素转化酶抑制药(ACEI):如卡托普利、依那普利等,通过抑制肾素-血管紧张素-醛固酮系统而扩张血管,改善心室重构及心功能,减少心绞痛的发作。

(二)治疗药物的选用

1.治疗心绞痛的药物选择

(1)稳定型心绞痛:指反复发作劳累型心绞痛,且疼痛的性质、次数、部位等在1~3个月内无明显变化,疼痛时限相近,用硝酸甘油后缓解时间相近。①在心绞痛急性发作时,可使用作用较快的硝酸酯类:硝酸甘油0.3~0.6mg舌下含化,能在1~3分钟内缓解心绞痛,作用持续约30分钟左右;硝酸异山梨酯5~10mg舌下含化,2~3分钟见效,作用维持2~3小时。②对慢性稳定型心绞痛患者的维持治疗可选择长效硝酸酯类、β受体拮抗药和钙通道阻滞药,可单用、交替应用或联合应用。如硝酸异山梨酯5~20mg,3次/日:5-单硝酸异山梨酯20~40mg,2次/日;戊四硝酯片口服半小时后起作用,持续8~12小时,可每8小时服用1次,每次2.5mg。患者应随身携带硝酸甘油片剂或喷雾剂,在进行可诱发心绞痛发作的活动前含服一片硝酸甘油有一定的预防作用。将1%的硝酸甘油油膏或贴剂涂或贴在胸前或上臂皮肤而缓慢吸收,适于预防夜间心绞痛的发作。P受体拮抗药常选用美托洛尔25~100mg,2次/日;阿替洛尔12.5~25mg,1次/日。钙通道阻滞药常选用维拉帕米80mg,3次/日;硝苯地平5~10mg,3次/日;地尔硫䓬30~90mg,3次/日。抗血小板药物常用阿司匹林75~150mg/d;氯吡格雷50~75mg/d。

(2)不稳定型心绞痛:这类患者常因动脉粥样硬化形成冠脉血栓栓塞,因此多数患者可选用肝素静脉注射或阿司匹林口服,抑制血栓形成。也可用β受体拮抗药和静脉使用硝酸甘油降低心脏的负荷。对病情顽固者也可加用钙通道阻滞药。

2.治疗心肌梗死的药物选择　急性心肌梗死是由于供给某部分心肌的血管突然闭塞,使血流急剧减少或完全中断,导致心肌细胞发生缺血、缺氧而坏死。基本治疗原则是镇痛、减轻心脏负荷、降低心肌耗氧量、抗凝、溶栓。可选用哌替啶、吗啡镇痛,硝酸甘油静脉滴注降低心肌耗氧量。ST段抬高性心梗,在发病1～2小时内溶栓,可降低病死率50%,发病6小时内可以溶栓,6～12小时可以视情况进行溶栓,12小时以上溶栓效果较差。但下述情况不宜药物溶栓:①发病12小时,尤其24小时以上。②存在禁忌证:脑出血或者未控制的出血;6个月内颅内病变;未得到控制的高血压(血压≥180/110mmHg);10天内做过手术或有严重创伤;活动性胃肠道出血等。③不稳定型心绞痛和非Q波型急性心肌梗死亦不推荐溶栓疗法。溶栓疗法根据用药途径可分为冠状动脉内溶栓及静脉内溶栓两种。冠状动脉内溶栓是先用导管经动脉插入冠状动脉再注射尿激酶或链激酶,使冠状动脉内的血栓溶解,其成功率为68%～89%。静脉内溶栓治疗不需插管,而且可在一般医院内进行,因此使用更为广泛。一般在30分钟内将50万～150万U链激酶或尿激酶150万U(少数患者为200万U)由静脉滴入;或重组组织型纤溶酶原激活剂(rt－PA)先静脉注射15mg,再在30分钟内静脉滴注50mg,余35mg在60分钟内滴完;有效率为50%～90%。所有患者于溶栓药静脉滴注之前嚼服阿司匹林0.3g,以后100mg/d。溶栓疗法的主要缺点是剂量掌握不准可造成出血,此外可能会出现冠状动脉再通后的心律失常,但这种心律失常发生时间较短,只要及时处理,不会危及生命。

三、药物不良反应及防治

1.硝酸酯类　由于血管扩张,可引起头痛、眩晕、晕厥、面颈潮红,严重时患者可出现恶心、呕吐、心动过速、视力模糊、皮疹等。过量时,可出现口唇指甲青紫、气短、头胀、脉速而弱、发热、虚脱、抽搐。防治措施:减量或停药观察,重症者应及时入院治疗。初次用药,可先含半片以避免或减轻副作用。

2.β受体拮抗药　①停药反应:患者长期服药后,突然终止服药后会加剧心绞痛的发作,甚至引起心肌梗死或突然死亡。②血脂增高。③大剂量服药,易引起中枢神经系统反应,如失眠、噩梦和疲劳感。④急性左心衰、窦房或房室传导阻滞。⑤支气管痉挛。⑥掩盖糖尿病的低血糖反应。⑦末梢循环障碍、阳痿和皮疹。防治措施:头痛、头晕等不良反应,症状持续1～3周后可自行缓解,一般不必停药。久用停药时,应逐渐减量,以防止停药反应出现。用药过程中应监测血脂、心电图等,如出现异常应更换其他药物。当出现支气管痉挛时应停止服用该类药物,并及时给予β受体激动药进行治疗。糖尿病患者服用β受体拮抗药时应注意维持血糖浓度,以防低血糖反应出现。

3.钙通道阻滞药　二氢吡啶类可引起眩晕、头痛、外周水肿(主要是踝水肿,女性更易发生)、潮红、心悸、皮疹和齿龈增生。非二氢吡啶类可出现眩晕、头痛、水肿(较二氢吡啶类少见)、房室传导阻滞、心动过缓、心力衰竭和便秘(维拉帕米更易发生),地尔硫䓬还可引起狼疮样综合征。另外,钙通道阻滞药用于糖尿病患者时比ACEI更易发生心肌梗死。防治:水肿一旦发生,可减少剂量、停用药物或联合应用其他药物,若与ACEI或与利尿药联合应用,不仅可减轻水肿，还能增强降压效果。β受体拮抗药可防止二氢吡啶类引起的心动过速。

4.抗血小板药　阿司匹林常见的不良反应主要有恶心、呕吐等胃肠道反应，甚至可引起消化道出血。特异体质者服用阿司匹林可引起荨麻疹、血管神经性水肿、哮喘等过敏反应。阿司匹林还可影响尿酸代谢，而引发痛风。有出血性疾病和胃肠疾病(胃、十二指肠溃疡等)、哮喘病患者，应慎用或禁用阿司匹林。防治：餐后服药、服用阿司匹林肠溶片，如用西咪替丁或抗酸药可能减少胃肠道反应。

四、药物相互作用

1.硝酸酯类

(1)与普萘洛尔合用，有协同作用，并互相抵消各自的缺点，但剂量不可过大。

(2)与抗高血压药或扩血管药合用时，加重直立性低血压。

2.β受体拮抗药

(1)与口服降血糖药同时服用时可增加降血糖作用，低血糖征象容易被β受体拮抗药掩盖。

(2)普萘洛尔与维拉帕米同时应用可导致心脏骤停。

(3)与噻嗪类利尿剂合用可增强降压作用。

(4)与强心苷合用可发生房室传导阻滞、心动过缓。

3.钙通道阻滞药

(1)维拉帕米与阿司匹林合用，出血时间比单独使用阿司匹林要延长。

(2)与β受体拮抗药合用，可增强对房室传导的抑制作用。

(3)长期服用维拉帕米，会使地高辛血药浓度增加50%～75%，因此服用维拉帕米时，必须减少地高辛和洋地黄的剂量。

(4)与血管扩张药、血管紧张素转换酶抑制药、利尿药等抗高血压药合用时，降压作用叠加，应适当监测联合降压治疗的患者。

(5)与胺碘酮合用可能增加心脏毒性。

4.阿司匹林　与其他抗凝药(如双香豆素)联合使用时易诱发出血；与肾上腺皮质激素联合使用时更易诱发溃疡及出血；与磺酰脲类口服降糖药合用易引起低血糖反应。

第二节　高血压

高血压是最常见的心血管疾病之一，是以血压升高[≥140和(或)/90mmHg]为主要临床表现，伴有或不伴有多种心血管危险因素的综合征。动脉压持续升高可导致靶器官如心脏、肾脏、脑和血管等器官的功能性或器质性病变，不仅严重影响患者的生活质量，还直接威胁着患者的生命。高血压分为原发性高血压(即高血压病)和继发性高血压(症状性高血压)两大类，前者占高血压的95%以上，后者占高血压不到5%。原发性高血压早期多无症状，多在体检时偶然发现，有些人可有头痛、头晕、眼花、耳鸣、失眠、乏力，有时还伴有心悸、心前区不适、手脚麻木、鼻出血等表现。

高血压的最终治疗目的是减少高血压患者心脑血管和肾脏疾病的发生率和病死率。其治疗原则包括改善生活行为(限制钠盐摄入、减轻体重和进行适度的体育运动、生物行为疗法和饮食疗法等)、抗高血压药物治疗、多重心血管危险因素协同控制。

一、药物治疗原则

降压药物应用基本原则：强效平稳降压、选择对靶器官保护作用的药物、单药或联合用药和优先选择长效制剂。

1. 应根据年龄、病程、血压水平、心血管病危险因素、靶器官损害程度、血流动力学状态及并发症等制定个体化用药方案。

2. 降压应逐步进行，除非是血压较高或高血压急症，抗高血压药物应从小剂量开始，使血压逐渐下降。如降压有效但不满意，可逐步增加剂量以获得最佳疗效。

3. 药物治疗时，一般从一线药物、单种药物开始，部分血压高者也可以起始采取即联合用药。低剂量单药治疗疗效不满意时，可采用两种或多种抗高血压药联合治疗。降压药的选择，长效优于短效，对靶器官保护作用的药，根据有无并发症选择用药。

4. 药物治疗需长期坚持，甚至终身治疗。

5. 目前一般主张血压控制目标值至少＜140/90mmHg。糖尿病或慢性肾脏病合并高血压患者，血压控制目标值应＜130/80mmHg。高龄老年患者也可视情况降至150/90mmHg。

二、治疗药物的选用

1. 药物的分类、作用及特点　抗高血压药一般分为六类，详见表7－1。

表7－1　常用抗高血压药的作用、特点及用法用量

药物分类	常用药物	作用及特点	用法用量
利尿降压药	氢氯噻嗪	通过排钠，减少细胞外液容量，降低外周血管阻力。起效平稳、缓慢、作用持久	12.5mg，1～2次/日
	吲达帕胺	具有利尿作用和钙拮抗作用	1.25～2.5mg，1次/日
血管紧张素转化酶抑制药(ACEI)	卡托普利	通过抑制中枢和周围的肾素－血管紧张素－醛固酮系统(RAAS)，以及血流动力学自动调节机制而发挥降压作用。起效迅速、强大，持续时间各药有差异	25～50mg，2～3次/日
	依那普利		10～20mg，2次/日
	贝那普利		10～20mg，1次/日
	赖诺普利		10～20mg，1次/日
	西拉普利		2.5～5mg，1次/日
	雷米普利		2.5～5mg，1次/日
	福辛普利		10～20mg，1次/日
	培哚普利		4～8mg，1次/日

（续表）

药物分类	常用药物	作用及特点	用法用量
血管紧张素Ⅱ受体拮抗药(ARB)	氯沙坦	能充分地抑制血管紧张素Ⅱ引起的水钠潴留，血管收缩与重构作用。起效缓慢，但持久而平稳	50～100mg，1 次/日
	缬沙坦		80～160mg，1 次/日
	厄贝沙坦		150～300mg，1 次/日
	替米沙坦		40～80mg，1 次/日
	奥美沙坦		20～40mg，1 次/日
	坎地沙坦		8～32mg，1 次/日
钙通道阻滞药(CCB)	硝苯地平	阻滞细胞外钙离子进入血管平滑肌细胞内，降低阻力血管的收缩反应性。减轻血管紧张素Ⅱ和 α_1 受体的缩血管效应。降压作用起效迅速，降压幅度和降压疗效相对较强。疗效个体差异较小	5～10mg，3 次/日
	尼群地平		10mg，3 次/日
	非洛地平		20mg，分次服
	氨氯地平		5～10mg，1 次/日
	拉西地平		4～6mg，1 次/日
	维拉帕米		240mg，1 次/日
	地尔硫䓬		30～60mg，3 次/日
β受体拮抗药	普萘洛尔	降压作用起效缓慢，作用逐渐增强，3～4 周时达最大作用，限制钠盐摄入或联合使用利尿药可使起效迅速、作用增强	10～20mg，2～3 次/日
	美托洛尔		25～50mg，2 次/日
	阿替洛尔		50～100mg，1～2 次/日
	倍他洛尔		10～20mg，1 次/日
	比索洛尔		5～10mg，1 次/日
	卡维地洛		1.25～25mg，1～2 次/日
	拉贝洛尔		100mg，2～3 次/日
α_1 受体拮抗药	哌唑嗪	通过拮抗血管平滑肌 α_1 受体而扩张血管、降低血压	0.5～1mg，2～3 次/日
	特拉唑嗪		1mg，1 次/日
交感神经抑制药	利血平	利血平降压作用缓慢、温和、持久；可乐定作用较快	临床不主张单用
	可乐定		
血管扩张药	双肼屈嗪	作用快而强	一般不单独使用

2. 治疗药物的选用　抗高血压药的选用应根据患者的个体状况，药物的作用、代谢、不良反应和药物相互作用，并参考下列因素做出决定：①是否有心血管危险因素。②是否有靶器官损害、心血管疾病、肾病、糖尿病。③是否有受抗高血压药影响的其他疾病。④与治疗其他并存疾病的药物之间有无相互作用。⑤选用的药物是否有减少心血管病发病率和病死率的证据及其力度。⑥药物的价格及患者的经济能力。

(1)无并发症患者的抗高血压药物选择：可以单独或者联合使用噻嗪类利尿药、β受体拮抗药、CCB、ACEI 和 ARB，治疗应从小剂量开始，逐步递增。当足量的单药治疗不能使患者的血压达标时，须加用另外一种降压药。现在认为，2 级高血压(≥160/100mmHg)患者在开始时就可以采用两种抗高血压药物联合治疗。联合治疗有利于血压在相对较短时期内达到目标值，也有利于减少不良反应。联合治疗应采取不同降压机制的药物，常用方案：利尿药与β受体拮抗药、利尿药与ACEI或ARB、CCB与利尿药或ACEI或ARB。三种抗高血压药联合的方案必须包含利尿药。

(2)有并发症患者的抗高血压药物选择：①心力衰竭：心力衰竭表现为心室收缩或舒张功能不全，主要由收缩性高血压和缺血性心脏病引起。严格控制血压和胆固醇是高危心衰患者的主要预防措施。心室功能不全而无症状的患者，推荐使用ACEI和β受体拮抗药，有症状的心功能不全患者或终末期心脏病患者推荐使用ACEI、β受体拮抗药、ARB以及醛固酮拮抗药并合用高效能利尿药。②糖尿病高血压：通常需联合应用两种或以上药物以达到＜130/80mmHg的目标血压。噻嗪类利尿药、β受体拮抗药、ACEI、ARB、CCB有利于降低糖尿病患者冠心病和脑卒中的发生率。ACEI、ARB治疗能延缓糖尿病肾病的进展，减少蛋白尿，ARB还能延缓大量白蛋白尿的产生。③慢性肾脏疾病：应严格控制血压，且通常需用三种或更多的药物来达到血压＜130/80mmHg的目标。已证实ACEI、ARB有利于控制糖尿病和非糖尿病性肾病的进展。使用ACEI或ARB仅可使血肌酐水平较基线值升高35%，但除非有高钾血症出现，否则不是停药的指征。伴有严重肾病时须增加高效能利尿药的剂量并联合应用其他类药物。④脑血管病：在急性脑卒中时，迅速降压的风险和益处尚不清楚。在患者情况稳定或好转前，应把血压控制在中间水平(大约160/100mmHg)。ACEI和噻嗪类利尿药联合应用可降低脑卒中复发率。⑤高血压急症：高血压急症首先应使血压迅速降低，同时也应对靶器官的损害及相应的功能障碍进行处理。但是过急的降压会造成失明及心、脑、肾等重要脏器梗死或严重缺血。可供选择的给药方案有：开始以硝普钠10～25μg/min静脉滴注，然后可根据需要每隔5～15分钟增加剂量。硝普钠起效迅速，作用强，维持时间短，故可通过调整滴速，使血压控制在满意的水平。硝酸甘油开始时可5～10gg/min静脉滴注，以后逐渐增加剂量，停药后数分钟作用消失。硝酸甘油可扩张冠状动脉，扩张全身动静脉血管，减轻心脏前、后负荷，故特别适合伴有急性左心衰、急性冠脉功能不全及术后高血压患者。硝苯地平可口服或舌下给药10～20mg。⑥高血压伴左心室肥厚：最有效的药物为ACEI，其次为CCB和β受体拮抗药。⑦对胰岛素抵抗者，宜选用ACEI。⑧对伴有冠心病者，宜选用具有抗心绞痛作用的β受体拮抗药和CCB。常用抗高血压药物的用法用量详见表7－1。

三、药物不良反应及防治

1.血管紧张素转化酶抑制药　常见不良反应有持续性干咳(妇女和老年人更易发生)、低血压(特别是使用利尿药者)、皮疹等，出现上述症状时停药即可自行缓解；另外患有双侧肾动脉狭窄者，易发生急性肾衰竭、血管神经性水肿；同时服用含钾补充剂或留钾利尿药则易发生高钾血症，故应避免二者同时使用；味觉异常、肝毒性、胰腺炎和锂的清除减少等不良反应也有报道。对服药后咳嗽者，可换用血管紧张素Ⅱ受体拮抗药。

2.血管紧张素Ⅱ受体拮抗药　不良反应与ACEI相似，但不发生咳嗽并很少引起血管神经性水肿、味觉异常和肝功能损害；可发生高钾血症、肾损害和低血压。

3.β受体拮抗药　见第一节“冠心病”。

4.利尿药　噻嗪类利尿药和高效能利尿药可引起血钾、血钠降低，血尿酸升高，长期应用者应适量补钾(1～3g/d),鼓励多吃富含钾的水果、绿色蔬菜及其他食物。伴糖尿病或糖耐量降低、痛风或高尿酸血症以及肾功能不全者不宜使用利尿药,伴高血脂者应慎用。

5.钙通道阻滞药　见第一节“冠心病”。

6.α_1 受体拮抗药　主要不良反应是首剂现象,表现为严重的直立性低血压、眩晕、晕厥、心悸等,多见于首次给药后30～90分钟。防治方法是首剂量减半,临睡前服用,服用后平卧或半卧休息60～90分钟,并在给药前至少一天停用利尿药。其他不良反应有头痛、嗜睡、口干、心悸、困倦、性功能障碍等,在连续用药过程中自行减轻或缓解。

四、药物相互作用

1.血管紧张素转化酶抑制药

(1)老年患者常有肾功能损害并因伴随关节炎而服用非甾体抗炎药,若与ACEI合用可发生高钾血症加剧肾衰竭。

(2)与保钾利尿药合用,可产生高钾血症。

(3)与他汀类降血脂药(洛伐他汀、辛伐他汀)合用,可产生严重的高钾血症。

(4)与二甲双胍及磺酰脲类降糖药(格列齐特、格列喹酮、格列吡嗪)合用,可致低血糖症状。

(5)与利尿降压药吲达帕胺、氢氯噻嗪合用时,较单独使用更易导致肾衰竭。

(6)与钙通道阻滞药、利尿药、β受体拮抗药合用,降压效果增强。

2.血管紧张素Ⅱ受体拮抗药　与留钾利尿药、钾制剂合用可致血钾升高。

3.利尿药

(1)排钾利尿药与洋地黄类合用易发生洋地黄中毒,其原因是排钾利尿药易致低钾血症。

(2)氢氯噻嗪能直接抑制胰岛B细胞的功能,使血浆胰岛素水平降低,血糖升高。依他尼酸能使葡萄糖耐量降低,与降血糖药合用可产生药理性拮抗作用。

4.α_1 受体拮抗药

(1)与胍乙啶合用,易发生直立性低血压。

(2)可拮抗左旋去甲肾上腺素引起的体温升高作用,也能拮抗利血平引起的体温降低。

(3)与二氮嗪合用,可拮抗后者抑制胰岛素释放的作用。

第三节　高脂血症

高脂血症是一类较常见的疾病,是指血清总胆固醇(TC)升高、低密度脂蛋白－胆固醇(LDL－C)升高、甘油三酯(TG)升高,其实质是血清脂蛋白水平升高,故也称为高脂蛋白血症。同时,现已认定血清高密度脂蛋白－胆固醇(HDL－C)低下也是一种血脂代谢异常。因此,在临床上有人建议采用“脂质异常血症”,但是由于高脂血症使用时间长且简明通俗,所以仍然广泛沿用。

高脂血症按发病原因可分成原发性与继发性,后者是继发于其他疾病,如糖尿病、肾病综合征、甲状腺功能低下、慢性阻塞性肝病、肥胖症、酒精中毒、胰腺炎及痛风等。轻度及中度血脂异常多是由于环境因素所致，最常见的原因是高饱和脂肪及高胆固醇饮食；明显的血脂异常多数是遗传因素所致。

高脂血症的治疗原则以饮食治疗为基础，根据病情、危险因素、血脂水平决定是否或何时开始药物治疗。高脂血症治疗用于冠心病的预防时，若对象为临床上未发现冠心病或其他部位动脉粥样硬化性疾病患者，属于一级预防，重点是改善生活方式，减少饱和脂肪酸和胆固醇的摄入，增加体力活动，控制体重。对象为已发生冠心病或其他部位动脉粥样硬化性疾病者属于二级预防，应将 LDL－C 降至 2.6mmol/L，并根据血脂测定值指导是否开始药物降脂及调整药物治疗方案。

一、药物治疗原则

血脂异常治疗的最主要目的是为了防治冠心病，所以应根据是否已有冠心病或冠心病等危症以及有无心血管危险因素，结合血脂水平，进行全面评价，以决定治疗措施及血脂的目标水平。

无论是否进行药物调脂治疗，都必须坚持控制患者的饮食和改善其生活方式。根据血脂异常的类型及其治疗需要达到的目的，选择合适的调脂药物。需要定期地进行调脂疗效和药物不良反应的监测。

在决定采用药物进行调脂治疗时，需要全面了解患者的冠心病及伴随的危险因素情况。在进行调脂治疗时，应将降低 LDL－C 作为首要目标。分析冠心病的主要危险因素将有助判断罹患冠心病的危险程度，由此决定降低 LDL－C 的目标值。不同的危险人群，开始药物治疗的 LDL－C 水平以及需达到的 LDL－C 目标值有很大的不同，冠心病等高危患者，LDL－C＜100mg/L，中危患者 LDL－C＜130mg/L，低危患者 LDL－C＜160mg/L。

血清 TG 的理想水平是＜1.70mmol/L(150mg/dl)，HDL－C≥1.04mmol/L(40mg/dl)。对于特殊的血脂异常类型，如轻中度 TG 水平升高[2.26～5.64mmol/L(200～499mg/dl)]，LDL－C 水平达标仍为主要目标；而重度高甘油三酯血症[≥5.65mmol/(500mg/dl)]，为防止急性胰腺炎的发生，首先应积极降低 TG 水平。

二、治疗药物的选用

1. 药物的分类、作用及特点

(1)羟甲基戊二酰辅酶 A(HMG－CoA)还原酶抑制药(他汀类)：主要降低血浆 TC 和 LDL－C，也在一定程度上降低 TG 和极低密度脂蛋白(VLDL)，轻度升高 HDL－C 水平。临床常用药物有洛伐他汀、辛伐他汀、普伐他汀、氟伐他汀、阿托伐他汀及主要成分为洛伐他汀的血脂康。

(2)苯氧芳酸类(贝特类)：主要降低血浆 TG、VLDL－C，也可在一定程度上降低 TC 和 LDL－C，升高 HDL－C。主要药物有非诺贝特、苯扎贝特、氯贝丁酯(已少用)。

(3)烟酸类：属 B 族维生素，其用量超过作为维生素作用的剂量时，有调脂作用，能使血浆 TG、VLDL－C、TC 和 LDL－C 降低，HDL－C 轻度升高。主要药物有烟酸、阿昔莫司。

(4)胆汁酸螯合剂：能降低 TC 和 LDL－C。主要药物有考来烯胺、考来替泊。

(5)多烯脂肪酸类:多烯脂肪酸(PUFAs)种类很多,分为 n－3 型及 n－6 型,其中 n－3PUFAs 二十碳五烯酸(EPA)和二十二碳六烯酸(DHA)等,是深海鱼油的主要成分,可降低 TG 和轻度升高 HDL－C。n－6PUFAs 主要来源于植物油,能降低血浆 TC,对防治心脑血管病有一定的作用。

(6)其他:如弹性酶、普罗布考、泛硫乙胺等。

2. 治疗药物的选择　对于具体的患者,应根据其血脂异常的类型及其冠心病危险性的高低而选择合适的调血脂药物。目前尚没有确定合适调血脂药物的公认标准,从冠心病防治的角度来说,一般认为合适的调血脂药物应具备以下特点:①降血脂效果尤其降胆固醇效果确切,应用常规剂量 4～6 周内能使 TC 降低 20%(LDL－C 降低 25%)以上,并具有降低 TG 和升高 HDL－C 的作用。②患者耐受性好,不良反应少,不产生严重的毒副作用。③已被证实能明显地降低心血管病死率和致残率,不增加非心血管病病死率。④具有良好的成本效益比。现有的大量临床证据表明,为了防治冠心病,应首选他汀类调血脂药。

血脂异常的治疗一般需要长期坚持,方可获得明显的临床益处。服药期间应定期随诊,在开始药物治疗后 4～6 周内,应复查血浆胆固醇、TG 和 HDL－C,根据血脂改变而调整用药。如果血脂未能达标,则应增加药物的剂量或改用其他调血脂药物,也可考虑联合用药。若经治疗后,患者的血脂已降至正常或已达到目标值,则继续按原剂量用药。除非血脂已降至很低时,一般不要减少药物的剂量。长期连续用药时,应每 3～6 个月复查血脂,并同时复查肝肾功能和检测肌酸磷酸激酶(CPK)。

(1)单纯性高胆固醇血症:可选用胆汁酸螯合剂、HMG－CoA 还原酶抑制药、普罗布考、弹性酶和烟酸,其中以 HMG－CoA 还原酶抑制药为最佳选择,如洛伐他汀 10～80mg/d,睡前顿服:辛伐他汀 5～40mg/d;普伐他汀 5～40mg/d。

(2)单纯性高甘油三酯血症:轻度不必进行药物治疗,中度以上可选用鱼油制剂和苯氧芳酸类调脂药物,如吉非贝齐 300mg,3 次/日或 600mg,2 次/日或 900mg,1 次/日(缓释片);非诺贝特 300mg/d 或 200mg/d(微粒型);苯扎贝特 200mg,3 次/日或 400mg,1 次/日(缓释片)。

(3)混合型高脂血症:分为两种亚型:以胆固醇升高为主或是以甘油三酯升高为主。若以胆固醇升高为主,则首选 HMG－CoA 还原酶抑制药;如果以甘油三酯升高为主,可先试用苯氧芳酸类。烟酸类对于这种类型血脂异常也较为适合,如烟酸可从 100mg,3 次/日,逐渐增至 1～3g/d。

(4)严重高脂血症:单用一种调血脂药可能难以达到理想的调脂效果,这时可考虑采用联合用药。简单说来,只要不是同一类调脂药物,均可考虑联合用药。临床上常采用的联合用药方案是:①对于严重高胆固醇血症,可采用 HMG－CoA 还原酶抑制药＋胆汁酸螯合剂或＋烟酸或＋苯氧芳酸类。②对于重度高甘油三酯血症,可采用鱼油＋苯氧芳酸类。

三、药物不良反应及防治

1. 他汀类

(1)一般不良反应:消化系统和神经系统症状。

(2)肌肉毒性:肌病、横纹肌溶解症、肌红蛋白尿、急性肾衰竭、肌酸磷酸激酶升高。

(3)肝毒性:转氨酶升高。

(4)其他:阳痿。

2.贝特类　不良反应发生率不高,胃肠道反应最常见,还可发生胆结石、皮疹、肌痛、脱发等。这些不良反应通常能被患者耐受而无须停药,肝功能不全、妊娠、哺乳期妇女禁用。

3.烟酸类　常见面部及上半身皮肤潮红和瘙痒,可刺激胃肠道引起恶心、呕吐、腹泻甚至溃疡,大剂量可出现黄疸、血清转氨酶升高、血中尿酸增加、血糖升高和糖耐量降低,诱发痛风、关节炎等。糖尿病、痛风、肝功能不全及消化性溃疡患者禁用。

4.胆汁酸螯合剂　主要有胃肠道反应,如恶心、上腹部不适、腹胀、腹痛、便秘,继续用药常可逐渐消失,但便秘不易消失,偶可出现肠梗阻,故便秘过久应停药。亦可出现暂时性轻度血清碱性磷酸酶及转氨酶增高。长期服用可出现高氯酸血症。

5.鱼油类　一般无不良反应,有时出现血小板暂时性减少,出血时间延长,但不严重。

6.普罗布考　常见的不良反应为胃肠道反应,如恶心、呕吐、消化不良、腹胀、腹痛、稀便,还可引起头晕、头痛、血管神经性水肿等,发生率达10%,有3%～8%患者因不能耐受而停药。可使心电图Q－T间期延长但尚无严重心律失常报道。对低脂肪饮食、Q－T间期延长、心肌梗死和服用Ⅰ类、Ⅳ类抗心律失常药、三环类抗抑郁药、苯骈噻嗪类药的患者禁用,儿童、孕妇忌用。

四、药物相互作用

1.他汀类　与胆汁酸螯合剂调血脂药合用,可产生良好的协同作用而提高降血脂疗效;与免疫抑制药如环孢素、咪唑类抗真菌药如酮康唑、大环内酯类抗生素如红霉素或克拉霉素、调血脂药如贝特类或烟酸类合用较易出现肌痛、肌乏力、横纹肌溶解症,因此不宜与上述各类药物合用;与抗凝血药香豆素类合用可使凝血酶原时间延长,甚至引起出血,应注意检测凝血酶原时间,及时调整抗凝血药用量。

2.贝特类　由于在体内水解生成相应的游离酸,对血浆蛋白的结合力强,能将香豆素类抗凝血药、甲苯磺丁脲、苯妥英钠、呋塞米等药物从蛋白结合部位置换下来,提高游离型药物的血药浓度,从而增强这些药物的作用及毒性,合用时上述药物应适当减量。

3.胆汁酸螯合剂　可与各类阴离子药物结合,能减少苯巴比妥、保泰松、对乙酰氨基酚等酸性药物、甲状腺素、洋地黄毒苷、口服抗凝血药、普萘洛尔、四环素、呋塞米、噻嗪类利尿药及调血脂药苯氧芳酸类、普罗布考、他汀类药物的吸收,应尽量避免合用,必要时应延长与这些药物同时服用的时间间隔,一般在服本类药1小时前或4小时后服用上述药物。大剂量应用可影响脂溶性维生素A、D、E、K及叶酸、钙、铁的吸收,需及时补充;由于影响维生素K的吸收,可出现出血倾向,若合用抗凝血药则出血加剧。

4.烟酸类　烟酸与胆汁酸螯合剂合用,降LDL－C作用增强。

第四节　心力衰竭

心力衰竭是由不同病因引起的心脏舒缩功能障碍，发展到使心排血量在循环血量与血管舒缩功能正常时，不能满足全身代谢对血流的需要，从而导致具有血流动力异常和神经激素系统激活两方面特征的临床综合征，临床上也称为充血性心力衰竭。

心力衰竭的临床表现与心室或心房受累有密切关系。左心衰竭的临床特点主要是由于左心房和(或)左心室衰竭引起肺瘀血、肺水肿以及体循环供血不足所导致的相应临床症状；右心衰竭的临床特点是由于右心房和(或)右心室衰竭引起体循环静脉瘀血和水钠潴留。在发生左心衰竭后，右心也常相继发生功能损害，最终导致全心衰竭。出现右心衰竭时，左心衰竭症状可有所减轻。

心力衰竭的治疗目的是缓解症状，防止或逆转心肌肥厚，提高生活质量，延长寿命，降低病死率。包括一般治疗和药物治疗。一般治疗原则主要是合理休息、控制水钠摄入量、积极防治心力衰竭的诱因和改善营养。

一、药物治疗原则

心力衰竭的药物治疗目的主要有两个：一是改善血流动力学的治疗，以改善心衰症状，包括利尿药、血管扩张药、强心药等；二是延缓心室重构的治疗，以改善远期预后，包括 ACEI、β受体拮抗药、醛固酮受体拮抗剂、ARB、窦房结抑制剂等。有些患者还需要抗凝和抗血小板治疗。目前《心力衰竭治疗指南》，将 ACEI 类药物提升至首选药物，其次为 β 受体拮抗药、醛固酮受体拮抗剂、ARB 类药物，特别将窦房结抑制剂伊伐雷定单独列为心力衰竭推荐用药，上述 5 类药物均可改善心力衰竭预后，而地高辛和利尿剂作为能够改善心力衰竭症状的药物则推荐强度整体较前下降。要加强引起心衰的基础病因的药物治疗。

二、治疗药物的选用

1. 常用药物的分类、作用及特点

(1)利尿药：可使体内潴留过多的液体排出，减轻全身各组织和器官的水肿，使过多的血容量减少，减轻心脏的前负荷。包括：①中效能利尿药：常用噻嗪类如氢氯噻嗪，也可用非噻嗪类如氯噻酮。②高效能利尿药：呋塞米、依他尼酸、布美他尼。③保钾利尿药：螺内酯、氨苯蝶啶、阿米洛利。

(2)血管扩张药：根据其主要作用机制可分为：①静脉扩张药：如硝酸甘油、硝酸异山梨酯等硝酸酯类，能直接作用于血管平滑肌，扩张外周静脉、肺小动脉及冠状动脉，对外周小动脉的扩张作用较弱。②小动脉扩张药：如硝苯地平等钙通道阻滞药、肼屈嗪等。③小动脉和静脉扩张药：如硝普钠、酚妥拉明、哌唑嗪、卡托普利、贝那普利、氯沙坦、坎地沙坦、缬沙坦等。ACEI 和 ARB 均可同时抑制肾素－血管紧张素－醛固酮系统(RAAS)和交感－肾上腺素能系统(SAS)，抑制醛固酮生成，促进水钠排出和利尿，减轻心脏负荷，抑制心脏的 RAAS，逆转心室肥厚，防止和延缓心室重构。

(3)强心药：通过正性肌力作用，增加心排血量。①强心苷：如地高辛、洋地黄毒苷、去乙酰毛花苷、毒毛花苷K等。②非苷类正性肌力药：如β受体激动药多巴胺、多巴酚丁胺，磷酸二酯酶抑制药氨力农、米力农，钙离子增敏剂左西孟旦等。

(4)β受体拮抗药：可减轻儿茶酚胺对心肌的毒性作用，使β受体上调，增加心肌收缩反应性，改善舒张功能；减少心肌细胞 Ca^{2+} 内流，减少心肌耗氧量；减慢心率和控制心律失常；防止和减缓心肌细胞重塑和内源性心肌细胞收缩功能的异常。常用美托洛尔、比索洛尔、卡维地洛。

(5)醛固酮受体拮抗剂：醛固酮在心肌细胞外基质重塑中起重要作用，特别是对心衰心脏中心室醛固酮生成及活性增加，且与心衰严重程度成正比。目前国内只有螺内酯，依普利酮尚未在国内应用。

(6)窦房结抑制剂：临床试验证实单纯减慢心率也可以改善心衰预后，如伊伐雷定。

2.治疗药物的选择

(1)利尿药的选择：轻度心力衰竭者首选噻嗪类利尿药，常可获满意疗效。中度者一般多需加用保钾利尿药，无效时用高效能利尿药；重度心力衰竭者选用高效能利尿药与留钾利尿药合用，效果不佳时加用噻嗪类，或间断给予呋塞米肌内或静脉注射，或布美他尼口服；顽固性水肿者可用大量呋塞米，或噻嗪类和ACEI联合应用。常用利尿药的用法为：氢氯噻嗪25～50mg，3次/日；氯噻酮100～200mg，隔日服一次；呋塞米20～40mg，口服，2～3次/日，肌内或静脉注射，1～2次/日；依他尼酸25～50mg，静脉注射，1次/日；布美他尼作用部位与副作用同呋塞米，对呋塞米有耐受性者可用，每次1mg，2次/日，口服；螺内酯20～40mg，3～4次/日，口服；氨苯蝶啶50mg，3次/日，口服。

(2)血管扩张药的选择：对于心力衰竭已不主张常规用肼屈嗪和硝酸异山梨酯，更不能用以替代ACEI。而ACEI除了发挥扩血管作用改善心衰时的血流动力学、减轻瘀血症状外，更重要的是降低心衰患者代偿性神经一体液的不利影响，限制心肌、小血管的重塑，以达到维护心肌功能、推迟心力衰竭的进展、降低远期病死率的目的。用法：卡托普利12.5～25mg，口服，2次/日；贝那普利5～10mg，口服，1次/日。当心衰患者出现干咳不能耐受时可改用ARB，如氯沙坦、坎地沙坦、缬沙坦等。

(3)强心药的选择：①强心苷：速效类适用于慢性心力衰竭急性加重，常用去乙酰毛花苷0.2～0.4mg，稀释后静脉注射，如病情需要24小时总量可达0.8～1.2mg，维持量0.2～0.4mg/d；毒毛花苷K 0.125～0.25mg，稀释后静脉注射，如病情需要24小时总量可达0.5mg，维持量0.125～0.25mg/d。中效类和慢效类适用于中度心力衰竭或维持治疗，最常用地高辛0.125～0.25mg/d。②非苷类正性肌力药：多巴胺开始以每分钟2～5μg/kg滴注为宜，以后根据病情调整。如剂量过大可使心率增快、周围血管收缩而增加心脏负荷。多巴酚丁胺开始以每分钟2.5μg/kg，逐渐增量10μg/kg静脉滴注，正性肌力作用较强，副作用少，可与强心苷或血管扩张药合用。氨力农主要用于其他药物治疗效果不佳的难治性心力衰竭。③其他强心苷类药物：黄夹苷(强心灵)为夹竹桃制剂，片剂与地高辛作用相似，口服有效治疗量为0.5～1.5mg，维持量为0.125～0.75mg/d。

(4)β受体拮抗药的选择：比索洛尔起始剂量为2.5mg，1次/日，目标剂量为10mg，1次/

日;酒石酸美托洛尔 6.25mg,2～3 次/日,目标剂量 50mg,2～3 次/日;缓释琥珀酸美托洛尔 12.5～25mg,1 次/日,目标剂量 200mg,1 次/日。

三、药物不良反应及防治

1. 强心苷　强心苷用量的个体差异很大,且治疗量与中毒量较接近,出现中毒时,已为致死量的 40%～50%,故用药期间需密切观察患者体症,根据具体情况用药。

(1)胃肠道反应:恶心、呕吐、厌食等。

(2)中枢神经系统反应:头痛、眩晕及视觉障碍(黄视、绿视、视觉模糊)。

(3)心脏反应:是最严重的毒性反应,是强心苷中毒致死的主要原因。可表现为各种心律失常或再现原有心力衰竭的症状。

防治:在心肌情况不佳(心肌炎、肺心病、急性心肌梗死)、肾功能不全、低血钾、低血镁、贫血、甲状腺功能减退等情况下,患者对强心苷较敏感而易中毒,此时用药要特别谨慎,一般可选用速效类制剂,用量宜偏小。一旦发生不良反应,应立即处理:①停用强心苷和排钾利尿药。②补充钾盐及镁盐。③快速型心律失常可选用利多卡因或苯妥英钠。利多卡因 50～100mg 溶于葡萄糖盐水 20ml 中,每 5～10 分钟静脉缓慢静脉注射 1 次,总量不超过 300mg,然后以 1～4mg/min 速度静脉滴注维持。

2. 利尿药的不良反应请见本章第二节。

四、药物相互作用

1. 地高辛与维拉帕米、普罗帕酮、胺碘酮、奎尼丁合用时,地高辛血药浓度增高,中毒危险性增加,应减少地高辛剂量。

2. 强心苷与拟交感药、利血平、胍乙啶合用,可增加心律失常的发生率。

3. 考来烯胺可与肠肝循环中的洋地黄毒苷结合使之排出体外而降低其血药浓度,氢氧化铝、氧化镁、三硅酸镁、果胶等可影响洋地黄的吸收而降低其血药浓度。

4. 强心苷与钙剂合用可导致迟后除极性的心律失常,如室性期前收缩,甚至心室颤动。

5. 地高辛和 β 受体拮抗药常在心衰患者中合用,使用时需监测心率,避免严重心动过缓。

第五节　心律失常

心律失常是指心脏激动起源部位、激动的频率和节律、激动传导的速度与顺序中任何一项的异常。一般心律失常患者常会有心悸,当心律失常影响到心脏血流动力学时,患者可能会伴有胸痛、气促或头晕、头痛和晕厥。心律失常的类型较多,须根据心电图及相关心脏电生理检查明确诊断。临床上,按心动频率将其分为快速型和缓慢型两大类。快速型心律失常常见的有窦性心动过速、阵发性心动过速(室上性、室性)、期前收缩、快速心房颤动等,缓慢型心律失常常见的有窦性心动过缓、房室传导阻滞等。

心律失常的治疗原则包括去除病因、恢复正常心律、预防发作。常用方法有药物治疗和非药物治疗,后者包括机械方法兴奋迷走神经、心脏起搏器、电复律、电除颤、消融术以及手术治疗。

一、药物治疗原则

1.明确用药目的　预防和逆转心律失常引起的不良后果。

2.针对心律失常性质选药　要先分清心律失常的类型，根据其发生机制选择针对性较强的药物治疗。

3.重视消除病因和诱因　在使用抗心律失常药物前，应首先除去心律失常的诱因和病因。

4.正确掌握用药的剂量　由于该类药具有二重性，既能抗心律失常，又可诱发心律失常，如强心苷过量会引发心律失常，普萘洛尔过量也可引起心动过缓。因此，要充分考虑每位患者的具体情况，给予适当的治疗药物量。

5.联合用药须谨慎　联合用药时应考虑药物间的协同与拮抗作用，以便增强疗效，尽量避免毒副作用的加剧。

二、治疗药物的选用

1.药物的分类及作用　常用抗心律失常药物有四类，见表7—2。

表7—2　常用抗心律失常药物的分类及作用

药物分类		作用机制	常用药物
Ⅰ类	钠通道阻滞药		
	$Ⅰ_a$类	适度阻滞钠通道，降低动作电位0相上升速率，不同程度抑制心肌细胞膜K^+、Ca^{2+}通透性，延长复极过程，且以延长有效不应期更为显著	奎尼丁、普鲁卡因胺、丙吡胺
	$Ⅰ_b$类	轻度阻滞钠通道，轻度降低动作电位0相上升速率，降低自律性，促进K^+外流，缩短或不影响动作电位时程，相对延长有效不应期	利多卡因、苯妥英钠、美西律
	$Ⅰ_c$类	明显阻滞钠通道，显著降低动作电位0相上升速率和幅度，减慢传导性的作用最为明显	普罗帕酮、氟卡尼
Ⅱ类	β受体拮抗药	拮抗去甲肾上腺素能神经对心肌β受体的效应，表现为减慢4相舒张期除极速率而降低自律性，降低动作电位0相上升速率而减慢传导性	普萘洛尔、美托洛尔、阿替洛尔
Ⅲ类	钾通道阻滞药	抑制多种钾电流，延长动作电位时程和有效不应期，对动作电位幅度和去极化速率影响很小	胺碘酮、索他洛尔
Ⅳ类	钙通道阻滞药	阻滞钙通道，降低窦房结自律性，减慢房室结传导性	维拉帕米、地尔硫䓬

2.治疗药物的选择　抗心律失常药物本身可能引起心律失常和其他不良反应，所以应该严格把握心律失常的药物治疗适应证。只有出现不能耐受的症状或可能存在危险的心律失常时，才给予适当心律失常的药物治疗。应注意，没有一种药物能治疗所有的心律失常，有时为了获得满意疗效需试用多种药物。以下主要讨论几种常见心律失常的药物治疗。

(1)窦性心动过速：窦性心动过速是一种十分常见的心律失常，一般不必药物治疗。必要时可选用β受体拮抗药，如美托洛尔25mg，2次/日，口服。

(2)窦性心动过缓：一般选用增强心肌自律性和(或)加速传导的药物，如拟交感神经药异丙肾上腺素等、迷走神经抑制药阿托品 0.3～0.6mg，3 次/日，口服。

(3)心房纤颤：对快速房颤首先应使心室率降低，使之安静时保持在 60～80 次/分。可首选强心苷，如去乙酰毛花苷 0.2～0.4mg 稀释后静脉注射，可以再追加 0.2～0.4mg，24 小时内不应超过 1.2mg；或地高辛 0.125～0.25mg，1 次/日，口服，用于控制房颤患者的心室率。多数患者经上述药物治疗后可在 24 小时内自行恢复。对仍未恢复窦性心律者，可应用药物或电击复律。$Ⅰ_a$类(奎尼丁)、$Ⅰ_c$类(普罗帕酮)或Ⅲ类(胺碘酮)抗心律失常药物均可转复房颤。奎尼丁虽有效，但可诱发致命性心律失常，因此目前已很少用。胺碘酮导致心律失常的发生率最低，故常推荐选用。用法：口服 200mg，2～3 次/日，维持量 100～200mg/d；静脉应用 2.5～5mg/kg，稀释后缓慢静脉注射(5 分钟以上)，有效后 0.5～1.0mg/min 静脉滴注维持。药物复律无效时改用电复律或射频消融术。

(4)室性期前收缩：几乎所有的抗心律失常药对室性期前收缩都有效。其药物治疗目的不是为消除期前收缩，而在于减轻症状，改善血流动力学障碍；对有猝死危险性者应长期用药以预防猝死。因此是否选用药物治疗室性期前收缩应根据有无器质性心脏病，心功能状态，心律失常的类型，心律失常所产生的症状，血流动力学变化等因素考虑。同时在用药前慎重考虑药物本身对患者可能产生的危害，只有当药效明显大于可能发生的危害时才能进行治疗。对无器质性心脏病、无明显症状者，不必药物治疗。症状明显者可选用β受体拮抗药以消除症状。对有急性心肌缺血的室性期前收缩患者可静脉注射利多卡因 50～100mg，无效时可加用 50～100mg，负荷量＜300mg，有效后 1～4mg/min 静脉维持。低剂量胺碘酮 0.2g/d 对心肌梗死后合并心力衰竭，伴有室性期前收缩的患者，能有效降低病死率。

(5)房性期前收缩：房性期前收缩如不及时处理，容易发展为室上性心动过速，甚至并发心房颤动。故频发房性期前收缩的患者，应在医生的指导下，合理选用下列药物治疗。

维拉帕米：适用于心率偏快、血压偏高、心功能良好的频发房性期前收缩患者。口服 40mg，3 次/日；或服缓释片 120～240mg，1 次/日。服药期间要注意心率和血压，如心率慢于 55 次/分则停用。

美托洛尔：适用于交感神经张力亢进、血压偏高、心率偏快的频发房性期前收缩患者，且心功能良好者。口服 12.5mg，2 次/日。

普罗帕酮：适用于心率偏快的频发房性期前收缩患者。口服 150mg，3 次/日，有效后改为 100mg，3 次/日，维持服药。

胺碘酮：适用于心率偏快、心功能较差的频发房性期前收缩患者。口服 0.2g，3 次/日，1 周后改为 0.2g，2 次/日，以后再改为 0.2g，1 次/日维持，最后可以 0.1g，1 次/日，维持服药。

地高辛加维拉帕米：适用于较难治、心率较快的频发房性期前收缩患者。口服地高辛 0.125mg，1 次/日。合用维拉帕米 40mg，3 次/日或口服缓释维拉帕米 120～240mg，1 次/日。服药期间如心率小于 55 次/分则停用。

(6)房室传导阻滞：对第一度及第二度房室传导阻滞如心室率在 50 次/分以上，又无症状，一般不需针对心率进行特殊治疗；第二度和第三度房室传导阻滞心室率明显减慢，伴有血流动力学障碍患者，应给予适当治疗，可用异丙肾上腺素 1～4μg/min，静脉滴注，或阿托品 0.5～2mg，静脉注射。对药物治疗无效或不能维持者，应安装心脏起搏器。

(7)室性心动过速：首先应中止室速发作，可首先静脉注射利多卡因100mg，5分钟后如未能纠正，再静脉注射50～100mg，负荷量<300mg，以1～4mg/min维持。胺碘酮150～300mg静脉注射，再以1mg/min维持6小时，以后再以0.5mg/min维持24～48小时。预防复发因用药时间长，故应选择疗效好、毒性反应较少的药物，如β受体拮抗药、胺碘酮。

(8)阵发性室上性心动过速：①腺苷和钙通道阻滞药：腺苷为首选药物(6～12mg静脉注射)，起效快，半衰期短(<6秒)；维拉帕米5mg静脉注射，无效时间隔10分钟再注射5mg。上述药物疗效可达90%以上。②强心苷和β受体拮抗药：去乙酰毛花苷0.2～0.4mg稀释后静脉注射，可以再追加0.2～0.4mg，24小时内不应超过1.2mg；短效β受体拮抗药如艾司洛尔50～200μg/(kg·min)。③普罗帕酮，1～2mg/kg，静脉注射。

三、药物不良反应及防治

1.药源性心律失常　Ⅰ类抗心律失常药如奎尼丁、普鲁卡因胺、普罗帕酮等在使用过程中均可引起或加重心律失常，出现室性、室上性心律失常、房室传导阻滞、窦性心动过缓等。Ⅱ类和Ⅲ类药则较少引起，但胺碘酮大剂量时可引起心血管抑制、室性心动过速、室性期前收缩。因此，用药期间应严格监测患者的心电、血压变化，一旦发生，均需停药，并对症处理。

2.消化道反应　部分抗心律失常药可出现恶心、呕吐等消化道反应，如胺碘酮、奎尼丁、普鲁卡因胺、普罗帕酮、普萘洛尔、维拉帕米等。

3.特殊不良反应　奎尼丁晕厥多发生在奎尼丁治疗后的1～5天，表现为Q－T间期延长、室性心律失常、晕厥和猝死，需立即抢救；奎尼丁还可引起金鸡纳反应，表现为头痛、头晕、耳鸣、精神失常等症状。长期使用普鲁卡因胺可引起白细胞减少和狼疮样综合征。胺碘酮可少量沉积在角膜及皮下，出现角膜褐色微粒沉着，偶尔会影响视力，但不造成永久性损害，皮肤呈灰色或蓝色；因含碘，可出现甲状腺功能异常，对碘过敏者禁用；少数有肝功能损害；极少数患者可能出现肺纤维化。

四、药物相互作用

1.奎尼丁　奎尼丁与其他抗心律失常药合用时可致作用相加，维拉帕米、胺碘酮可使奎尼丁血药浓度上升，故联合用药时应减少奎尼丁的剂量，以防中毒和心动过速；奎尼丁可使地高辛血药浓度增高以致达中毒水平，也可使洋地黄毒苷血药浓度升高，故应监测血药浓度及调整剂量，在洋地黄过量时本品可加重心律失常；与抗高血压药、扩血管药及β受体拮抗药合用，可加剧降压及扩血管作用；与β受体拮抗药合用时还可加重对窦房结及房室结的抑制作用。

2.普鲁卡因胺　胺碘酮可使普鲁卡因胺血药浓度升高，一般避免两药联合。两药用于治疗顽固性室性心动过速时，应减少普鲁卡因胺用量，以防中毒。

3.普罗帕酮　地尔硫䓬可使普罗帕酮在肝脏的代谢受到抑制，两药联合也影响地尔硫䓬的体内吸收和处置，故应监测血药浓度，以免发生不良反应；普罗帕酮与奎尼丁合用可减慢代谢过程，使普罗帕酮血药浓度升高2倍，两药联用时普罗帕酮可减量50%。

4.胺碘酮　胺碘酮与利多卡因、普萘洛尔、维拉帕米联合应用时易发生心律失常；可增加苯妥英钠的血药浓度，易发生中毒，故应减量。

第八章　呼吸系统药物

呼吸系统由鼻、咽、喉、气管、支气管和肺构成。由于呼吸系统与外界相通，肺又是体内唯一接受全部心排血量的器官，所以环境中各种有害气体、粉尘、病原微生物及某些致敏原易侵入支气管和肺内而引起相应疾病。常见的呼吸系统疾病包括感染性疾病、阻塞性肺疾病、限制性肺疾病和肿瘤等。本章主要介绍常见的上呼吸道感染、肺炎、支气管哮喘和肺结核的药物治疗。

第一节　急性上呼吸道感染

急性上呼吸道感染是鼻、鼻咽部和咽喉部急性炎症的总称。临床表现主要有鼻咽部卡他症状如喷嚏、鼻塞、流清水样鼻涕、咽痛、声嘶、轻度干咳、发热、全身酸痛、不适、畏光、流泪等以及咽喉部充血、水肿，甚至腭扁桃体肿大、咽后壁淋巴滤泡增生等。临床上依据症状学特征，将其分为：①普通感冒（俗称“伤风”，又称急性鼻炎或上呼吸道卡他）。②病毒性咽炎、喉炎。③疱疹性咽峡炎。④咽一结膜热。⑤细菌性咽一腭扁桃体炎等类型。

治疗时对于发热患者应适当休息，多饮开水，进半流质。为避免并发症，应积极预防、及时治疗，中西医药物治疗，支持治疗。同时应锻炼身体，增强体质，防止感冒，改善环境卫生，做好个人防护，避免发病之诱因。病毒感染者注意呼吸道隔离，防止交叉感染。

一、药物治疗原则

由于上呼吸道感染多由病毒感染所致，而目前尚无特效抗病毒药物，一般以对症治疗或中药治疗为主。上呼吸道感染的药物治疗原则是：①药物选择原则：根据临床类型、药物作用特点、药物不良反应、患者个体特征等选用适宜的复方制剂。②单一药物治疗原则：一般主张采用单一药物治疗，如疱疹性咽峡炎最好选用一种有效的抗病毒药物。③换药与合并用药原则：治疗中不可随便更换药物，必要时可以考虑同类药物替代，若患者合并细菌感染且较严重者，可以酌情加入有效的抗菌药。④个体化用药原则：复方制剂的种类、剂量和用法均应注意个体化。⑤全程、规律治疗原则：按疗程持续规律服药，避免产生耐药性，尤其是使用抗菌药患者。

二、治疗药物的选用

1. 治疗上呼吸道感染药物的分类和作用　治疗上呼吸道感染的药物依据其药理作用可

分为四类：①中药：主要呈现辛凉解表、清热解毒、镇静安神等作用。②抗病毒药：主要干扰核酸的生成，阻止病毒的复制和释放。③解热镇痛药：通过抑制前列腺素合成酶（环氧酶，COX），减少前列腺素（PG）的合成、释放而发挥解热、镇痛、抗炎作用。④中西药结合复方制剂：兼有中药和解热镇痛药，在治疗疾病的同时具有提高机体免疫力的作用。治疗上呼吸道感染的药物主要是复方制剂，常用的复方制剂见表 8－1。

表 8－1　常用于治疗上呼吸道感染的复方制剂的成分、用法用量及用药注意事项

分类	药物	主要成分	用法用量	用药注意事项
中药类	清开灵胶囊	胆酸、珍珠母、黄芩、栀子、金银花、板蓝根、水牛角、猪去氧胆酸等	2～4 粒/次，3 次/日，口服	久病体弱者如出现腹泻时慎用
	双黄连口服液	金银花、黄芩、连翘等	20ml/次，3 次/日，口服	小儿酌减或遵医嘱
	感冒清热颗粒	荆芥穗、薄荷、防风、柴胡、紫苏叶、葛根、桔梗、苦杏仁、白芷、苦地丁、芦根等	6g/次，2 次/日，口服	开水冲服
	流感丸	诃子、亚大黄、木香、獐牙菜、藏木香、垂头菊、丁香、镰形棘豆、酸藤果、草乌、安息香、豆豉、龙骨、人工麝香等	1～2 丸/次，2～3 次/日，口服	嚼碎吞服或开水泡服
中西药结合类	维 C 银翘片	金银花、连翘、荆芥、淡豆豉、淡竹叶、牛蒡子、芦根、桔梗、甘草、氯苯那敏、对乙酰氨基酚、维生素 C、薄荷油等	2 片/次，3 次/日，口服	1. 忌烟酒、辛辣、生冷食物 2. 服药期不宜同服滋补性中成药
	感冒灵颗粒	三叉苦、金盏银盘、野菊花、岗梅、对乙酰氨基酚、咖啡因、氯苯那敏、薄荷油等	10g/次，3 次/日，口服	开水冲服
解热镇痛药类	中联强效片	对乙酰氨基酚、伪麻黄碱等	2 片/次，2～3 次/日，口服	在药师指导下购买和使用
	氨酚伪麻片	对乙酰氨基酚、金刚烷胺、氯苯那敏、伪麻黄碱、咖啡因等	1～2 片/次，3 次/日，口服	1. 疗程不超过 7 天 2. 高血压、甲亢、青光眼、肺气肿等不宜服用 3. 在药师指导下购买和使用
	复方氨酚烷胺片	对乙酰氨基酚、金刚烷胺、牛黄等	1 片/次，2 次/日，口服	在药师指导下购买和使用
	复方氨酚烷胺胶囊	对乙酰氨基酚、金刚烷胺等	1 粒/次，2 次/日，口服	1. 预防用药 2. 连续用药不能超过 10 天
	美息伪麻片	对乙酰氨基酚、伪麻黄碱、氢溴酸右美沙芬、苯海拉明（夜片）等	1 片/次，3 次/日，口服	在药师指导下购买和使用
抗病毒药类	抗病毒感冒片	盐酸吗啉胍等	2 片/次，3 次/日，口服	1. 严禁超量 2. 在药师指导下购买和使用
	板蓝根颗粒	板蓝根等	5～10g/次，3～4 次/日，口服	开水冲服

2.急性上呼吸道感染治疗分期和药物选择　药物治疗时通常为预防性治疗和对症治疗阶段。

(1)预防性治疗:在流行性感冒流行期,未传染者可以服用板蓝根颗粒加以预防。

(2)对症治疗:应综合考虑患者的临床症状特点、药物的主要成分等来选择合适的复方制剂,可依据患者的临床表现参照表8－1选择合适的复方制剂。建议给药有:①急性上呼吸道感染初期患者,多以病毒感染为主,可选择抗病毒类的复方制剂如抗病毒感冒片等。②对于临床表现主要有咽痛、咽干、四肢酸痛、鼻塞、流涕等症状的患者可选用解热镇痛药类或中西药结合类的复方制剂如复方氨酚烷胺片、感冒灵颗粒等;若患者伴有咳嗽、咳痰,还可加入止咳化痰药如鲜竹沥口服液或急支糖浆等;对于伴有高热的患者,还可加入中药类如清开灵胶囊、双黄连口服液等;对于伴有细菌感染者,还应适当加入抗生素如阿莫西林、罗红霉素等。③流行性感冒的患者可选用中药类、解热镇痛药类、抗病毒类及中西药结合类等中的1～2种。

3.给药方法的选择　一般为口服。

三、药物不良反应及防治

1.胃肠道反应　偶见轻度的恶心、呕吐、食欲减退、上腹部不适等胃肠道反应,饭后服用可以减轻。

2.神经系统症状　偶见头晕、失眠等,严格控制剂量、疗程可降低发生率。

第二节　肺炎

肺炎是指由多种病原体引起肺实质的炎症。临床表现主要有寒战高热(体温可达39～40℃,呈稽留热),咳嗽胸痛,咳铁锈色痰,鼻翼扇动,发绀,呼吸运动减弱,语颤增强,肺部可闻及病理性支气管呼吸音或湿啰音,甚至神志模糊、烦躁、呼吸困难、嗜睡、谵妄、昏迷等。依据微生物学特性和流行病学特征,将肺炎分为:①典型肺炎:肺炎球菌肺炎、葡萄球菌肺炎、克雷伯杆菌肺炎、军团菌肺炎。②非典型肺炎:肺炎支原体肺炎。

肺炎的治疗包括药物治疗、对症处理、支持疗法和并发症治疗,及早使用有效抗生素是治疗的关键。

一、药物治疗原则

肺炎是由多种病原体感染所致,故药物治疗以抗微生物药为主。抗微生物药的用药原则是:①首选药物对致病菌敏感原则:这是选用抗生素的基本原则。要及早确立病原学诊断,确立正确的病原为合理选用抗感染药的先决条件。②非细菌感染引起的疾病不用抗菌药物原则:临床上有许多疾病并非细菌感染所致,判断疾病是否由细菌感染引起则至关重要,非细菌感染性疾病一般不应使用抗生素。③用药剂量和疗程适当原则:给药时间、给药方法应合理,不用低剂量,疗程不宜过长,通常抗菌药应持续应用至体温正常、症状消退后72～96小时。

④防治延缓耐药性产生原则：尽量缩小可诱导产生耐药菌株的血药浓度范围（MSW），限制菌株的耐药突变，如药物浓度仅仅大于最低抑菌浓度（MIC），容易选择耐药菌株。⑤联合用药原则：首先，必须有明确指征，合理用药；其次，一般宜限2种抗菌药，最多也不应超过3种。一般而言，同类抗菌药由于作用部位相近，不一定产生协同作用，且可使不良反应相加。⑥个体化用药原则：根据患者体质及病史选择药物，并密切注意药物不良反应。

二、治疗药物的选用

1. 肺炎治疗药物的分类和作用　治疗肺炎的抗微生物药依据化学结构、抗菌谱、抗菌活性等有不同分类，临床上主要按化学结构分。

（1）按化学结构分：①β—内酰胺类抗生素：通过与细菌细胞壁上的青霉素结合蛋白（PBPs）结合，抑制黏肽的合成，从而造成细菌细胞壁的缺损，导致菌体破裂死亡，包括青霉素类、头孢菌素类和β—内酰胺酶抑制剂。②大环内酯类抗生素：通过抑制tRNA肽酰酶，阻止肽链的延伸，从而影响细菌蛋白质的合成，代表药有红霉素等。③氨基糖苷类抗生素：通过抑制tRNA肽酰酶和移位酶，影响始动复合物的生成，阻止肽链的延伸，从而影响细菌蛋白质的合成，代表药有阿米卡星、西索米星等。④喹诺酮类抗菌药：抑制细菌DNA回旋酶或拓扑异构酶Ⅳ，阻断DNA的复制，代表药有左氧氟沙星等。⑤磺胺类抗菌药：通过干扰叶酸代谢，抑制目的蛋白质的合成，代表药有磺胺甲噁唑等。

（2）按抗菌谱分：①主要作用于革兰阳性菌的药物：包括青霉素类、头孢菌素类、大环内酯类、万古霉素类等抗生素和喹诺酮类、磺胺类等抗菌药。②主要作用于革兰阴性菌的药物：包括氨基糖苷类抗生素和喹诺酮类、磺胺类等抗菌药。③主要作用于支原体的药物：包括大环内酯类抗生素和喹诺酮类、磺胺类等抗菌药。

（3）按抗菌活性分：①繁殖期杀菌药：包括青霉素类、头孢菌素类抗生素等。②静止期杀菌药：如氨基糖苷类抗生素等。③速效抑菌药：如大环内酯类抗生素等。④慢效抑菌药：如磺胺类抗菌药等。

常用于治疗肺炎的抗生素见表8—2。

表8—2　常用于治疗肺炎的抗生素的分类及剂量用法用量

分类	药物	用法用量
β—内酰胺类		
青霉素类	青霉素G钠	轻症：80万U，2次/日，肌内注射 重症：1000万～3000万U，1次/日，静脉滴注
	青霉素V钾	成人：1～2g/d，小儿：25～50mg/(kg·d)，分4次口服
	氨苄西林	成人：2g/d，小儿：50mg/(kg·d)，1次/日，静脉滴注

（续表）

分类	药物	用法用量
头孢菌素类	头孢唑林	成人:0.5～1g/d,1次/日,静脉滴注 小儿:20～40mg/(kg·d),分3～4次静脉滴注
	头孢拉定	成人:1～4g/d,小儿:25～50mg/(kg·d),分4次口服
	头孢呋辛	成人:4.5～6g/d,1次/日,静脉滴注 小儿:50～100mg/(kg·d),分2～4次静脉滴注
	头孢克洛	成人:2～4g/d,分4次口服 小儿:20mg/(kg·d),分3次口服
	头孢曲松	0.5～2g/d,1次/日,静脉滴注
	头孢他啶	成人:1.5～6g/d,小儿:50～100mg/(kg·d),分3次静脉滴注或肌内注射
	头孢哌酮	成人:2～4g/d,小儿:50～150mg/(kg·d),分2～3次静脉滴注、静脉注射或肌内注射
	头孢吡肟	1～2g/次,2次/日,静脉滴注或肌内注射
大环内酯类	阿奇霉素	成人:500mg/d,儿童:10mg/(kg·d),1次/日,口服,连用3天
氨基糖苷类	西索米星	3mg/(kg·d),分3次肌内注射

2.肺炎治疗分期和药物的选择　肺炎的药物治疗主要是抗感染、对症、抗休克以及并发症的处理。

(1)对症治疗:对于肺炎伴有高热的患者通常以物理降温为主或口服阿司匹林等解热镇痛药,若出现毒血症则可在给予足量有效抗菌药物的前提下适当给予少量的糖皮质激素,如地塞米松2.5mg小壶入,咳嗽剧烈者可用镇咳化痰药。

(2)抗菌药物治疗:一经诊断应立即开始抗生素治疗,不必等待细菌培养结果。通常是:①对于肺炎球菌肺炎可选择β—内酰胺类抗生素如青霉素类的青霉素V钾或氨苄西林等。②对于葡萄球菌肺炎依据病情可选择β—内酰胺类抗生素如头孢菌素类的头孢唑林、头孢呋辛或头孢哌酮等,必要时直接选用万古霉素等。③对于克雷伯杆菌肺炎最好选用氨基糖苷类抗生素如西索米星等。④对于军团菌肺炎和肺炎支原体肺炎,最好选用大环内酯类抗生素如阿奇霉素。对于上述不论是典型肺炎还是非典型肺炎,若患者为过敏体质,通常都选用大环内酯类抗生素,对于严重感染者也可以在上述选药的同时合用喹诺酮类抗菌药如左氧氟沙星,或磺胺类抗菌药如磺胺甲噁唑等,总之最好依据临床适应证或药敏试验选择适宜的抗菌药。疗程一般为5～7日,或在退热后3日停药。

(3)并发症处理:心功能不全时应使用作用快的强心苷和利尿药。有脑水肿时,在镇静吸氧的同时加用脱水药、利尿药。有脓胸时采取反复抽液,生理盐水灌洗,青霉素胸腔内注射等。

(4)感染性休克的解救:应及时有效,以挽救患者的生命。①补充血容量,一般先注射低分子右旋糖酐或平衡盐液以维持血容量,有条件者根据测得的中心静脉压指导补液。②血管活性药物的使用，在补充有效血容量的情况下，应用多巴胺等血管扩张药。③积极控制感染，青霉素 400 万～1000 万 U/d，静脉滴注，严重感染患者可根据经验选用抗生素。④糖皮质激素具有抗炎、抗休克、提高机体应激能力的作用，可根据病情静脉滴注氢化可的松 100～200mg 或地塞米松 5～10mg。⑤纠正水、电解质和酸碱平衡失调。

3. 给药方法的选择　轻症可口服，较重者可肌内注射和(或)静脉滴注。

三、药物不良反应及防治

1. 胃肠道反应　大环内酯类抗生素多见，表现为恶心、呕吐、腹痛等，饭后服用可以减轻症状。

2. 过敏反应　青霉素多见，轻者表现为皮疹、药热等，停药后症状可消失。严重者可出现过敏性休克，表现为：①呼吸衰竭症状，如胸闷、憋气、呼吸困难、唇绀等。②循环衰竭症状，如面色苍白、血压下降、四肢冰冷、尿量减少等。③中枢神经系统反应，眩晕、烦躁不安、甚至意识丧失、二便失禁等。过敏性休克重在预防，防治措施是：①掌握适应证、避免局部用药。②详细询问过敏史，有青霉素过敏史者禁用，有其他药物过敏史者慎用。③注射前必须做皮试(初次注射或停药 3 天及换批号的患者)。④必须临用前配制。⑤避免饥饿时注射。⑥做好抢救准备，一旦出现过敏性休克症状，则立即皮下注射或肌内注射肾上腺素 0.5～1mg，严重者应稀释后缓慢静脉注射或静脉滴注，症状无改善者可重复使用。心跳停止者可心内注射肾上腺素。必要时静脉滴注糖皮质激素，血压持久不升者可给予多巴胺等血管活性药物。

3. 耳、肾毒性　氨基糖苷类多见，用药期必须定期检查肾功能、听力等。

四、药物相互作用

1. β—内酰胺类抗生素不能与大环内酯类抗生素合用，前者为繁殖期杀菌剂，后者为速效抑菌剂，大环内酯类可降低 β—内酰胺类的抗菌活性。

2. 大环内酯类抗生素药液稀释时不能应用盐水，属于药物体外配伍禁忌。

3. β—内酰胺类抗生素和氨基糖苷类抗生素联合用药时，避免混合应用产生拮抗作用。

第三节　支气管哮喘

支气管哮喘是由嗜酸性粒细胞、肥大细胞和 T 淋巴细胞等多种炎症细胞参与的气道慢性炎症。临床表现主要为反复性、间歇性发作的伴有哮鸣音的呼气性喘息、咳嗽、发绀、胸闷和呼吸困难等。临床上根据病因学特点分为外源性支气管哮喘(过敏性支气管哮喘)和内源性支气管哮喘。

支气管哮喘的治疗包括药物治疗、预防治疗和对症处理，主要是药物治疗。通过药物治疗可以迅速消除病因，缓解症状，提高患者的生活质量。对症处理主要是根据病情，因人而异，采取综合措施。由于支气管哮喘大多数是过敏原引起，因此寻找和避免接触过敏原是关键。

一、药物治疗原则

支气管哮喘的药物治疗主要体现在平喘、抗炎、对症处理等综合治疗。支气管哮喘的药物治疗原则:①药物选择原则:根据支气管哮喘类型、药物作用特点、药物不良反应、患者个体特征等选用茶碱类、β_2 受体激动药、肥大细胞膜稳定药等。②单一药物和合并用药的原则:一般主张采用单一药物治疗,如不明原因哮喘可以直接选用氨茶碱,不必合用其他平喘药,若病情严重也可以考虑合并用药。③急症处理原则:对于支气管哮喘急性发作或哮喘持续状态患者,应该立即给予气雾剂吸入,迅速控制症状。④预防治疗原则:积极寻找、避免接触过敏原和预防性用药,可以防止支气管哮喘的发作。

二、治疗药物的选用

1. 治疗支气管哮喘的药物分类和作用　支气管哮喘的治疗包括平喘、抗炎和对症处理,其中以平喘为主。平喘药按作用机制分为:①β_2 受体激动药:通过激动支气管平滑肌细胞膜上 β_2 受体,激活腺苷酸环化酶,增加 cAMP 的合成,提高细胞内 cAMP 的浓度而解除支气管平滑肌痉挛,代表药有沙丁胺醇、特布他林、丙卡特罗等。②茶碱类:通过抑制磷酸二酯酶(PDE),减少 cAMP 的水解而松弛支气管平滑肌,代表药有氨茶碱。③抗胆碱药:通过拮抗支气管平滑肌细胞膜上 M 受体,抑制鸟苷酸环化酶,降低细胞内 cGMP 的浓度而发挥平喘作用,代表药有异丙托溴铵等。④肥大细胞膜稳定药:通过稳定肥大细胞膜,减少过敏介质的释放,代表药有色甘酸钠、酮替芬。⑤肾上腺糖皮质激素类药:是目前最有效的药物,可以预防和抑制炎症反应,降低气道反应性,代表药有氢化可的松、倍氯米松和地塞米松等。哮喘发作期急诊和住院治疗的药物用法用量见表 8-3。

表 8-3　哮喘发作期急诊和住院治疗的药物用法用量

分类	药物	成人用法用量	儿童用法用量
β_2 受体激动药	肾上腺素	每 20 分钟 0.3～0.5mg,共 3 次,皮下注射	每 20 分钟从 0.01mg/kg 起可至 0.3～0.5mg,共 3 次,皮下注射
	克仑特罗	每 20 分钟 2.5～5mg,共 3 次,吸入给药。必要时每 1～4 小时 2.5～10mg 或 10～15mg/h 持续用药	每 20 分钟 0.075mg/kg(最小剂量 1.25mg),共 3 次,然后必要时 1～4 小时 0.075～0.15mg/kg,最大可至 5mg 或 0.15～0.25mg/(kg・h)持续雾化
	特布他林	每 20 分钟 0.25mg,共 3 次,皮下注射	每 20 分钟 0.01mg/kg,共 3 次,皮下注射
	沙丁胺醇	每 20 分钟 2.5～5mg,共 3 次,吸入给药。必要时每 1～4 小时 2.5～10mg 或 10～15mg/h 持续用药	每 20 分钟 0.15mg/kg(最小剂量 2.5mg),共 3 次。然后必要时 1～4 小时 0.15～0.30mg/kg 最大可至 10mg 或 0.3～0.5mg/(kg・h)持续雾化
茶碱类	氨茶碱	0.25g 加于 10%葡萄糖 20～40ml 缓慢静脉注射	酌情减量

（续表）

分类	药物	成人用法用量	儿童用法用量
抗胆碱药	异丙托溴铵	每30分钟0.5mg，共3次，以后按需每2～4小时间歇雾化吸入	每30分钟0.25mg，共3次，以后每2～4小时间歇雾化吸入
糖皮质激素类	倍氯米松	50～200ug，3～4次/日，吸入给药	酌情减量
	甲泼尼龙	48小时之内，激素用量120～180mg/d，分3～4次静脉滴注，然后60～80mg/d直至最大呼气流量(PEF)达预计值或个人最好水平70%	48小时内每6小时1次，激素用量控制在1mg/kg(最大60mg/d)，分2次静脉滴注，直至PEF达预计值或个人最好水平70%

2.支气管哮喘治疗分期、药物选择和治疗措施　治疗支气管哮喘，一般根据患者的临床症状、病情以及药物的作用特点，采用单用或联合用药。

(1)急性期治疗：目的是尽快解除支气管痉挛，缓解呼吸困难。一般而言，对于不明原因的支气管哮喘可首选氨茶碱，对于支气管哮喘急性发作或哮喘持续状态可选用任何类型的气雾剂。必要时氨茶碱或肾上腺素或糖皮质激素常规用药，但要严格掌握适应证、剂量和疗程，密切监测不良反应。

(2)重度哮喘的处理：对于病情危重、病情复杂者，必须及时合理抢救。治疗措施是：①补液：根据失水及心脏情况，静脉给予等渗液体，每日用量2500～3000ml，纠正失水，使痰液稀薄。②给予糖皮质激素：适量的激素是缓解支气管哮喘严重发作的有力措施。一般用氢化可的松琥珀酸钠静脉滴注，每日用量100～300mg，病情缓解后改口服。③氨茶碱静脉注射或静脉滴注：如果患者8～12小时内未用过茶碱类药，可用氨茶碱0.25g加入生理盐水40ml静脉缓慢注射，15分钟以上注射完毕。若1～2小时后仍不缓解，氨茶碱可按0.75mg/(kg·h)静脉滴注，或作血浆茶碱浓度监测，调整至血药浓度10～20mg/L。每日总量不超过1.5g。如果近6小时内已用过茶碱类者，则按维持量静脉滴注。④β_2受体激动药雾化吸入。⑤应用抗生素：患者多伴有呼吸道感染，应选用抗生素。⑥纠正酸中毒：因缺氧、进液量少等原因可并发代谢性酸中毒，可用5%碳酸氢钠静脉滴注或静脉注射。⑦氧疗：一般给予鼻导管吸氧，如果严重缺氧，而PaO_2＜35mmHg则应面罩或鼻罩给氧，使PaO_2＞60mmHg。如果仍不能改善严重缺氧可用压力支持机械通气。适应证为全身情况进行性恶化，神志改变，意识模糊，PaO_2＜60mmHg，$PaCO_2$＞50mmHg。⑧注意纠正电解质紊乱：部分患者可因反复应用β_2受体激动药和大量出汗出现低钾低钠，不利呼吸肌发挥正常功能，必须及时补充电解质。

(3)缓解期治疗：目的是巩固疗效，防止或减少复发。常用方法有：①脱敏疗法。②预防性治疗，可选用色甘酸钠雾化剂吸入或酮替芬口服。与此同时还要给予抗菌药物抗感染，以及镇咳祛痰药解除诱因。

3.给药方法的选择　要根据疾病病情选择不同的给药方法。一般情况下，可选择口服给药，对急症、重症患者宜采用吸入、雾化和静脉注射，但不宜长期注射，病情稍加控制后改为口服。

三、药物不良反应及防治

1. β_2 受体激动药　少数患者应用 β_2 受体激动药时可出现：①头痛、头晕、心悸、手指颤抖等副作用，停药或坚持用药一段时间后可消失。②耐受性，停药 1～2 周后可恢复敏感性。

2. 茶碱类　①刺激反应，口服可出现胃肠道反应，表现为恶心、呕吐、腹痛等，饭后服可减轻；若注射则出现疼痛，甚至血栓性静脉炎，采用无痛注射及局部热敷可缓解。②急性中毒，表现为血压骤降、心律失常、惊厥等，应用时必须稀释后缓慢静脉注射。

3. 肥大细胞膜稳定药　主要出现副作用，表现为嗜睡、倦怠等症状，停药后可以恢复。

4. 糖皮质激素类　①长期应用出现医源性肾上腺皮质功能亢进症，表现为满月脸、水牛背、多毛、痤疮、向心性肥胖等。防治措施：给予低盐低糖高蛋白饮食，以及补充氯化钾。②突然停药出现撤药反应，表现为四肢酸痛、心悸、乏力及原有疾病加重等反应。防治措施：逐渐减量停药（一般视病情每 10 天减 1/3～1/2）或停药前加用促肾上腺皮质激素（ACTH）或采用隔日疗法。

5. 抗胆碱药　主要出现口干、便秘等副作用。

四、药物相互作用

1. 氨茶碱、糖皮质激素、利尿药与氯化钾合用，可以防止低钾血症。

2. 氨茶碱与 β 受体激动药如沙丁胺醇合用有协同作用，易引起心律失常。

第四节　肺结核

肺结核是由结核杆菌引起的慢性呼吸道传染病。临床表现为午后低热、乏力、食欲不振、体重减轻、盗汗等全身症状以及咳嗽、咯血、胸痛、甚至呼吸困难等呼吸系统症状。临床上依据病理学特征将肺结核分为原发型肺结核、急性粟粒型肺结核、慢性纤维空洞型肺结核、干酪样肺炎、结核性胸膜炎等类型。

肺结核的治疗包括药物治疗、对症治疗和心理疗法，抗结核病药物治疗（简称化疗）是当前治疗结核病的主要手段。心理疗法主要解除患者的自卑情绪，唤起信心，增强体质，防止复发和加重。

一、药物治疗原则

肺结核的治疗以抗结核病药物治疗为主，应依据肺结核的病理学分型、病情等选择适宜的抗结核病药物。抗结核病药物的治疗原则：①早期用药：一旦确诊应立即用药，此时结核菌生长旺盛，对药物敏感，同时患者抵抗力强，病灶部位血供丰富，药物易于渗入，达到高浓度，可获良好疗效。②联合用药：根据疾病严重程度、以往用药情况以及结核杆菌对药物的敏感性，选取两种以上药物联合应用，可提高疗效、降低毒性、延缓耐药性，并可交叉消灭耐药菌株，使不致成为优势菌造成治疗失败或复发。③全程规律使用敏感药物：结核病是一种极易复发的慢性传染病，不规则治疗、随意改变药量或过早停药会使已被抑制的结核杆菌再度繁殖和产生耐药菌，是导致治疗失败的主要原因，故不过早停药、不随意改变药物和药量、全程规律使用敏感药物是化疗成功的关键。④长期用药：由于结核杆菌可以长期处于静止状态，故需要长期用药。一般分为两个阶段，开始治疗为 3～6 个月，第二阶段为巩固治疗期，约 1～1.5 年。⑤个体化用药原则：应用异烟肼的患者应注意个体化。

二、治疗药物的选用

1. 抗结核病药物的分类、作用和特点　抗结核病药物按疗效、毒性及临床应用可分为两大类：①一线抗结核病药：包括异烟肼、利福平、乙胺丁醇、链霉素、吡嗪酰胺等，其疗效高、毒性较小，是适于常规应用的首选药。②二线抗结核病药：包括对氨基水杨酸、卡那霉素、乙硫异烟胺、卷曲霉素等，主要用于对一线抗结核病药产生耐药性或不能耐受的患者。抗结核病药物的作用机制主要是：通过抑制结核分枝杆菌细胞壁的分枝菌酸的生物合成，使其丧失细胞壁的完整性和抗酸性或特异性抑制结核分枝杆菌 DNA 依赖性的 RNA 多聚酶，阻碍 mRNA 合成。常用抗结核病药物见表 8－4。

表 8－4　常用抗结核病药物的剂量、作用特点

分类	药名	每日剂量(g/d)	间隔疗法(g/d)	抗菌作用
一线抗结核病药	异烟肼(H,INH)	0.1～0.3	0.6～0.8	杀菌剂
	利福平(R,RFP)	0.45～0.6	0.6～0.9	杀菌剂
	吡嗪酰胺(Z,PZA)	1.5～2.0	2.0～3.0	半杀菌剂
	链霉素(S,SM)	0.75～1.0	0.75～1.0	半杀菌剂
	乙胺丁醇(E,EMB)	0.75～1.0	1.5～2.0	抑菌剂
二线抗结核病药	对氨基水杨酸钠(P,PAS－Na)	8～12	10～12	抑菌剂

2. 肺结核治疗分期和药物选择　肺结核的治疗包括抗结核病药物治疗、对症治疗和心理治疗阶段。

(1)抗结核病药物治疗：应根据肺结核的类型及病情采取适当药物治疗及其他治疗方法。①常规化疗与短程化疗：通常采用异烟肼、链霉素和对氨基水杨酸钠，疗程 12～24 个月的给药方案为常规疗法；联合异烟肼、链霉素等 2 个以上杀菌剂，使疗程缩短至 6～9 个月，称短程化疗。现多推荐使用短程化疗。②两阶段用药和间歇用药：一般采取两个阶段治疗，在治疗开始的 1～3 个月内为强化阶段，其后为巩固阶段。临床上有规律地每周 3 次用药，能够达到每天用药同样的效果，此为间歇用药，可降低药物的毒性反应，便于督导，保证全程化疗。③督导用药：医护人员按时督促用药，加强访视宣教，取得患者合作是做好全程管理的主要环节。④化疗方案：视病情轻重、痰菌有无和细菌耐药情况选择。对于初治病例，对涂阳病例无论培养是否阳性，可以用异烟肼、利福平和吡嗪酰胺组合为基础的 6 个月短程化疗方案，痰菌常较快转阴，疗程短，便于随访管理。如 2S(E)HRZ/4HR，即开始 2 个月联合应用链霉素(或乙胺丁醇)、异烟肼、利福平和吡嗪酰胺，1 次/日，后 4 个月继续用异烟肼和利福平，1 次/日，也可间歇给药。对涂阴、培阴的病例，除血行播散型肺结核外，可用 2SHRZ/2HR 等。对于复

治病例，因复治病例的结核杆菌常耐药，痰菌阳性，病变迁延反复，故应注意选择联用敏感药物。常用方法是根据患者既往用药情况，选择过去未用或很少用过的，或曾规则联合使用过的两种或两种以上敏感药物制定方案。

(2)对症治疗：①毒性症状：常在有效抗结核治疗后1～2周消退，不需特殊处理。症状严重，或结核性胸膜炎大量胸水不易吸收，可在应用有效抗结核病药的同时加用糖皮质激素。常用泼尼松15～20mg/d，分3～4次口服，6～8周可停药。②咯血：小量咯血时嘱患者安静休息、镇静，必要时可用小剂量镇静药、止咳药。大量咯血时应采取患侧卧位，轻轻将气管内存留的血咳出。可选用垂体后叶素5U加入50%葡萄糖40ml中缓慢静脉注射，也可将10U加入葡萄糖500ml静脉滴注。药物疗效差者，可经纤支镜确定出血部位，局部应用止血措施。抢救大咯血时应特别注意保持呼吸道通畅。发生窒息时应取头低脚高位，轻拍背部，并尽快清除口咽、喉、鼻部的血块。必要时作气管插管或气管切开。

3. 给药方法的选择　一般为口服，根据病情及病变部位可以选择注射或局部给药。

三、药物不良反应及防治

1. 肝脏毒性　与年龄、剂量及合并用药等因素有关。表现为食欲减退、腹胀、疲乏、恶心及黄疸等。用药期间应定期检查肝功能，老年人、有肝病史者慎用。

2. 过敏反应　发生率低，少数患者可见皮疹、药热、黄疸等过敏症状，停药后恢复。

3. 神经系统毒性　异烟肼多见，与剂量有明显关系。表现为四肢麻木感、烧灼感及针刺样疼痛，重者腱反射迟钝和肌轻瘫等。大剂量异烟肼对中枢有兴奋作用，表现为失眠、记忆力减退，甚至诱发精神病和癫痫发作。发生原因可能是异烟肼与维生素B_6结合，由尿排出，造成维生素B_6缺乏，引起氨基酸代谢障碍所致，故大剂量服用异烟肼时必须加服维生素B_6。

4. 胃肠道反应　如恶心、呕吐、腹泻等，患者一般可以耐受。

5. 球后视神经炎　见于应用乙胺丁醇的患者，与剂量有关。表现为视力减退、视觉模糊、视野缩小、红绿色盲、弱视等。大剂量连续应用乙胺丁醇时应定期检查视力，如有异常，立即停药。

6. 耳毒性　主要见于应用链霉素、卡那霉素的患者。长期应用可表现为前庭功能失调及永久性耳聋，所以长期用药定期检查听力。

四、药物相互作用

1. 异烟肼与利福平合用可加重肝损害。

2. 利福平为肝药酶诱导剂，可降低合用的氢化可的松、双香豆素、甲苯磺丁脲和口服避孕药等的作用，还能缩短洋地黄毒苷、奎尼丁、普萘洛尔、氯贝丁酯等的半衰期。

参考文献

1. 杨宝峰,药理学,第八版,北京:人民卫生出版社,2013.
2. 姜远英,临床药物治疗学,第三版,北京:人民卫生出版社,2011.
3. 冯起校,专科医师培训指南一呼吸与危重症医学科必读,北京:人民卫生出版社,2012.
4. 郭代红,朱曼,药学监护典型案例分析,北京:人民卫生出版社,2014.
5. 郝伟,于欣主编,精神病学,第7版,北京:人民卫生出版社,2013.
6. 中华医学会儿科学分会呼吸学组慢性咳嗽协作组,《中华儿科杂志》编辑委员会,中国儿童慢性咳嗽诊断与治疗指南(2013年修订),中华儿科杂志,2014.52(3):184—188.
7. 邵志高,治疗药物监测与给药方案设计,南京:东南大学出版社,2010.
8. 李幼平,循证医学,北京:高等教育出版社,2013.
9. 丁秋兰,王学锋,王鸿利,等,血友病诊断和治疗的专家共识,临床血液学杂志,2010,23(1):53～49.
10. 潘贤仪,临床实用抗菌药物治疗学,合肥:合肥工业大学出版社,2011.
11. 宋立刚,药品不良反应与药源性疾病,北京:人民卫生出版社,2012.
12. 邱明才,内分泌疾病临床诊疗思维,第2版,北京:人民卫生出版社,2013.
13. 王怀良,陈凤荣,临床药理学,北京:人民卫生出版社,2013.
14. 中国医师协会呼吸医师分会,中国医师协会急诊医师分会,普通感冒规范诊治的专家共识,中华内科杂志,2012,51(4):330—333.
15. 张建中,糖皮质激素皮肤科规范应用手册,上海:上海科学技术出版社,2011.
16. 陈灏珠,实用内科学,第十四版,北京:人民卫生出版社,2013.
17. 程德云,陈文彬,临床药物治疗学,第四版,北京:人民卫生出版社,2012.
18. 葛均波,徐永健,主编,内科学,北京:人民卫生出版社,2013.
19. 中华医,学会呼吸病学分会哮喘学组,支气管哮喘控制的中国专家共识,中华内科杂志,2013,52(5):440—443.
20. 李静,王艳辉,田月洁,药物联合应用手册,北京:军事医学科学出版社,2012.
21. 马风杰,徐恩,神经病学,人民军医出版社,2013.
22. 董为伟,神经系统疾病治疗学,第2版,北京:科学出版社,2013.
23. 慢性阻塞性肺疾病急性加重(AECOPD)诊治专家组,慢性阻塞性肺疾病急性加重(AECOPD)诊治中国专家共识(2014年修订版),国际呼吸杂志,2014,34(1):1—10.

24. 中华医学会呼吸病学分会慢性阻塞性肺疾病学组，慢性阻塞性肺疾病诊治指南(2013年修订版)，中华结核和呼吸杂志，2013，36(4)：1—10.
25. 李家泰，临床药理学，第三版，北京：人民卫生出版社，2011.
26. 阳晓，内科学，北京：北京大学医学出版社，2011.
27. 任成山等主编，现代临床疾病防治学，郑州：郑州大学出版社，2012.
28. 贾建平，神经病学，第6版，人民卫生出版社，2012.
29. 张石革，代谢综合征药物治疗学，北京：北京科学技术出版社，2014.
30. 中华医学会皮肤性病学分会免疫学组，特应性皮炎协助研究中心，中国特应性皮炎诊疗指南(2014版)[J]. 中华皮肤科杂志，2014，47(7)：511—514.
31. 中华耳鼻咽喉头颈外科杂志编委会鼻科组，中华医学会耳鼻咽喉头颈外科学分会鼻科学组，变应性鼻炎特异性免疫治疗专家共识[J]. 2011，46(12)：976—980.
32. 徐瑞华，姜文奇，管忠震，主编，临床肿瘤内科学，北京：人民卫生出版社，2014.
33. 吕传真，周良辅，实用神经病学，第4版，上海：上海科学技术出版社，2014.
34. 阮长耿，余自强，2012版血栓性血小板减少性紫癜诊断与治疗中国专家共识解读，临床血液学杂志，2013，26(3)：145～146.